FEMMES
EN BLOUSE BLANCHE

F.-G. SLAUGHTER

FEMMES
EN
BLOUSE BLANCHE

Roman

FRANCE LOISIRS
123, boulevard de Grenelle, Paris

Le titre original de cet ouvrage est :

WOMEN IN WHITE

Traduit et adapté de l'anglais
par Jacques BRÉCARD

Édition du Club France Loisirs, Paris,
avec l'autorisation des Presses de la Cité.
ISBN 2-7242-3615-7

CHAPITRE I

1

A Miami, le mois de juin ressemble au plein été dans le nord des États-Unis, sauf que la brise marine, qui souffle des eaux bleues de la baie de Biscayne sur les imposants hôtels, tempère la chaleur humide, en sorte qu'il règne dans la station une atmosphère agréable. Le bruissement des palmiers s'efforce sans cesse de couvrir le vacarme lointain des voitures, des canots automobiles, et des avions de l'aéroport international, un des plus fréquentés du pays.

Il était juste 14 h 45, un mardi après-midi, quand Helga Sundberg quitta Bayside Terrace, un ancien hôtel de luxe converti en appartements. Cette transformation avait eu lieu, lors de la création sur le front de mer du vaste Centre médical universitaire de Biscayne, avec pour corps central la tour de vingt étages de l'hôpital. Habité surtout par le personnel médical et enseignant du Centre, le vieil hôtel se dressait au milieu d'un jardin tropical doté d'une piscine, où quelques privilégiés nageaient ou se doraient au soleil.

Traversant la pelouse qui bordait la piscine, Helga ne se laissa pas aller au regret de ne pouvoir imiter les baigneurs, mais elle se promit de se rattraper pendant les deux jours de repos du week-end. Dans l'immédiat, la dure réalité d'une tâche imminente s'imposait à son esprit, car de 15 à 23 heures elle allait assumer les lourdes fonctions d'infirmière-chef, au service des Traitements exceptionnels du grand hôpital. Pendant ces huit heures, les incidents ne manqueraient pas de se succéder, les uns normaux, les autres parfois graves ; dans ces cas-là, la rapidité de décision et d'action d'une infirmière hautement qualifiée pouvait facilement signifier le salut d'un malade en danger de mort.

Au-delà de la pelouse séparant Bayside Terrace du Centre médical, Helga apercevait la brigade de 15 à 23 heures arrivant au travail : c'était une troupe de femmes offrant un ensemble bariolé, les infirmières en blanc, les employées en rose ou en bleu, les serveuses en vert pâle, et parfois un médecin en costume d'été. Parvenus au passage clouté, tous ces piétons attendaient le feu vert pour traverser la chaussée.

Peu pressée de quitter le soleil et de retrouver l'ambiance d'extrême tension qui l'attendait invariablement, dès qu'elle pénétrait dans son service au rez-de-chaussée de l'hôpital, Helga Sundberg évita l'entrée principale et, longeant la digue protectrice du jardin, se dirigea vers l'entrée du service des Urgences, à l'arrière du bâtiment, auquel les ambulances accédaient par une rampe incurvée.

Grande et blonde aux yeux bleus, Helga possédait une saine et vigoureuse beauté nordique, qu'elle devait à ses origines finlandaises. Son corps, mis en valeur par un tailleur à pantalon en orlon blanc, était aussi impeccablement proportionné que si un ordinateur en avait calculé les mesures. En outre, tel un robuste animal, elle mangeait ce qu'elle voulait, quand elle le désirait, et n'avait jamais été malade au cours de vingt-cinq années d'une existence saine et sans complexe.

S'arrêtant un instant sur le front de mer, la grande infirmière observa les bonds des mulets qui s'ébattaient dans la baie. Un pélican morose somnolait, perché sur un bloc de ciment couvert de berniques, unique vestige de l'ancienne estacade de l'hôtel. Presque aussi grotesque à l'arrêt qu'une gargouille, il se métamorphosa soudain en un superbe animal quand, de quelques coups d'ailes, il s'éleva dans l'azur pour plonger peu après dans les flots. Bientôt le gros oiseau gris en émergea et regagna son perchoir, d'un vol disgracieux. L'eau ruisselait de son bec sur le poisson argenté qu'il venait de capturer et qu'il se mit à dévorer avec une évidente satisfaction. Plus loin, sur la plage découverte par le jusant, plusieurs aigrettes majestueuses allaient et venaient sur leurs longues pattes, s'arrêtant par instants pour piquer d'un bec acéré un poisson ou un crabe égaré.

C'est avec regret que Helga tourna le dos à la mer, pour gagner par une allée transversale la rampe d'accès au service des Urgences. Au moment où elle poussait la porte d'entrée, un vacarme la fit se retourner : une voiture qui arrivait à toute allure, en klaxonnant follement, fit une embardée avant de stopper sur le terre-plein, dans un grand crissement de pneus. La conductrice en bondit avec tant de hâte qu'elle faillit tomber de tout son long sur la dalle cimentée. Comme Helga s'empressait de venir l'aider, la femme lui cria en haletant :

— Ma fille étouffe ! Elle va mourir !

Ouvrant la porte du véhicule, Helga vit une enfant d'environ quatre ans étendue sur le siège. Aux lèvres et aux oreilles bleuâtres, ainsi qu'au teint gris du visage, elle reconnut l'effet de la cyanose, due à une oxygénation insuffisante du sang. Malgré les soulèvements saccadés de sa poitrine, la fillette ne parvenait pas à aspirer de l'air, de toute évidence à cause d'une obstruction.

— Elle était en train de manger une saucisse, balbutia la mère.

Sans s'attarder à écouter des explications, Helga prit l'enfant dans ses bras et l'emporta en courant à la salle des

Urgences. Contrairement à son agitation habituelle, celle-ci était vide, et l'infirmière-chef en eut vite l'explication, en jetant un coup d'œil dans la pièce voisine. Le docteur Mike Raburn, le chirurgien qui dirigeait ce service, était en train de recoudre une plaie, et sa blouse maculée de sang prouvait qu'il s'appliquait à suturer une artère sectionnée. Il opérait aidé du docteur Nolan Gaither, l'interne de service qui lui faisait face, une pince à la main. L'infirmière de garde les assistait, prête à leur remettre les instruments nécessaires, qu'elle prenait sur une table stérilisée.

Voyant qu'elle ne pouvait compter sur une aide immédiate des chirurgiens, Helga se hâta de déposer son léger fardeau sur la table d'examen du compartiment le plus proche : il y en avait une demi-douzaine, occupant tout un côté de la salle. Après avoir étendu l'enfant à plat ventre, elle frappa d'une main ferme entre les omoplates, dans l'espoir qu'elle provoquerait ainsi l'éjection du morceau de pain ou de viande qui l'étouffait. Cet incident n'était pas rare, et l'expérience lui avait prouvé qu'il s'agissait en général d'un corps étranger qui, bouchant la glotte, empêchait l'air de passer dans la trachée-artère.

Quand un second coup, plus énergique encore que le précédent, ne donna aucun résultat, Helga comprit qu'il lui fallait prendre des mesures plus radicales, sans attendre de l'aide. Soulevant la petite malade, elle l'étendit cette fois sur le dos, la tête pendant à la renverse à l'extrémité de la table, de manière à exposer le plus possible la glotte et à faciliter l'éjection de ce qui l'obstruait.

— Puis-je vous être utile ? demanda une infirmière stagiaire, sur le seuil du compartiment.

— Tenez-lui la tête, pour que le cou soit hypertendu.

Libre de ses mains, Helga chercha le laryngoscope et l'érigne, qui auraient dû se trouver, avec d'autres instruments, sur une table. Malheureusement ils n'y étaient pas, mais elle remarqua la présence d'une aiguille à cathéter stérilisée, servant d'ordinaire aux injections intraveineuses continues : elle était enveloppée d'un étui de plastique transparent. Aussitôt Helga y vit une possibilité de sauver l'enfant, qui avait pour ainsi dire cessé de respirer.

La semaine précédente, Mike Raburn avait signalé une méthode récente qui permettait de remédier à des obstructions de ce genre, en utilisant une de ces aiguilles à cathéter. Tout en commençant à déchirer le sac protecteur, la jeune fille se remémora les instructions fournies par le chirurgien, au cours de sa conférence mensuelle au personnel des services des Traitements exceptionnels et des Urgences ; ceux-ci comprenaient les membres les plus instruits de tout le Centre médical, ceux qui jour après jour avaient à résoudre des problèmes résultant de situations extrêmement critiques, où la vie et la mort des malades étaient en jeu.

De sa main gauche, Helga explora la pomme d'Adam de la petite fille, cette enveloppe cartilagineuse qui protège le larynx et les cordes vocales. En même temps, de sa main droite, elle se hâtait de retirer l'aiguille de sa gaine : celle-ci contenait aussi une seringue en plastique, et la pointe de l'aiguille dépassait d'environ quinze millimètres l'extrémité du cathéter en nylon. Tâtant les bagues successives de la trachée, elle trouva bientôt la membrane cricoïde, juste sous la pomme d'Adam. Elle plaça alors la pointe de l'aiguille sur la peau bleuâtre de l'enfant inconsciente et, après avoir incliné l'instrument à environ 45 degrés, enfonça l'aiguille à travers la membrane dans la trachée.

Il lui suffit de tirer légèrement le piston de la seringue pour que l'air entrât dans le tube, ce qui lui confirma que l'aiguille avait bien atteint la voie respiratoire. Tout en maintenant le tube d'une main ferme, elle continua d'enfoncer l'aiguille de quelques millimètres, puis s'appliqua à faire pénétrer dans l'orifice la gaine de nylon du cathéter, de manière à l'introduire à son tour dans la trachée. Dès qu'elle eut retiré l'aiguille de l'intérieur du cathéter, laissant ce dernier en place, l'air se mit aussitôt à passer en sifflant dans le tuyau. Cependant, cette enfant presque asphyxiée avait besoin d'un surcroît d'oxygène, si l'on voulait la sauver avant que la cyanose eût irrémédiablement endommagé les tissus cérébraux. C'est pourquoi, l'infirmière saisit le tube d'oxygène qui pendait à une patère dans chacun des compartiments de la salle des Urgences, et elle l'enfila sur l'extrémité postérieure du cathéter.

Cela fait, elle leva la main vers le robinet d'alimentation en oxygène et commença à le tourner lentement. Au cours de sa conférence, Mike Raburn avait insisté sur le fait qu'il devait être ouvert avec les plus grandes précautions, car la pression du gaz circulant dans toutes les conduites de l'hôpital était élevée, et un excès d'oxygène risquait d'endommager les délicats tissus pulmonaires de la malade. Tandis qu'elle écoutait, le cœur battant, le sifflement du gaz qui passait par le cathéter dans la trachée-artère de l'enfant, Helga eut la surprise de voir se produire un fait que le chirurgien n'avait pas signalé : quand la pression, accumulée dans les poumons en partie asphyxiés, excéda soudain la pression atmosphérique qui bloquait contre la glotte le morceau de viande, celui-ci jaillit soudain de la petite gorge comme une balle, souillant de sauce la blouse de l'infirmière stagiaire. Au même instant, l'enfant poussa un faible cri et se mit à respirer de l'air, qui s'ajouta à l'oxygène passant par le cathéter. En quelques secondes, à mesure que le gaz vital pénétrait dans l'organisme et le sang, où il était absorbé par l'hémoglobine dans les globules rouges, la couleur des lèvres et de la peau commença d'évoluer rapidement.

– Votre fille va s'en tirer très bien, déclara Helga à la mère qui, ayant cessé de pleurer, assistait avec une sorte de fascination à la dramatique opération.

– C'est ce petit morceau de viande qui l'étouffait ?

demanda la pauvre femme, en montrant le morceau de saucisse tombé sur le carrelage.

— Oui, fit Helga. C'est l'oxygène que j'ai fait passer par le petit tube qui l'a fait jaillir de sa gorge.

— Que s'est-il passé ? Mademoiselle Sundberg ?

Mike Raburn venait d'apparaître sur le seuil du compartiment, et sa silhouette athlétique occupait toute la largeur de l'embrasure : mesurant 1,85 m, il avait été un brillant arrière dans l'équipe de football de Harvard. Il venait d'ôter les gants dont il s'était servi pour opérer, mais portait encore sa tenue de chirurgien, maculée de sang.

— Ce qui s'est passé ? répliqua aussitôt la mère, d'un ton sévère. Elle a sauvé la vie de ma fille ! Et vous, Docteur, où étiez-vous ?

— Il opérait, dit Helga.

— Une artère sectionnée, ajouta Mike.

— L'enfant a aspiré un morceau de saucisse, expliqua Helga, se demandant pourquoi elle commençait à sentir des picotements au bout des doigts. Il n'y avait pas de laryngoscope ici, alors j'ai utilisé la méthode de l'aiguille à cathéter dont vous nous avez parlé la semaine dernière.

— Je suis heureux de voir qu'elle est efficace. Nous allons laisser le cathéter en place un moment, mais je vais réduire l'oxygène. Il ne faut pas risquer d'endommager les poumons.

Ce disant, il ferma progressivement le robinet, jusqu'à ce que le sifflement du gaz fût à peine audible, puis il se tourna de nouveau vers Helga et lui prit des mains le tuyau de connection du cathéter.

— Allez m'attendre dans mon bureau, Mademoiselle ! ordonna-t-il.

— C'est que... je suis en retard pour...

Elle secoua la tête pour lutter contre un étourdissement et murmura :

— Bien, docteur Raburn.

Tandis qu'elle sortait en chancelant du compartiment,

elle entendit le chirurgien donner des instructions à l'infirmière stagiaire, mais sa voix lui parut étrangement lointaine ; en outre, elle n'avait plus de force dans les jambes, et les murs de la salle paraissaient incurvés et non plus verticaux. Elle ne se rendit même pas compte que Mike Raburn la suivait de près et ne s'en aperçut que quand elle sentit sous ses coudes l'appui de deux mains vigoureuses, qui la guidaient jusqu'à un siège, où il la fit asseoir.

— N'essayez pas de vous lever ! dit-il d'un ton ferme. Je reviens tout de suite.

Il était allé chercher un gobelet de café brûlant, au distributeur où le personnel pouvait se servir jour et nuit.

— Buvez ça ! commanda-t-il, en le lui tendant dès qu'il fut de retour. Buvez tout !

Pendant qu'elle obéissait, Helga entendit une longue plainte provenant du compartiment voisin, puis le bruit classique de vomissements incoercibles. Mike sortit et ne revint qu'au bout de cinq minutes. Il lui prit des mains le gobelet vide et le posa sur son bureau.

— Comment va la petite ? murmura Helga, qui eut peine à reconnaître le son de sa propre voix.

— Bien. Elle a rendu tout ce qu'elle avait dans l'estomac, et je l'ai débarrassée du cathéter. Et vous, comment vous sentez-vous ?

— J'ai des picotements dans les doigts et l'impression que je pourrais tourner de l'œil d'un moment à l'autre.

— Vous rendez-vous compte du risque que vous venez de prendre ? demanda-t-il, d'une voix soudain rude et réprobatrice. Ce procédé est si nouveau qu'on l'a rendu public il y a seulement quinze jours. En outre, vous n'avez pas porté de gants, et je n'ai trouvé aucune application d'antiseptique sur le cou de l'enfant.

Cette accusation injuste suscita aussitôt la colère de la jeune fille, qui riposta :

— Que vouliez-vous que je fasse ? Cette gosse était mourante.

— Je le sais fort bien, fit-il, reprenant un ton normal.

Helga s'aperçut alors que son irritation l'avait délivrée du malaise et, levant les yeux vers Mike, vit qu'il souriait. Comment donc avait-elle pu s'imaginer qu'il lui adressait des reproches ?

— Je vous déteste, Mike Raburn ! fit-elle.

— A la bonne heure ! J'aime mieux ça !

— Mais dites-moi, que m'est-il arrivé ?

— Votre organisme a réagi sous une extrême tension. Afin de faire face rapidement, comme vous y êtes parvenue, à une situation critique, il a fallu que vos glandes surrénales pompent une grande quantité d'adrénaline dans votre sang. Quand cette situation critique a cessé, vous n'avez plus eu besoin de cet excès d'adrénaline, mais il était toujours là, et il en est résulté que votre organisme a encore réagi.

— C'est pour cette raison que vous m'avez volontairement mise en colère, afin que je le consomme, n'est-ce pas ?

— C'est parfaitement exact.

— C'est un sale tour que vous m'avez joué. Si vous n'étiez pas si costaud, je vous flanquerais un coup de poing.

— Je le recevrais avec plaisir, répliqua-t-il, en se tournant vers elle de manière à lui montrer son menton.

— Merci non, je n'ai pas envie de me casser la main !

Quand il lui fit de nouveau face, elle fut frappée de son regard : il avait l'air de la voir pour la première fois et d'aimer ce qu'il découvrait.

— Depuis quand nous connaissons-nous ? demanda-t-il.

— Presque deux ans, depuis que Carolyn et moi sommes arrivées ici, à notre retour du Brésil.

— Du Brésil ? Que diable faisiez-vous là-bas ?

— Infirmières dans un hôpital missionnaire.

— Quoi ? Vous, une missionnaire ?

— J'ai dit que nous étions infirmières, et je vous dispense de commentaires.

— Je me garderai d'en faire. Je me disais seulement que, durant ces deux dernières années, je n'ai vu en vous qu'une grande et belle fille, qui était d'ailleurs l'amie de mon meilleur copain.

— Je ne suis l'amie de personne, sauf quand je décide de l'être. A ce propos, Ed et moi avons rompu il y a quinze jours.

— Il ne m'en a pas parlé, mais j'ai idée qu'un homme que vous laissez tomber ne doit pas s'en vanter. Que s'est-il passé, si je ne suis pas indiscret ?

— Nous étions arrivés au point où nous prenions tout pour argent comptant. Quand on en est là, ou bien on se sépare, ou bien on se marie, et je n'y suis pas encore prête.

— J'aurais pourtant cru qu'Ed appartenait à la catégorie des médecins que les infirmières sont heureuses d'épouser.

— Vous ne vous trompez pas, mais j'ai vu trop de ces mariages médicaux mal tourner, lorsque le mari, ayant fini son stage à l'hôpital, se consacre à la clientèle générale. Un bon médecin généraliste gagne énormément d'argent, sans parler de tous les avantages auxiliaires.

— Je vous l'accorde : il devient membre du club local, il joue au golf...

— Et il fréquente une quantité d'infirmières et de techniciennes, de divorcées et de débutantes, bonnes à prendre, répliqua Helga. Bien entendu, si sa femme fait attention et réussit à rendre leur vie amoureuse productive, peut-être sera-t-elle capable de le garder, en dépit de toute cette concurrence. Mais vous avez assez fréquenté les milieux médicaux pour savoir que d'ordinaire les choses ne se passent pas de cette manière.

— C'est d'accord, fit Mike. Nous voyons à chaque instant des femmes de médecins se présenter ici avec des migraines ou des spasmes du côlon, quand ce n'est pas une dose exagérée de morphine qu'elles ont volée à leur mari dans sa trousse. Elles s'épuisent à conduire la voiture, à mener les enfants à l'école ou au cours de danse, quand ce n'est pas à aider l'assistante, parce qu'elles se figurent qu'en agissant ainsi elles aident l'époux à bien soigner sa clientèle.

— C'est entendu, mais quand il rentre à la maison le soir, qu'est-ce qu'il trouve ? Une femme fatiguée, qui n'a pas envie de prendre un bain ni de se parfumer, avant de revêtir le pyjama le plus séduisant et de se transformer en Cléopâtre, prête à mener Jules César au septième ciel.

Mike ne put s'empêcher d'éclater de rire.

— S'il vous entend, protesta-t-il, Shakespeare doit se retourner dans sa tombe.

— Le vieux Shakey, riposta Helga, connaissait trop bien la nature humaine pour ne pas manquer de faire entrer en scène Marc Antoine, au moment où Jules César avait des ennuis avec sa prostate, qui l'obligeait à se lever deux ou trois fois par nuit. Il n'empêche que l'inverse se produit dans beaucoup de ménages de médecins, quand le mari commence à regarder de trop près les femmes en blanc qui font la loi dans la communauté médicale. Si elle n'est pas exceptionnelle, l'épouse d'un praticien, vêtue d'une jupe de tweed et d'un chandail peu ajusté, ne peut rivaliser avec une infirmière, une laborantine moulée dans du nylon, ou même une secrétaire bottée, en minijupe. Avant même qu'elle s'en soit rendu compte, elle se trouve perdante dans un procès en divorce.

— Et vous, demanda Mike, allez-vous être la femme fatale qui va enlever son mari à une épouse de médecin ?

— Je ne suis pas assez bête, protesta Helga avec indignation, pour perdre mon temps avec des hommes mariés. Je continuerai à prendre mon plaisir comme il me plaît jusqu'à environ l'âge de trente-cinq ans, puis je me débrouillerai pour dénicher un médecin ayant réussi et approchant de la cinquantaine, soit veuf, soit divorcé.

— Mais que faites-vous de l'amour dans tout cela ?

— L'amour est pour la jeunesse. Ce que je rechercherai sera la sécurité jointe à l'affection. Je peux vous garantir que je serai une excellente épouse, et même si mon mari est exigeant, je me sens capable de lui donner satisfaction. Je veillerai à ce qu'il n'ait des amis que dans les milieux les plus distingués, et quand il sera élu chef d'une organisation de l'État, je me donnerai même la peine de devenir présidente des assistantes médicales. Néanmoins, ce que j'estime le plus important, c'est que je m'arrangerai pour rester tellement désirable qu'il sera toujours pressé de rentrer le soir à la maison. J'ajoute que, si je vois que sa vigueur sexuelle commence à faiblir, je connais exactement le genre de hors-d'œuvre qu'il faudra lui préparer pour le ranimer.

— Ça suffit ! s'écria Mike. A vous écouter, j'ai envie de vieillir !

— Et moi, il va falloir que je cherche une place, si je ne me dépêche pas de me présenter au service des Traitements exceptionnels, pour remplacer Carolyn.

— Vous lui direz que je vous ai retenue. Aujourd'hui, vous êtes une héroïne, et je vais vous proposer pour une décoration.

— On ne décore pas les infirmières, vous devriez le savoir.

— On ne décore pas davantage les chirurgiens des services d'Urgences.

Son visage basané s'adoucit, tandis qu'il lui souriait et que ses yeux noirs la regardaient, avec une telle intensité qu'elle sentit son pouls battre plus vite.

— Il semble, reprit-il, qu'il va nous falloir organiser une société d'admiration mutuelle : tout bien réfléchi, ce n'est pas une mauvaise idée.

— D'accord, fit-elle en se levant et vacillant quelque peu

Quand il tendit la main vers elle pour la soutenir, elle le repoussa et lui dit, d'un ton sévère :

— Bas les pattes, Docteur ! Je ne m'amuse jamais quand je suis de service.

— La petite fille qui est à côté pourra vous remercier d'observer cette règle, répliqua-t-il gravement. J'ai idée que nous sommes de la même espèce, mademoiselle Sundberg, et croyez-moi, elle est rare.

2

Dans le bureau du docteur Jeffry Toler, recteur de l'Université médicale de Biscayne et directeur administratif du Centre médical universitaire, le docteur Rebecca Dalton posa sur ses genoux la revue qu'elle tenait à la main quand la porte s'ouvrit. Mince, de taille moyenne, et auréolée d'une superbe chevelure auburn, Rebecca était aussi essentiellement féminine et franche que son homonyme biblique. La longue blouse blanche amidonnée qu'elle portait constituait en quelque sorte un symbole de sa profession médicale, et le tube du stéthoscope qui saillait de sa poche indiquait que son domaine était la médecine, et non la chirurgie. A trente-deux ans, elle comptait parmi les professeurs adjoints de médecine de l'Université, car elle y avait droit à cause d'un diplôme de cardiologue qui lui valait le respect de ses collègues. Cela ne l'empêchait pas d'être également une femme fort belle et extrêmement sensible, d'autant plus qu'elle se trouvait aux prises avec de graves difficultés.

— Excusez-moi d'être en retard, Rebecca.

Une amitié de longue date unissait les deux médecins. Ce fut avec beaucoup de chaleur que le recteur Jeffry Toler vint vers sa visiteuse et se pencha pour l'embrasser sur la joue.

— Manning Desmond m'a coincé dans le parking,

expliqua-t-il, alors que je revenais de la réunion du Rotary. Il est impossible de dire moins de choses en plus de mots que votre chef de service.

– Ah ! fit Rebecca en souriant. Le docteur Desmond m'en a plus appris sur le cœur humain que tous les auteurs de manuels réunis, c'est pourquoi je lui pardonne volontiers sa prolixité.

– Je serais plus enclin à dire que c'est surtout du verbiage, répliqua un peu sèchement Toler, qui prit place dans un fauteuil derrière le bureau, face à Rebecca. Je pense que vous avez déjà vu ceci, ajouta-t-il en lui montrant la première page du journal du soir, dont un article était surmonté du titre en grosses lettres : « UN JURY MET LE DOCTEUR DALTON HORS DE CAUSE, A PROPOS D'UN DÉCÈS CONSÉCUTIF A UNE TRANSPLANTATION CARDIAQUE. »

– Je n'ai pas entendu le communiqué de la radio, mais je l'ai tout de suite appris, parce que la nouvelle s'est vite répandue dans l'hôpital.

– Je n'en suis pas surpris. Ma secrétaire sait toujours ce qui se passe, bien avant que j'en sois informé.

– Le docteur Desmond m'a téléphoné avant de se rendre au Rotary, Jeffry. Je pense qu'il a dû vous parler de la demande de mise à la retraite du docteur Barrows.

– Sa requête sera soumise à la discussion du Conseil d'administration de l'hôpital et de la Commission exécutive, qui se réuniront cet après-midi à 17 heures. Manning m'a informé que Jake Barrows n'a pas cessé de souffrir d'angine de poitrine depuis son infarctus, il y a trois mois, en sorte qu'il ne devrait pas y avoir de problème.

– Sur le plan médical, tout est en effet parfaitement clair, déclara Rebecca.

– Est-ce que Desmond vous a dit qu'il avait l'intention de proposer cet après-midi au Conseil de vous élever au rang de professeur titularisé et de chef du service de cardiologie ?

— Est-il vraiment nécessaire de soulever tout de suite la question ? Je n'ai que trente-deux ans, et si l'on me nomme, ce sera au détriment de plusieurs spécialistes du cœur plus âgés que moi.

— Aucun d'eux ne possède vos capacités et ne désire le poste, je puis vous l'affirmer.

— Ces derniers temps, répliqua la doctoresse, je n'ai pu m'empêcher de me demander si j'étais vraiment capable d'assumer une telle tâche, Jeffry. Il me semble...

— Si vous vous reprochez, coupa Toler, d'être en partie la cause de ce qui est arrivé à Ken, vous avez tort. Beaucoup d'équipes médicales formées par des ménages...

— C'est moi, coupa à son tour Rebecca, qui ai pour une grande part déterminé le choix des malades sur lesquels ces transplantations cardiaques ont été effectuées. Il en résulte que je suis aussi responsable que Ken de leur mort.

Reprise, pour la centième fois peut-être au cours des six derniers mois, par le souvenir horrifiant des événements qui s'étaient produits à la suite de ces transplantations, Rebecca se tourna vers la grande porte-fenêtre du bureau de l'administrateur et laissa son regard errer au loin. Comprenant la cause de son tourment intérieur, Jeffry Toler se garda de troubler sa méditation ; tirant une pipe de sa poche, il la bourra et l'alluma.

Personne ne comprenait encore, malgré d'actives recherches poursuivies dans des douzaines d'écoles médicales du monde entier, pourquoi des cellules lymphoïdes, dans le corps d'une personne sauvée de la mort par la transplantation d'un cœur ou d'un autre organe provenant d'un autre individu, envahissaient si souvent et cherchaient à détruire l'organe même qui permettait au receveur de continuer à vivre. Ainsi, personne n'avait pu expliquer pourquoi la série de transplantations cardiaques, effectuées si brillamment par le docteur Kenneth Dalton pendant environ une année, avait cependant abouti à des échecs, chacun des opérés étant mort, l'un après l'autre en l'espace de six mois, par suite du processus mystérieux appelé le rejet.

En tant qu'experte en cardiologie, Rebecca Dalton savait fort bien que la mort guette toujours le chirurgien par-dessus son épaule, dans le domaine cardio-vasculaire, celui où Ken avait déjà remporté une série de beaux succès, avant même d'avoir commencé à transplanter des cœurs. Une inattention, une seconde de diminution de la confiance que le chirurgien peut avoir dans l'adresse de ses propres mains, voire une erreur infime dans l'organisation complexe des aides techniques rendant une telle chirurgie possible, et la mort n'attend que cette occasion pour frapper.

Deux ans auparavant, Ken Dalton avait stupéfié le monde chirurgical et la presse, en exécutant quinze transplantations cardiaques successives, sans qu'un seul décès fût survenu sur la table d'opération ou dans les semaines suivantes. En sa qualité de chef du Laboratoire de recherches cardiologiques et de spécialiste renommée des maladies cardiaques au Centre médical de Biscayne, Rebecca Dalton avait personnellement choisi les malades destinés à subir une transplantation et évalué les risques d'échec. Elle ne doutait pas de la qualité de chaque opération, car son mari avait perfectionné son art à tel point qu'il jouissait déjà d'une réputation d'excellente technique, égale à celle d'un de Bekey, d'un Shumway, ou d'un Cooley ; mais elle tenait compte, dans chacun de ses choix, des maladies concomitantes du foie ou d'autres organes, qui rendaient le succès de l'opération improbable.

Les services des Urgences de l'hôpital de Biscayne et d'autres hôpitaux voisins avaient été la source principale des donneurs, et le cas évoqué devant les tribunaux semblait caractéristique, tout au moins au début. A la suite d'un accident d'automobile, une jeune femme souffrant d'une hémorragie cérébrale massive avait été amenée à l'hôpital de Biscayne, dans un véhicule où un ranimateur mécanique avait maintenu son cœur en fonctionnement d'une manière artificielle, grâce à la rapidité et à l'énergie d'une équipe de pompiers particulièrement avertis. Le cœur battait encore lorsqu'elle arriva à l'hôpital, ce qui prouvait qu'au moins cet organe restait en vie. Il n'en était cependant pas de même du cerveau, car l'électroencéphalogramme, auquel on procédait toujours en pareil cas, avait montré qu'il n'y passait plus aucun courant actif, et que par conséquent les tissus cérébraux étaient morts. Tandis que Kevin McCartney, le receveur éventuel, attendait avec un cœur si faible qu'il pouvait à peine maintenir assez de circulation du sang pour garder le cerveau vivant, on s'était mis à chercher fébrilement des parents de la jeune femme accidentée, pour obtenir la permission de transplanter son cœur, mais on n'avait trouvé personne.

A trois reprises, le respirateur fut arrêté pendant cinq minutes, période considérée dans la plupart des hôpitaux comme celle établissant la mort d'un malade, et la respiration spontanée ne se produisit pas, le cerveau n'étant plus atteint par le moindre courant. Cependant, on avait chaque fois activé de nouveau le respirateur et envoyé de l'oxygène dans les globules rouges par les poumons : le cœur de la jeune femme avait continué à battre, prouvant sans conteste que lui seul possédait encore de la vie. Finalement le docteur Adrian Cooper, professeur de pathologie légale à l'Université et médecin légiste du Comté, avait officiellement déclaré que la mort était survenue et approuvé l'ouverture du cadavre pour la transplantation du cœur.

Rebecca se souvenait bien de cette opération, une des plus sensationnelles de son mari. Une heure après la première incision, un nouveau cœur battait fortement dans la poitrine de Kevin McCartnay, revitalisé par cet organe neuf. Les phases postopératoires s'étaient déroulées rapidement et sans complications. Durant un an, Kevin put travailler une partie de la journée comme barman au Salon des Dauphins de Bayside Terrace. Son témoignage, s'ajoutant à celui du personnnel et de Rebecca, avait donc réduit à néant la thèse du plaignant, un frère de la victime accidentée, selon laquelle elle était techniquement vivante lorsqu'on lui avait enlevé son cœur. Grâce aux dépositions d'experts qualifiés, cités par Jeffry Toler pour la défense de l'hôpital et de Ken, le jury avait refusé d'admettre qu'il restait la moindre parcelle de vie dans le corps de la malheureuse jeune femme, à l'exception de son cœur qui battait maintenant dans la poitrine de Kevin McCartney. Cependant, bien avant que le procès ne fût plaidé, un fossé s'était creusé et élargi entre Ken et Rebecca Dalton, parce que des malades ayant subi des transplantations dans le passé commençaient à mourir à cause du rejet.

— Est-ce que Ken vous a appelée du tribunal ? demanda Jeffry Toler, rompant enfin la triste méditation de Rebecca.

— Non, je n'ai rien su de lui depuis ma déposition à la barre.

— Ah, j'espérais...

Il n'acheva pas sa phrase et lut dans les yeux de sa visiteuse la réponse à sa question.

— C'est maintenant à Ken d'agir, dit-elle. Moi, j'ai fait tout ce que je pouvais.

— Si Ken n'était pas un si bon ami, dit le médecin avec feu, il y a longtemps que j'aurais essayé de faire entrer un peu de bon sens dans sa caboche. Mais peut-être, puisque je suis votre ami à tous les deux, devrais-je encore risquer une tentative...

— Vous ne pouvez rien changer à la situation, aussi longtemps qu'il sera convaincu que j'ai progressé davantage, dans le domaine médical des maladies du cœur, qu'il ne l'a fait sur le plan chirurgical.

— Mais enfin, c'est insensé ! s'écria Toler. Ken a effectué quelques-unes des premières transplantations réalisées dans ce pays, et pendant un certain temps il a été aussi célèbre que Christian Barnard. A mon avis, c'est son orgueil qui est cause de tout le mal.

— Non, Jeffry, répliqua Rebecca en secouant la tête, la véritable cause de mon désaccord avec Ken n'est pas son orgueil, c'est sa conscience.

— Comment est-ce possible, alors qu'il a toujours donné le meilleur de lui-même à ses malades ?

— Il est convaincu que quatorze personnes, ayant reçu des cœurs transplantés, sont mortes parce qu'il a laissé son enthousiasme prendre le pas sur son jugement de chirurgien. Or, je ne suis absolument pas d'accord avec lui à ce sujet, mais je suis non moins sûre qu'inconsciemment il me reproche de l'avoir encouragé à opérer des malades, dont l'état ne présentait pas toutes les garanties nécessaires.

— Ils ont pourtant survécu tous plusieurs semaines à l'opération.

— Oui, jusqu'à ce que le rejet les tue.

— Alors, comment pourrait-il vous blâmer ?

— Je ne suis pas très forte en psychanalyse et pourtant je sais que le subconscient n'est pas toujours conforme à la raison.

— J'ai l'impression que votre union avec Ken ne diffère guère d'un certain nombre de celles dont j'ai été le témoin dans le milieu médical, ma chère amie. Vous avez été, l'un et l'autre, au tout premier rang dans vos domaines respectifs, jusqu'au jour où l'un des deux a trébuché et estimé qu'il n'était plus désormais dans la course.

— J'ai essayé de lui montrer qu'il n'avait aucune raison de nourrir de telles pensées, mais il ne veut rien entendre.

— Quand il y a compétition entre mari et femme pour les succès de leur carrière, c'est en général l'épouse qui se retire... pour avoir des enfants.

— Nous avons essayé, mais sans succès.

— Qui en est responsable, lui ou vous ?

— Ni l'un ni l'autre, s'il faut en croire Jerry Singleton. Il estime que mon système reproducteur est tout à fait normal. Quant à Ken, il a assez de spermatozoïdes actifs pour féconder n'importe quelle femme...

— C'est bien ce qui pourrait arriver d'un jour à l'autre, Reb ! Ce Centre médical abonde en femmes célibataires, souvent séduisantes, en divorcées, et en épouses cherchant l'aventure...

— Assez, Jeffry, pour l'amour du Ciel !

La voix de Rebecca s'était soudain élevée, pour prendre un ton si aigu qu'elle en fut confuse, parce qu'elle venait de se trahir en révélant combien ses craintes dans ce domaine étaient vives. Après un temps, elle demanda tristement :

— Que puis-je faire d'autre ?

— Vous n'êtes pas obligée de vous montrer parfaite en tout.

— Allons donc ! Imaginez que j'interprète mal un électrocardiogramme, et qu'à cause de cela un pauvre diable meure d'une thrombose coronaire, alors qu'il aurait pu être sauvé par une intraveineuse d'héparine, qui aurait empêché la formation d'un caillot ? Combien de temps croyez-vous que je supporterais ce remords pesant sur ma conscience ?

— Vous avez raison, bien sûr !... N'empêche qu'il est infernal de voir, sans rien pouvoir faire, deux des meilleurs médecins que je connaisse, chacun dans sa sphère, se casser la tête contre un mur, surtout lorsque je sais qu'en l'occurrence vous vous rongez le cœur, Rebecca.

Elle tendit le bras par-dessus le bureau et serra la main de Toler avec gratitude, en lui disant :

— Je peux au moins vous remercier de vous en soucier, Jeffry.

— Que voulez-vous que je fasse, cet après-midi, quand la question de votre promotion viendra en discussion ? Si vous refusez le poste, les gens ne manqueront pas d'en tirer des conclusions hâtives.

— On dira que j'essaye de ménager Ken, n'est-ce pas, pour l'aider à ne pas perdre la face ?

— Et je ne sais quoi d'autre ! A franchement parler, je ne crois pas qu'un tel refus améliorerait la situation entre vous.

— Bon ! Dans ce cas, allez-y ! De toute manière, Ken est membre de la Commission exécutive, par conséquent il sera au courant de ce qui se passera. Maintenant il faut que j'aille travailler.

— Je vous téléphonerai dès la fin de la réunion. Pour moi, la décision qui sera prise ne fait aucun doute.

Toler reconduisit Rebecca jusqu'au couloir et resta sur le seuil de son bureau, à la suivre pensivement des yeux, tandis qu'elle s'éloignait, mince, fière et ravissante, le soleil faisant de sa chevelure une magnifique couronne dorée. Avant d'entrer dans l'ascenseur, elle lui adressa d'un geste un salut amical, puis il regagna son bureau. Jetant un coup d'œil au journal du soir, il y lut le titre suivant d'un article : « LE PRÉSIDENT DE LA COMMISSION DES FINANCES DU COMTÉ ATTAQUE LE CONSEIL D'ADMINISTRATION DE L'HÔPITAL, AU COURS D'UNE RÉUNION DU ROTARY. »

Ce discours du politicien démagogue Ross McKenzie, il avait dû l'endurer une heure, et les vitupérations du personnage représentaient déjà une épreuve suffisante pour la journée. Or, il allait maintenant être contraint d'en subir une autre : il lui faudrait assister à la réaction de Ken Dalton, quand le conseil nommerait Rebecca à un poste médical comparable, au point de vue hiérarchique, à celui que son époux occupait dans le domaine de la chirurgie.

CHAPITRE II

1

L'Hôpital universitaire de Biscayne était un des plus modernes du monde, tant au point de vue de sa construction que du fonctionnement des services. Celui des Traitements exceptionnels groupait, dans un souci d'efficacité maximum, les sections de médecine générale, de pédiatrie et de cardiologie, afin de permettre aux malades et blessés de bénéficier dans le minimum de temps des soins prodigués par un personnel sélectionné, sous la surveillance des meilleurs médecins et chirurgiens. Avec lui, le service des Urgences occupait le rez-de-chaussée de la tour centrale et était doté d'un remarquable dispositif de contrôle, permettant de suivre à tout instant l'évolution de l'état de chaque patient, dont la vie était souvent en danger.

L'infirmière-chef responsable avait un bureau vitré, d'où elle pouvait surveiller les diverses salles – d'attente, de traitement, d'opération, etc. Carolyn Payson, qui avait tenu ce poste depuis 7 heures, s'étonna à 15 h 5 de ne pas avoir vu sa collègue et amie Helga Sundberg, toujours ponctuelle, venir la relever à l'heure dite. Elle se demandait s'il ne fallait pas lui téléphoner, à l'appartement qu'elles partageaient à Bayside Terrace, quand son attention fut attirée par une sonnerie d'alerte. En même temps, une lampe rouge s'alluma sur le tableau de contrôle, lui signalant un incident dans le compartiment n° 4, occupé par une jeune Cubaine, Carmelita Sanchez.

Tournant aussitôt un commutateur, elle mit en marche un oscilloscope, qui fit apparaître sur une écran l'ECG (tout le personnel de l'hôpital utilisait ce sigle pour désigner l'électrocardiogramme) de la malade en traitement. Les infirmières du service étaient si expertes en cardiologie qu'en général elles savaient interpréter un ECG plus vite et correctement que la moyenne des médecins. Or, les mouvements du spot lumineux sur le cadran indiquaient que, malgré une légère accélération du pouls, le cœur continuait de fonctionner normalement. Pourtant, cette malade était depuis trois semaines dans le coma.

Par la porte vitrée du compartiment n° 4, Carolyn vit que l'infirmière, penchée sur Carmelita, ne donnait aucun signe d'inquiétude. Appuyant sur le bouton de commande de l'interphone, elle lui demanda :

— Est-ce que la température monte, Ella ?

Surprise par l'interpellation, la jeune fille s'approcha du micro encastré dans le mur et répondit :

— D'un degré seulement, mais pas de changement.

— Le signal d'alerte a cependant été déclenché. Je vais appeler le docteur Vogel.

Décrochant le téléphone, elle pria le standardiste d'appeler le médecin de garde, et il lui répondit :

— Le docteur Vogel est sorti de l'hôpital pour quelques minutes, mais le docteur Raburn le remplace. Dois-je l'alerter ?

— Oui, s'il vous plaît.

Quoique Carmelita Sanchez dépendît de la section de médecine générale, Carolyn savait que Mike Raburn s'intéressait à elle, depuis qu'il avait pratiqué une biopsie sur la jeune fille, peu après son hospitalisation. Quelques instants plus tard, le chirurgien lui demanda à l'appareil :

— Un ennui, mademoiselle Payson ?

— La température de Carmelita monte de nouveau, Docteur.

— A-t-elle près d'elle un membre de sa famille ?

— Rien que son fiancé, Miguel Quintera.

— Dites-lui que je vais venir voir Carmelita dès que je serai libre, mais ce service est une fois de plus une maison de fous. A propos, votre copine vient de se couvrir de gloire, en sauvant une enfant de l'asphyxie.

— Je me demandais pourquoi elle était en retard.

— Elle vous rejoindra dans un instant. En attendant, mettez sur Carmelita la moitié de la couverture rafraîchissante, mais recommandez bien à Mlle Sundberg de surveiller la température, car elle peut baisser très vite avec ce système.

— Entendu, dit Carolyn qui raccrocha et transmit aussitôt les instructions à l'infirmière veillant sur la jeune Cubaine.

Celle-ci avait été transférée quinze jours auparavant d'un autre hôpital, à la demande de son fiancé arrivé d'Espagne, où il achevait ses études de médecine à la Faculté de Madrid : la ravissante malade souffrait d'une crise aiguë d'hépatite sérique. Quoique cette infection souvent fatale du foie fût presque toujours provoquée par la transfusion d'un sang contenant le redoutable antigène australien, Carmelita avait contracté le virus accidentellement. Laborantine diplômée, elle effectuait un prélèvement sur un malade atteint de la maladie, quand une seringue défectueuse s'était brisée, et un éclat de verre souillé de sang lui avait écorché la main.

Tous les moyens disponibles furent alors utilisés pour la guérir. De grandes quantités de glucose injectées dans ses veines devaient revigorer le foie déficient et fournir les calories nécessaires pour remplacer celles consommées par la fièvre. Grâce à des transfusions sanguines répétées, on tenta de diluer le virus mortel et d'accélérer dans l'organisme la production d'anticorps assez puissants pour le détruire. Mais toutes ces mesures se revélèrent inefficaces, et jour après jour le jeune étudiant cubain restait assis au chevet de sa fiancée, ou marchait de long en large dans la salle d'attente, ses yeux sombres semblant accuser les médecins et les infirmières d'un échec dont ils étaient conscients et qui les désolait.

— Est-ce qu'il y a une nouvelle alerte, mademoiselle Payson ? demanda-t-il à Carolyn.

— La température a monté d'un degré, et le docteur Raburn a prescrit de la couvrir en partie de la couverture rafraîchissante.

— Pourquoi ne vient-il pas la voir ?

— Il est retenu pour l'instant au service des Urgences.

— Au fond, peu importe, murmura le jeune homme en baissant la tête. Elle se meurt.

— On ne sait jamais, quelque chose peut encore la sauver. Ne renoncez pas, je vous en prie.

Mais tout en lui parlant, Carolyn Payson sentait que sa voix n'était pas convaincante. Nul plus qu'elle ne savait en effet qu'il y a des cas désespérés, des cas où seule la délivrance bénie de la mort peut mettre un terme à des souffrances, et que cette délivrance même se refuse obstinément à ceux qui y aspirent.

2

— Attention ! C'est une femme qui entre ! Soyez décent !

C'est en lançant cet avertissement que le docteur Valérie Lemoyne ouvrit la porte du vestiaire des médecins attenant à la salle d'opération du troisième étage.

— Je suis à vous dans une minute, Val, répliqua le docteur Jerry Singleton, qui apparut sur le pas de la porte donnant accès à la douche, une serviette passée autour de la taille.

Gagnant la fenêtre, la jeune femme alluma une cigarette. De taille moyenne, elle était brune, svelte, et vêtue d'une manière un peu austère, encore que son pantalon et sa veste de nylon blanc eussent l'élégance de Paris, où elle avait passé ses vacances. Elle en était venue dix ans auparavant, et son ascension au rang de professeur et de chef du service d'Anesthésiologie à l'hôpital de Biscayne avait été fulgurante.

Jerry Singleton apparut quelques minutes plus tard. Vêtu d'un pantalon de toile bleu marine, d'une chemise bleu ciel, d'un veston de sport marron et d'élégants souliers de daim blanc, il était un superbe spécimen du médecin séduisant, et Val Lemoyne en avait physiologiquement pleine conscience.

— Sans cette maudite blouse d'hôpital que vous portez toujours dans le travail, dit-il, vous êtes une très jolie femme, Val.

La rejoignant devant la fenêtre, il lui prit une de ses cigarettes et l'alluma.

— Depuis l'invention du nylon, répliqua-t-elle, les femmes en blanc ont un net avantage sur les autres.

— En effet, cela nous donne une meilleure idée de ce qu'il y a dessous, sans nous priver du plaisir de le découvrir plus en détail par la suite.

— Est-ce pour ça que vous avez rompu avec Kay ?

— C'est elle qui a pris l'initiative du divorce, mais j'avoue que je n'en suis pas fâché. Pour un chirurgien, la vie est déjà assez pénible, sans que sa femme rouspète quand il est en retard pour dîner. D'ailleurs, Kay avait travaillé assez longtemps dans un hôpital, avant notre mariage, pour savoir qu'il y règne une des atmosphères les plus excitantes au point de vue sexuel qu'on puisse trouver, sauf peut-être celle des bordels. Or, elle refusait de croire que je n'en profitais pas.

— Quelle bonne blague !

— Non, c'est la vérité. J'ai essayé de l'en convaincre,

offrant même de quitter l'Université et d'ouvrir un cabinet...

— Où vous auriez gagné deux fois plus qu'ici.

— Et même davantage. Mais j'aime aussi enseigner, et cela, Kay n'a pas voulu le comprendre, sans doute parce que mon père était un gynécologue qui a fait fortune en soignant de petits fibromes.

— Bah ! fit Val en souriant. Ne vous en faites pas, mon ami, vous avez encore beaucoup de belles perspectives. Pensez seulement au plaisir que vous ferez à toutes les femmes que vous fréquentez. Et quand vous vous remarierez...

— Ah, non, par exemple ! Je ne suis pas près de recommencer !

— C'est ce que vous dites. D'après mon expérience des hommes divorcés, ils ne mettent guère plus d'un an à se remarier, en général avec une personne ressemblant beaucoup à l'épouse qu'ils viennent de quitter.

— Dieu m'en préserve ! Et puis, c'est elle qui m'a quitté.

— Ça ne joue pas. Pourtant, il se pourrait que vous fassiez exception à la règle. Vous êtes beaucoup trop bel homme et sexuellement séduisant pour que quiconque voie en vous un bon père de famille.

— Voilà un jugement qui me flatte. Mais j'y pense — et ce n'est pas la première fois —, pourquoi ne nous lancerions-nous pas dans une liaison excitante et mouvementée ?

— Je suis venue fumer une cigarette et bavarder avec vous, Jerry, et non vous inviter à me séduire.

— Je sais que vous aimez la plongée sous-marine. Pourquoi ne consacrerions-nous pas un week-end à ce merveilleux sport ?

Valérie Lemoyne écrasa sa cigarette dans le cendrier, en espérant qu'il ne remarquait pas son émotion, puis elle répondit, d'une voix qu'elle s'efforça de garder calme :

— Vous êtes très charmant et sympathique, Jerry, mais j'ai été sérieusement blessée une fois, et j'en garde même une petite cicatrice.

— Il faut aux cœurs blessés un exercice modéré, ma chère amie. Tous les cardiologues vous le diront.

— C'est entendu. Laissez-moi pourtant réfléchir jusqu'à jeudi soir. Maintenant il faut que j'aille travailler. Bonne chasse, Jerry.

3

Le docteur Karen Fletcher acheva sa trentième traversée quotidienne de la piscine de Bayside Terrace et gravit l'échelle pour en sortir. Ôtant le bonnet de caoutchouc qui protégeait ses cheveux platinés, elle en laissa les mèches soyeuses tomber sur ses épaules puis, prenant une grande serviette-éponge sur un fauteuil de plage, elle se mit à sécher son corps, dont la perfection était révélée plus encore par son maillot de nylon que si elle n'en avait pas porté. Ce faisant, elle se rendit compte de l'admiration qu'elle suscitait, chez deux étudiants en médecine qui faisaient semblant de somnoler non loin de là.

A trente ans, Karen Fletcher avait déjà atteint beaucoup des objectifs qu'elle s'était fixés autrefois, en quittant sans espoir de retour sa petite ville natale pour le collège. Là, sa victoire dans un championnat de natation lui avait permis d'obtenir une bourse pour poursuivre des études supérieures. Aussi douée en bactériologie et pharmacologie qu'en sport, elle était vite parvenue à acquérir des diplômes, grâce auxquels sa carrière progressa très vite en pathologie et toxicologie. A vrai dire, l'exquise beauté de cette petite Vénus y avait contribué, car elle constituait une anomalie exceptionnelle dans les lugubres caves des laboratoires de pathologie. Quatre ans après sa sortie de l'École de Médecine, elle devint professeur adjoint de pathologie, et depuis deux ans elle exerçait ces fonctions à l'Hôpital universitaire de Biscayne.

Quand elle se baissa pour ramasser un peigne, un des étudiants ne put s'empêcher de pousser un sifflement aigu et admiratif.

– Du calme, mes garçons ! dit-elle en leur souriant. L'université désapprouve la fraternisation entre professeurs et élèves.

– Pour l'instant, répliqua un petit Cubain, au sourire impudent et aux yeux rieurs, il n'y a rien de fraternel dans ce que je pense, docteur Fletcher ! Est-il vrai que vous avez gagné une médaille d'or aux jeux Olympiques de 1968 ?

– C'était en 1969, Mendoza ! Ne me vieillissez pas !

Elle prit sur la chaise longue une courte robe de plage qu'elle enfila, et qui voilait son buste mais laissait exposées ses magnifiques jambes de championne.

– Pour moi, reprit l'étudiant au teint sombre, vous êtes la quintessence de l'éternel féminin, Docteur. Il est vraiment dommage que vous soyez une pathologiste et que toute cette beauté soit gaspillée avec des cadavres.

Karen rit de bon cœur et s'éloigna en se disant : « Ne t'inquiète pas, mon garçon, elle n'a jamais encore été gaspillée, et elle ne risque pas de l'être, depuis le jour où j'ai découvert sa réelle valeur. »

A mi-chemin entre la piscine et l'immeuble de Bayside Terrace où elle logeait, elle contourna un bosquet de jacarandas, aux magnifiques fleurs violettes, et s'arrêta soudain pour ne pas trébucher sur un garçon d'environ cinq ans. Accroupi au milieu du sentier, il haletait visiblement. Si même elle ne l'avait pas reconnu, la bizarre position de l'enfant et la teinte bleuâtre de ses lèvres, de ses oreilles et de son torse nu – il avait pour tout vêtement un petit short – lui auraient indiqué qu'il souffrait d'une maladie de cœur congénitale. C'était le fils de Peggy

Tyndall, laborantine-chef au laboratoire de recherches cardiaques et assistante du médecin-chef.

— Bonjour, docteur Fletcher, dit le petit en souriant.

— Tu n'es pas malade, Dale, j'espère ?

— Non, non, ça va ! Je me suis simplement arrêté, pour reprendre ma respiration.

— Est-ce que tu as eu souvent à t'accroupir comme ça, ces temps-ci ?

Cette tendance à interrompre un jeu ou une course pour souffler, s'ajoutant aux signes de cyanose sur la peau et les membranes muqueuses, caractérisait la malformation congénitale d'un cœur incapable d'envoyer assez de sang dans les poumons pour alimenter l'organisme tout entier en oxygène.

— Ça m'arrive quand je cours beaucoup, admit Dale en se relevant. Excusez-moi, Docteur, il faut que je parte.

— Où vas-tu ?

— Voir Kevin. Il me donne de la bière.

— A un enfant de ton âge ? Ce n'est pas possible !

Mais déjà Dale s'enfuyait vers le Salon des Dauphins, dont Kevin McCartney était le barman. Karen l'y suivit et s'arrêta sur le seuil, en voyant le garçon se hisser avec assurance sur un tabouret.

— Te voilà, mon bonhomme ! fit Kevin, avec un accent irlandais prononcé. Qu'est-ce que tu veux ?

— De la bière bien fraîche, et un autre bock pour le docteur Fletcher.

— Oh ! fit le barman en clignant des yeux vers la porte. Bonjour, Docteur ! Je ne vous avais pas vue arriver.

— J'ai suivi Dale, quand il m'a dit que vous lui donniez de la bière.

— Ne vous inquiétez pas, c'est du Coca-Cola. Désirez-vous prendre quelque chose ?

— Non, merci, je ne m'arrête pas. Mais je voulais vous demander si vous avez vu le petit souvent, ces temps-ci.

— Presque chaque jour. Pourquoi ?

— Avez-vous l'impression qu'il a plus de peine à respirer ?

— Ne vous en faites pas, Docteur ! déclara Dale, je vais très bien. L'année prochaine j'irai à l'école, et quand je serai plus grand le docteur Dalton m'opérera, pour que je puisse jouer au base-ball, comme les copains.

— Je crois que vous avez raison, Docteur, dit Kevin à mi-voix, mais je n'ai pas voulu en parler à Peggy pour ne pas l'inquiéter.

— Je lui dirai un mot, répliqua Karen. Pour l'instant, je vais rentrer chez moi, car je sors de l'eau et il fait frais ici.

— Avez-vous des nouvelles du docteur Cooper ? demanda le barman.

A deux ans de sa retraite, le docteur Adrian Cooper, professeur de pathologie et chef du service, ainsi que médecin légiste du Comté, avait été victime deux mois auparavant d'une grave attaque, qui le laissait paralysé. Il en résultait que son adjointe, Karen Fletcher, le remplaçait depuis lors dans ses fonctions, avec autant de conscience que d'efficacité.

— Elles sont malheureusement mauvaises, répondit-elle.

— C'est bien dommage, car c est un chic type.

— Et un grand médecin, vous pouvez le dire. Au revoir, Dale, ajouta-t-elle en s'éloignant.

Mendoza, l'étudiant cubain, la croisa sur le seuil et vint s'asseoir au bar.

— As-tu jamais vu un châssis pareil, Kevin ?

— Depuis que le docteur Dalton a mis un nouveau cœur dans ma poitrine, répondit le barman, j'ai renoncé à ce genre de jeu. Le docteur Fletcher est assurément une jolie femme, mais je crois savoir qu'elle est aussi un bon médecin, n'est-ce pas ?

— Je ne sais pas si elle soigne bien les malades, mais comme pathologiste on ne fait pas mieux. Les étudiants sont à peu près unanimes à estimer qu'elle va prendre la place du docteur Cooper.

— Il y a de fortes chances pour ça. Mais dites-moi, monsieur Mendoza, vous êtes vous-même sur le point de devenir médecin, pas vrai ?

— Je pense avoir mon diplôme dans six mois. Pourquoi ?

— Avez-vous vu le petit garçon qui vient de sortir ?

— Oui, et je le connais, car il a été soigné au service de Cardiologie.

— Que pensez-vous de son avenir ?

— Avec un peu de chance, il peut ne pas être mauvais. Il a ce qu'on appelle la tétralogie de Fallot ; cela signifie que les vaisseaux sanguins à l'intérieur de son cœur sont entrecroisés. Il y a quelques années, deux médecins de Baltimore ont mis au point une opération qui remédie à ce défaut. Elle n'est pas très dangereuse, mais actuellement la plupart des chirurgiens préfèrent attendre, pour l'effectuer, que l'enfant ait atteint sept ou huit ans. Son cœur est assez grand pour permettre une opération à cœur ouvert dans les meilleures conditions.

— Et après cela il sera normal ?

— Presque autant que s'il était né sans cette malformation. Et toi, Kevin, comment cela va-t-il ?

— Bien, très bien même. Demain je vais aller à la pêche à Marathon.

— Ah ! Je connais bien l'endroit. Le bateau dans lequel ma famille s'est évadée de Cuba a accosté à Marathon. Je n'étais qu'un gosse à cette époque, mais je te garantis que cette côte nous a paru être le paradis, après une traversée de cinq jours, ballottés sur les vagues dans une petite barque.

4

— Il y a des moments où je me demande si je suis vraiment fait pour ce genre de travail, dit Mike Raburn à Mme Faye Connor, l'infirmière de garde du service des Urgences, après son entretien avec Carolyn Payson. Je ne peux me défendre d'un sentiment de culpabilité, à l'égard des malheureux que je suis impuissant à guérir.

— Cela vous distingue de la grande majorité de vos confrères, répliqua la vieille infirmière, autant qu'un diamant dans la vitrine d'une bijouterie pleine de bagues à bon marché. C'est encore la jeune Cubaine qui vous tracasse ?

— Oui, et aussi l'étudiant en médecine auquel elle est fiancée. Chaque fois que je viens la voir, il me regarde comme s'il s'attendait à ce que j'accomplisse un miracle.

— C'est la rançon de la réputation que vous vous êtes acquise ici. Qu'y a-t-il de nouveau pour Carmelita ?

— Pour la seconde fois aujourd'hui, sa température est montée et a déclenché le signal d'alerte.

— Je n'ai jamais vu un malade sortir d'un coma hépatique pareil. Et vous ?

— Moi non plus. J'en arrive à redouter de pénétrer dans ce compartiment. Elle est si jolie, même malgré sa jaunisse, et Miguel est si jeune... C'est bouleversant de les regarder.

— Vous pourriez passer votre chemin, puisqu'elle dépend du service de médecine générale.

— Oui, mais je continue à m'arrêter, sans doute parce qu'au fond je suis stupidement sentimental.

— Il n'est jamais stupide d'avoir du cœur. A propos, quand allez-vous vous choisir une femme ?

— Quand je trouverai quelqu'un qui verra la belle âme qui se cache derrière ma grande gueule. Vous n'avez pas envie de divorcer, j'imagine ?

— Si j'avais vingt ans de moins, je ne dirais peut-être pas non. Maintenant sauvez-vous, car j'ai du travail.

A ce moment, un grand interne en uniforme blanc entra dans la pièce, l'air très préoccupé.

— Une femme noire vient d'arriver avec un petit garçon, Mike, et elle ne veut avoir affaire qu'à vous.

— C'est bon, je viens tout de suite, dit Mike qui ajouta, en clignant de l'œil à la vieille infirmière :

— Il y a au moins quelqu'un qui m'aime.

— Allons, allons, docteur Raburn ! Ne faites pas le modeste ! Tout le monde ici vous adore, et vous le savez très bien.

Dans le compartiment vers lequel le docteur Nolan Gaither conduisit Mike, une grande et belle Noire se tenait debout près de la table d'examen, sur laquelle on avait étendu un garçon d'environ six ans. Il paraissait inanimé, mais par instants il poussait un cri et se prenait le ventre à deux mains, avant de retomber dans une quasi-inconscience.

— Rachel Gates ! fit Mike Raburn, d'une voix chaleureuse. Qu'est-ce qui ne va pas ?

— Je remercie Dieu que vous soyez ici, docteur Raburn, répondit la mère. Joe m'avait dit que, si j'avais un ennui et si notre pédiatre ne pouvait pas venir, il fallait que je m'adresse à vous.

Mike fit les présentations :

— Cette dame est l'épouse de notre grand champion, Joe Gates, et nous sommes de vieux amis. Je vous présente le docteur Nolan Gaither, Rachel.

— Je m'excuse d'avoir été un peu brusque, Docteur, mais je suis bien inquiète, et vous me le pardonnerez.

— C'est tout naturel, Madame, fit l'interne. Si j'avais su que votre époux est notre célèbre chef d'équipe de basket, je vous aurais donné les clés de l'hôpital.

— Que s'est-il passé, Rachel ? demanda Mike en prenant le poignet de l'enfant.

— Joey est allé ce matin à une sortie dans la campagne organisée par son école. L'autobus est venu le chercher à huit heures, et il y a environ une heure l'infirmière de l'école m'a téléphoné qu'il se plaignait de douleurs aux jambes et à l'estomac. Quand je suis arrivée pour l'emmener, je l'ai trouvé dans l'état où il est maintenant, à peu près comateux.

— Allait-il bien hier ?

Tout en posant la question, le chirurgien palpait doucement, de sa grande main, l'abdomen du garçon, et il la maintint un instant au-dessous de la dernière côte gauche.

— Hier, répondit la mère, Joey a joué au ballon avec des garçons du voisinage, après son retour de l'école. Plus tard, nous avons accompagné son père à l'aéroport, car il est allé à San Francisco pour discuter le nouveau contrat de l'équipe avec les dirigeants de l'Union. En rentrant, le petit a insisté pour que je lui paye une glace...

Prenant la main de l'interne, Mike la posa sur la partie gauche de l'abdomen du garçon. Aussitôt, le regard et la physionomie du docteur Gaither prouvèrent qu'il venait, lui aussi, de déceler un grossissement anormal de la rate. Mike prit alors un ophtalmoscope accroché à une patère puis, soulevant la paupière de l'œil gauche, il approcha l'instrument de la pupille. Celle-ci se contracta immédiatement sous la vive lumière, comme c'était normal, en sorte que Joey referma aussitôt la paupière.

— Avez-vous déjà ordonné une analyse du sang ? demanda-t-il à l'interne.

— Oui, la laborantine vient de faire une prise de sang, et nous devrions en conaître le résultat dans quelques minutes.

— Bien ! Madame Connor, veuillez surveiller ce petit malade, pendant que nous allons au laboratoire.

Au moment où ils y pénétraient, une jeune fille venait de déposer une goutte du sang de Joey Gates sur une tablette de microscope. Mike la lui prit des mains et la plaça sous l'appareil, qu'il mit soigneusement au point. Il savait déjà à quoi s'attendre. Au lieu de présenter l'aspect habituel de disques, les globules rouges mis en pleine lumière avaient toutes sortes de formes étranges, la plus fréquente étant de beaucoup celle d'une faucille.

— Regardez ! dit Mike en cédant sa place sur le tabouret à l'interne.

A peine celui-ci avait-il ajusté le microscope qu'il s'écria :

— Oh, mon Dieu ! Une anémie falciforme !

— Oui, et j'en ai rarement vu d'aussi virulente. Ceux qui en sont atteints à ce point n'ont guère de chance de s'en tirer. Appelez tout de suite le docteur Henderson.

Moins d'une minute après que le standardiste eut été alerté, la voix du jeune pédiatre de l'hôpital se fit entendre à l'interphone :

— Qu'est-ce qui se passe, Mike ?

— Le fils de Joe Gates vient d'être admis à la salle des Urgences, avec une crise grave d'anémie falciforme. La cyanose commence déjà à assombrir le blanc de ses ongles.

— Je viens tout de suite.

— Prévenez la section de pédiatrie des Traitements exceptionnels, ordonna Mike à l'interne, que nous allons dans quelques minutes leur amener un malade. Je retourne parler à Rachel.

— C'est très grave, à votre avis ?

— Oui. Les capillaires des poumons sont tellement bloqués par les globules falciformes qu'ils ne parviennent plus à absorber l'oxygène indispensable pour alimenter son cerveau. Jusqu'à présent, il en a encore assez pour n'être que dans un demi-coma, mais la situation risque d'empirer à tout instant, au point que les cellules cérébrales seront irrémédiablement endommagées, ainsi d'ailleurs que celles du cœur, des reins et de beaucoup d'autres organes. Si nous ne parvenons pas à redresser la situation dans l'heure qui vient, l'enfant mourra ou restera jusqu'à la fin de ses jours un véritable légume.

CHAPITRE III

1

Richard Payson ne pouvait plus que rarement garder la tête immobile et lire l'heure à la pendule de son compartiment. A vrai dire, le temps n'importait plus pour lui, et seuls deux moments de la journée avaient de la valeur à ses yeux : les cinq minutes que sa fille Carolyn passait à son chevet, avant de prendre son service à 7 heures, puis la visite qu'elle lui faisait au début de l'après-midi, avant de quitter l'hôpital. Ses éclairs de lucidité devenaient de plus en plus espacés ; si brefs qu'ils fussent, ils étaient chaque fois pires qui les précédents, à cause de son atroce angoisse morale et surtout du visage torturé de sa fille bien-aimée.

Un an auparavant, il s'était rendu compte que quelque chose n'allait pas dans son organisme, en particulier en se voyant incapable de maîtriser de brusques explosions de colère, dont il avait aussitôt honte. Il commença de s'inquiéter lorsque sa main devint incapable d'écrire sans trembler, au point que la banque lui fit des observations sur la défectuosité de la signature de ses chèques. Ce qui déclencha vraiment son inquiétude fut une chute qu'il fit sans raison à l'aéroport, en courant pour prendre un avion. Très impressionné, il s'arrêta à l'hôpital de Biscayne, avant de regagner son domicile d'Atlanta, afin de consulter son vieil ami, le docteur Peter Gross, chef du service de Neurologie et professeur à la Faculté. Tout de suite, le praticien constata la détérioration rapide et progressive de la plupart des fonctions, accompagnée d'une perte du sens de la réalité : il s'agissait d'un sinistre héritage provenant d'un ancêtre lointain, du gène d'un mal transmis de génération en génération, celui de la maladie dite de Huntington.

– C'est une forme étrange, expliqua le docteur Ross à son ami, découverte en 1872 par le docteur George Huntington, d'une maladie des tissus nerveux du cerveau, appelée la chorée. Avez-vous jamais vu quelqu'un ayant la danse de Saint-Guy ?

– Je me souviens qu'un de mes oncles était considéré dans la ville comme l'enfant terrible de la famille. Tout le monde se moquait de lui, parce qu'il était toujours secoué de tremblements, sauf quand il avait assez bu pour dormir tranquille.

– Quel âge avait-il ?

– La quarantaine environ.

– Il avait probablement hérité la maladie, comme vous.

– Mais personne d'autre ne l'a eue dans ma famille !

– En général elle se déclare tard. A quel âge votre père est-il mort ?

– Il s'est tué en automobile à trente-cinq ans... Vous ne supposez pas...

– Il est rare que les symptômes se manifestent avant cet âge-là.

– Ainsi, mon père aurait pu l'avoir, s'il avait vécu ?

– C'est possible. Il arrive que les gènes sautent une génération, mais si l'un des parents porte en lui le mal, un ou plusieurs enfants l'auront fatalement.

– Y a-t-il des chances d'y échapper ?

– Cinquante pour cent au maximum.

– Oh, mon Dieu ! Qu'ai-je fait à ma fille ?

— Vous n'en êtes pas responsable, puisque vous ignoriez la chose...

— Et si je l'avais sue, qu'aurais-je pu faire ?

— Ne pas avoir d'enfant, bien sûr ! Mais ce qu'il y a de terrible, c'est que les malades n'ont aucun moyen de savoir, quand ils sont jeunes, ce qui leur arrivera par la suite. Dans l'intervalle, leurs enfants sont nés, et il n'y a plus rien à faire.

— Est-ce que Carolyn connaît cette maladie ?

— Elle a dû en apprendre les caractéristiques au cours de ses études d'infirmière, et on en a beaucoup parlé depuis 1967, parce que Woody Guthrie est mort de cela.

— Quand a-t-il appris qu'il en était atteint ?

— Treize ans avant sa mort.

— Prétendez-vous que je vais être à la charge de Carolyn pendant tout ce temps ? demanda Richard Payson, horrifié.

— Il m'est difficile aujourd'hui de faire un pronostic.

— Je vous en prie, je veux savoir la vérité.

— Si j'en juge par la rapidité avec laquelle vos symptômes se sont développés, je ne crois pas que vous puissiez résister longtemps, mon pauvre ami.

— Quel espoir me reste-t-il ?

— Il arrive que les tranquillisants aident les malades, et l'on ne cesse d'essayer de nouvelles drogues, mais jusqu'à présent aucune n'a donné de résultat.

— Dans ces conditions, que dois-je faire ?

— Mettre vos affaires en ordre et attendre.

— La mort ? En somme, c'est comme si j'avais un cancer et si j'attendais qu'on trouve le moyen de m'en guérir avant qu'il me tue. Ça ne vaut vraiment pas la peine de vivre ! Dites-moi, ne faut-il pas révéler la vérité à ma fille ?

— Je ne vous le conseille pas. Carolyn est une femme remarquable, une de nos meilleures infirmières. En outre, je crois savoir qu'elle est fiancée à un charmant jeune pédiatre, Gus Henderson.

— En effet, je le connais.

— J'ignore ce que sont leurs projets de mariage, mais ni l'un ni l'autre ne voudrait sans doute risquer de mettre au monde un enfant porteur d'un tel mal.

— Dans ces conditions, déclara Richard Payson d'une voix ferme, je sais quel est mon devoir. Je vais rentrer à Atlanta où j'attendrai, et je la mettrai au courant.

— Comme vous voudrez, Richard. Nous sommes de si vieux amis que je donnerais beaucoup pour vous aider mieux que je ne le fais, mais permettez-moi de vous dire qu'à mon avis vous commettrez une erreur.

— En tout cas, j'ai toujours un moyen de résoudre mon problème personnel.

— Certains malades choisissent cette solution, mais en tant que medecin, je ne peux pas approuver le suicide.

— Même quand c'est la solution la plus simple ?

Le docteur Gross se borna à hausser les épaules et ne répondit rien. Finalement, Richard Payson n'avait pas eu le courage de mettre lui-même fin à ses jours, mais par la suite il se le reprocha maintes fois, alors qu'il n'avait plus assez de vigueur physique pour le faire.

2

Gus Henderson n'eut pas besoin d'examiner longtemps Joey Gates pour être fixé. L'aspect bizarre des globules rouges qu'il observa au microscope révélait, sans erreur possible, qu'il s'agissait d'une anémie falciforme, et l'assombrissement rapide de la couleur du sang du petit garçon, révelatrice d'un manque d'oxygène, rendait impératif un traitement rapide du malade.

— Votre enfant est très sérieusement atteint, madame Gates, dit le jeune pédiatre en se redressant. Il faut que nous l'admettions tout de suite au service des Traitements exceptionnels.

— N'a-t-on pas trouvé récemment de nouveaux médicaments, Docteur ?

— Nous allons commencer par une injection intraveineuse d'urée, mais nous ne sommes pas certains de son efficacité. C'est pourquoi nous utiliserons aussi le cyanure de potassium, qui paraît plus prometteur. L'ennui, c'est que les cellules falciformes se sont agglomérées, au point de bloquer les petits vaisseaux sanguins de ses poumons et d'autres organes, l'empêchant de recevoir assez d'oxygène dans son cerveau. C'est pour cela qu'il a perdu connaissance.

— Ne pouvez-vous pas lui donner de l'oxygène ?

— Bien sûr ! Nous commencerons dès qu'il aura été transporté dans la salle voisine.

— Gus, dit alors Mike Raburn, d'une voix soudain plus vive, il y a un autre moyen : le caisson hyperbarique.

— On ne l'a encore jamais essayé, répliqua le pédiatre, visiblement sceptique. Le plus urgent est de lui administrer l'urée et le cyanure.

— Rien n'empêche de le faire à l'intérieur du caisson.

— De quoi parlez-vous, s'il vous plaît ? demanda la mère.

— Le caisson hyperbarique, expliqua Mike, est un compartiment étanche dans lequel un malade qui manque d'oxygène peut respirer le gaz sous pression, si bien que celui-ci pénètre en plus grande quantité dans son sang.

— A condition, remarqua Henderson, que les cellules du sang réussissent à passer à travers les capillaires.

— Il est évident, répliqua Mike, un peu agacé, que nous ne pouvons accroître le nombre de ces cellules, tant que les médicaments n'auront pas agi. En revanche, nous pouvons doubler ou même tripler la quantité d'oxygène contenue par les cellules qui passent à travers les capillaires, et cela vaut la peine d'être tenté.

— Okay ! fit le pédiatre. Son état est assez critique pour justifier des mesures exceptionnelles.

— J'irai dans le caisson avec Joey, dit Mike à Mme Gates. J'ai une grande expérience de cet appareil.

— Nous vous sommes bien reconnaissants de ce que vous faites, Mike. Joey vous aime beaucoup, et s'il se réveille dans cette cabine, il n'aura pas peur en vous voyant.

— Je vais donner mes instructions pour qu'on prépare le caisson, répondit le chirurgien, sans ajouter qu'à défaut de ces mesures désespérées il estimait que le petit Joey ne risquerait jamais d'avoir peur, car il ne reprendrait pas connaissance.

Le caisson hyperbarique se trouvait au bout d'un long couloir, qui donnait également accès au service des Traitements exceptionnels. Au moment où il franchissait la porte de communication, Mike Raburn se trouva nez à nez avec Helga.

— Quelle chance de vous rencontrer de nouveau ! dit-il. Ça va ?

— Très bien. Ce n'est pas parce que mes glandes surrénales ont trop bien travaillé que mon système endocrinien doit en être déséquilibré en permanence.

— Il ne manquerait plus que ça ! fit-il avec ferveur.

— En tout cas, répliqua Helga en riant, j'ai appris quelque chose aujourd'hui, c'est que le docteur Raburn, modèle des chirurgiens, peut aussi se montrer très humain. Vous m'avez l'air très pressé. Où allez-vous comme ça ?

— Conduire un malade dans le caisson hyperbarique.

— Est-ce que la pression sera très élevée ?

— Autant que nous pourrons la supporter. Pourquoi cette question ?

— Je commence à me faire de la bile.

— A mon sujet ?

— Non, bien sûr ! répondit-elle d'un ton ironique. Vous

êtes indestructible ! Mais je vais donner l'alerte dans les services, car si tout l'oxygène que vous allez respirer sous pression vous fait le même effet qu'à un certain nombre de vos malades, ces temps-ci, la vertu des femmes de cette maison va être en danger pendant trois ou quatre jours.

3

Debout près de son père, qu'elle était venue voir après avoir passé son service à Helga Sundberg, Carolyn Payson essayait de ne pas pleurer et n'y parvenait pas tout à fait. Endurcie par de fréquentes luttes contre la mort, elle n'en était pas moins bouleversée à la vue de cet être si cher, gisant impuissant et tourmenté par les soubresauts incoercibles de son corps.

Elle avait appris pour la première fois la vérité un mois auparavant lorsque, sans nouvelles de Richard Payson depuis quelque temps, elle s'était adressée à une amie d'Atlanta pour en obtenir. Celle-ci avait découvert que Richard s'était discrètement fait admettre dans une clinique. Se rendant aussitôt à Atlanta, Carolyn en ramena tout de suite son père à l'hôpital de Biscayne, où elle pouvait veiller sans cesse sur lui, au service des Traitements exceptionnels. Sur son insistance, le docteur Gross finit par lui révéler la gravité de la maladie, qui avait beaucoup empiré depuis son précédent examen.

Maintenant, Richard Payson était incapable de contrôler les secousses désordonnées de ses yeux, de ses membres et de son torse, tourmentés par le mal inexorable qui détruisait à quarante-cinq ans cet homme vigoureux. Carolyn lui était d'autant plus attachée que sa mère était morte en la mettant au monde et qu'il l'avait élevée avec une merveilleuse tendresse. Parfois elle avait l'impression qu'il la reconnaissait encore, mais au cours des dernières semaines, la détérioration de tous les organes avait progressé au point qu'il donnait rarement des signes de connaissance. Quand il lui arrivait de parler, les mots étaient inintelligibles, à l'exception de trois, qu'il balbutiait sans relâche : « Laissez-moi mourir !... Laissez-moi mourir ! »

Cette prière désespérée, il la murmura de nouveau, alors qu'elle lui tenait la main, une main qui se tordait constamment dans la sienne. A l'entendre encore, la jeune fille eut le cœur déchiré de pitié et aussi de peine, parce qu'elle était impuissante à le soulager.

— Je lui ai fait donner un calmant.

La voix familière du docteur Gross la fit se retourner. A la vue du petit neurologue, au regard si plein de compassion, elle ne put retenir ses larmes plus longtemps et enfouit son visage dans les plis de la blouse blanche du vieux médecin.

— Laissez-vous aller, mon petit, dit-il, car il ne peut plus reconnaître personne.

— Pourtant il parle encore.

— Uniquement parce que son désir de mourir est plus puissant que tout.

Un peu plus tard, Carolyn se redressa et essuya ses yeux avec un grand mouchoir que le médecin lui donna.

— Ça va maintenant, dit-elle. Excusez-moi, mais tout cela est arrivé si vite.

— Pas plus vite que votre père ne le désirait, du jour où il a connu la vérité. Sa maladie n'est pas de celles qu'on peut envisager froidement.

— Pourquoi faut-il qu'il continue à souffrir, alors qu'il demande uniquement qu'on le laisse mourir ?

— C'est ce que font beaucoup de malades, Carolyn, et vous avez trop d'expérience pour ne pas le savoir.

— Vous ne pouvez pas penser qu'il lui reste le moindre désir de vivre, Docteur !

— Je serais enclin à croire qu'il ne sait plus ce qu'il désire.

Il fut interrompu par de nouvelles supplications du malade : c'était à la fois une prière et une protestation.

— Quand on entend ça, dit Carolyn, il est impossible d'imaginer qu'il ne sait pas ce qu'il veut.

— Vous et moi, nous avons juré de tout faire pour préserver la vie, mon enfant. Nous ferons tout pour lui faciliter au maximum cette dernière étape, vous pouvez en être sûre. Permettez-moi de vous dire que c'est de vous que je me préoccupe maintenant.

— Je sais ce qui m'attend, répliqua d'un ton calme la belle jeune fille aux cheveux bruns. On a publié dernièrement beaucoup d'articles sur la maladie de Huntington, et je les ai tous lus depuis que j'ai ramené papa ici.

— Vous en connaissez donc l'importance pour votre propre avenir ?

— Je sais que non seulement tout mon avenir en dépend, Docteur, mais qu'elle est un facteur déterminant de mon existence depuis ma naissance, et même bien avant cela.

4

Les caissons à l'intérieur desquels on peut faire varier la pression de l'air sont utilisés depuis des années, en particulier au bénéfice des plongeurs sous-marins. Celui de l'hôpital de Biscayne était perfectionné et consistait en deux compartiments étanches, reliés par un sas. Il permettait aux malades en traitement et au personnel de passer aisément d'une pièce dans l'autre. Ses épaisses cloisons métalliques comportaient des hublots, par lesquels les techniciens pouvaient observer ce qui se passait à l'intérieur et prendre en cas d'urgence les mesures nécessaires.

Joey Gates, toujours inconscient, fut transporté dans le caisson sur un remarquable chariot roulant, qui constituait à lui seul une petite table d'opération. Un ballon d'oxygène alimentait ses poumons durant son transfert, et dès qu'il fut enfermé avec Mike Raburn, on mit en marche la principale pompe alimentant l'appareil. Aussitôt Mike remplaça le masque relié au ballon d'oxygène par un autre recevant directement le gaz de la conduite de l'hôpital. Ainsi, la concentration d'oxygène dans l'organisme de l'enfant fut accrue au maximum en peu de temps.

— Quelle pression désirez-vous, Docteur ? demanda par l'interphone le technicien responsable.

— Commençons par essayer deux atmosphères.

— Entendu ! Pour l'instant, nous sommes à une atmosphère, et nous continuons d'augmenter la pression.

Gus Henderson avait fixé au corps de Joey un certain nombre de petits appareils de contrôle ultrasensibles ; en outre, un cathéter en nylon, introduit dans une veine du bras, pénétrait jusque dans sa poitrine, l'extrémité se trouvant tout près du côté gauche du cœur. Cette précaution avait pour but d'empêcher l'irritation des plus petites veines par la solution d'urée et de cyanure, injectée afin d'arrêter le processus d'anémie falciforme des globules rouges.

De plus, un petit appareil enregistreur transmettait les indications du fonctionnement du cœur à deux oscilloscopes, l'un à l'intérieur et l'autre à l'extérieur du caisson. Enfin, un cathéter plus gros aboutissait à la vessie, permettant de vérifier que les reins fonctionnaient normalement, car cela constituait un facteur crucial de guérison.

— Deux atmosphères, Docteur ! annonça le technicien.

— Restons-en là pour l'instant ! répliqua Mike, afin de permettre aux globules rouges de se charger d'oxygène. Il est difficile d'évaluer l'importance de la cyanose, parce que sa peau est noire, mais je ne crois pas qu'elle augmente.

Le visage de Gus Henderson apparut à un hublot.

— Est-ce que tout va bien, Mike ? demanda-t-il.

— Ça m'en a l'air, mais il est toujours inconscient.

— L'ECG est satisfaisant. A combien envisagez-vous de faire monter la pression ?

— Nous en sommes à deux atmosphères, mais il semble que ça ne suffira pas.

— Jusqu'où pouvez-vous la monter sans susciter de convulsions ?

— Sans doute pas à plus de quatre atmosphères, et je préférerais obtenir un résultat sans provoquer volontairement une convulsion.

— Je viens de parler au téléphone à Joe Gates. Il est soulagé de savoir son fils entre vos mains, et il va rentrer par le premier avion.

— Je crois que nous pouvons passer à trois atmosphères maintenant. Pouvez-vous rester ici quelques minutes, Gus ?

— Oui, bien sûr... Ah ! Je regrette, Mike ! ajouta-t-il aussitôt. Mais le signal d'alerte « Code Cinq » vient de retentir, et il faut que je file à la salle des Urgences. Je vous laisse le gosse.

5

Mme Faye Connor, l'infirmière-chef du service des Urgences, achevait de lire le rapport de sa collègue de la brigade précédente, quand une ambulance arriva en trombe. Un instant plus tard, deux pompiers firent irruption dans la salle, portant un brancard.

— Je crois bien qu'elle est morte, dit l'un d'eux. C'est une toxicomane au dernier degré, et avec ça elle est enceinte.

L'infirmière conduisit les brancardiers à un compartiment spécial qui différait de tous les autres, parce que ses cloisons étaient en bois et non en verre. En outre, on l'avait doté de tous les appareils de contrôle les plus modernes du service des Traitements exceptionnels, car deux ans auparavant l'hôpital s'était décidé à placer dans ce service un local destiné à évaluer immédiatement si un malade ou un blessé décédé pouvait servir de donneur, en vue des transplantations cardiaques effectuées par le docteur Kenneth Dalton.

Dès que le brancard fut placé sur la table, l'infirmière saisit le diaphragme d'un phonocardioscope, version perfectionnée d'un stéthoscope ordinaire. Ayant appuyé le diaphragme sur le ventre enflé de la femme, elle tourna le commutateur de l'appareil : aussitôt un son faible, mais rapide et rythmé, provint du haut-parleur encastré dans le mur, et elle ne s'y trompa pas. C'était incontestablement les battements du cœur d'un fœtus dans l'utérus de sa mère morte.

– Tenez ça ! dit-elle au pompier en lui tendant le diaphragme. Si nous nous dépêchons, nous pourrons peut-être sauver l'enfant.

Très vite, elle passa en revue les moyens dont elle disposait. Mike Raburn était occupé dans le caisson hyperbarique, le docteur Dalton ne pourrait pas arriver avant plusieurs minutes, le docteur Gaither, l'interne de service, était en train de poser un plâtre à l'autre bout du bâtiment. La seule solution pour obtenir une aide immédiatement consistait à lancer l'alerte la plus urgente prévue dans le règlement de l'hôpital. Sans hésiter, elle appuya sur un bouton rouge, et en quelques secondes tous les haut-parleurs de l'établissement diffusèrent le signal : « Code Cinq – Urgence ! »

Cette alerte, rarement déclenchée, provoqua un bref mais immédiat arrêt de toutes les activités de l'hôpital. Elle fut répétée puis, telle la Belle au Bois Dormant s'éveillant sous le baiser du Prince Charmant, les intéressés se remirent au travail, mais à une très vive allure, chacun sachant exactement ce qu'il devait faire en pareil cas, sans avoir besoin d'instructions complémentaires.

CHAPITRE IV

1

Peu avant que l'alerte retentît dans l'hôpital, Rebecca Dalton descendit du service médical, au troisième étage, où elle avait son bureau, au rez-de-chaussée. En quittant l'ascenseur, elle se heurta à Ken qui sortait de la cabine voisine, si bien qu'il fut obligé de la saisir par la taille pour l'empêcher de tomber. Ils restèrent ainsi face à face quelques secondes, avant que Ken la lâchât.

— J'ai entendu le standardiste t'appeler tout à l'heure, Reb, dit-il. Qu'est-ce qui ne va pas ?

Reb était le diminutif qu'il lui avait donné avant leur mariage. A l'entendre maintenant, pour la première fois depuis leur séparation qui remontait à six mois, Rebecca eut le cœur si serré qu'elle se détourna pour ne pas laisser voir les larmes qui lui venaient aux yeux. Remarquant son trouble, il tendit la main vers elle, puis la laissa retomber.

— Je suis désolé, murmura-t-il, désolé de tout...

— Félicitations pour le jugement ! répliqua-t-elle.

En voyant que le visage de son mari se durcissait, elle regretta d'avoir fait allusion à ce qui avait provoqué leur rupture.

— Au moins, répliqua-t-elle, ils ont mis l'hôpital hors

de cause. Mais rien ne sera véritablement changé, tant que...

Il ne put achever sa phrase, car le haut-parleur l'interrompit en lançant l'alerte « Code Cinq ». Immédiatement les deux médecins se dirigèrent vers la porte du service des Urgences, à quelques mètres de là : la brusque annonce de la crise avait chassé en un instant toute autre préoccupation de leur esprit. Dès qu'ils firent irruption dans la salle, ils virent Mme Connor s'appliquant à placer divers appareils sur la poitrine d'une malade, dans le compartiment spécial.

– Tout est prêt pour que vous opériez. Docteur, déclara-t-elle. On vient de nous amener cette femme : je crois qu'elle est morte, et elle est enceinte. On entend battre le cœur du fœtus au phonocardioscope.

La règle à suivre en pareil cas avait était établie par l'empereur romain Numa Pompilius, plus de 700 ans avant la naissance du Christ : elle était passée à la postérité sous le nom de « Lex Caesaris », un décret interdisant d'inhumer une femme enceinte avant que son enfant eût été enlevé de son sein, si possible avant que le cœur eût cessé de battre.

Il suffisait de jeter un coup d'œil à la jeune femme étendue sur la table d'opération pour comprendre sa tragique histoire. Ses traits délicats avaient pris un aspect pathétique, car ce qui attirait l'attention, plus encore que ses cheveux blonds et son gros ventre, c'était une série de taches noires, le long des veines des bras et des jambes, révélant que la jeune mère était une toxicomane, sans doute habituée à se piquer à l'héroïne.

Machinalement, Mme Connor mit en marche l'oscilloscope, et l'écran révéla aussitôt que l'ECG présentait une ligne continue.

– Le cœur ne bat plus, annonça-t-elle.

Étant donné l'extrême urgence, il ne pouvait être question de procéder à une électroencéphalographie avant de sauver l'enfant par une césarienne. Heureusement la présence de Rebecca Dalton permettait d'établir la confirmation officielle du décès de la mère. Après avoir constaté que le phonocardioscope ne révélait aucune pulsation, la cardiologue déclara à son tour :

— En effet, le cœur ne bat plus. Elle est cliniquement morte.

Cependant, Ken Dalton avait déjà mis les gants de caoutchouc et saisi un scalpel.

— Appelez le docteur Henderson et une équipe d'urgence, ordonna-t-il. Ce bébé va avoir besoin de tous les secours que nous pouvons reunir

Tandis qu'il commençait à pratiquer une césarienne sur la morte, Rebecca donna par téléphone les instructions nécessaires au standardiste. A peine avait-elle raccroché qu'on entendit au haut-parleur une voix calme appeler : « Code Cinq — docteur Henderson — salle des Urgences ! »

— Elle est morte depuis peu, dit Rebecca, en voyant le scalpel de Ken inciser l'épaisse paroi musculaire de l'utérus. Le sang n'a pas même commencé à se coaguler.

En très peu de temps, le chirurgien dégagea le nouveau-né, et, dès qu'il eut passé la main sous le fœtus dans la cavité utérine, il annonça :

— Le bébé est toujours vivant, car je sens son cœur battre contre ma main.

Ayant extrait d'abord les deux pieds du bébé, il les saisit pour le tirer du ventre de sa mère puis, le tenant par les chevilles dans sa main gauche, la tête en bas, il donna de la droite une forte claque sur les deux petites plantes. Aussitôt, une contraction spasmodique de la poitrine de l'enfant se produisit, accompagnée d'un léger cri annonçant le début de la respiration. Il ne restait plus à Ken qu'à couper le cordon ombilical, sur lequel il avait déjà placé une pince hémostatique.

Gus Henderson venait d'arriver, tenant à bras tendus un

linge, sur lequel le chirurgien déposa délicatement le nouveau-né. A son tour, le pédiatre alla le coucher dans le berceau spécial que Helga Sundberg avait apporté peu auparavant.

— En tout cas, dit Rebecca, il respire et son cœur bat.

— Oui, fit le pédiatre, mais c'est un prématuré qui ne doit guère peser plus de trois livres. Or, d'après les veines de la mère, ce bébé a été drogué depuis sa conception. Ça va encore nous compliquer la tâche, car il est désormais privé de sa dose quotidienne de stupéfiant.

Pendant ce temps, Mme Connor avait attaché au crâne de la mère les électrodes de l'électroencéphalographe et mis l'appareil en marche. Or, le tracé qui apparut alors sur le petit écran était caractéristique.

— Docteur Dalton, dit-elle à Rebecca, regardez !

— Ah ! murmura la cardiologue. Il y a encore des ondes cérébrales ! Par conséquent, elle est encore techniquement vivante.

2

Dans le caisson hyperbarique, tout allait bien pour Joey Gates.

— Trois atmosphères, docteur Raburn ! dit le technicien responsable. Son pouls ralentit.

— Restons à trois un moment, répliqua Mike. J'ai l'impression que la cyanose est moins prononcée. Pourquoi a-t-on lancé l'alerte « Code Cinq » ?

— Je crois savoir que c'est une femme enceinte, arrivée à peu près morte. Le docteur Kenneth Dalton pratique une césarienne, et le docteur Henderson a été appelé à la rescousse.

— J'ai manqué un cas intéressant.

— Ne vous en faites pas, Docteur ! Vous n'en manquerez pas, avec tous ces accidents de la route...

Un brusque mouvement du bras de Joey Gates, dans lequel était enfoncé le cathéter, obligea Mike à le lui saisir aussitôt.

— J'ai l'impression qu'il va revenir à lui, dit-il.

Pourtant rien ne se produisit pendant environ un quart d'heure, sauf un ralentissement progressif du pouls et de la respiration, indiquant que la circulation du sang devenait plus aisée, grâce à la quantité croissante d'oxygène absorbée par les cellules. Tout à coup, comme s'il sortait d'un profond sommeil, le garçon ouvrit les yeux et regarda Mike, qui s'empressa de lui retirer son masque.

— Comment te sens-tu, mon petit ? demanda-t-il.

— Ça va... Où est-ce que je suis, docteur Mike ?

— A l'hôpital.

— Où est maman ?

— Dehors, où elle t'attend. Il a fallu que je te donne des soins spéciaux, et c'est pour ça qu'on t'a amené ici.

— Ça ressemble à un sous-marin.

— C'est une sorte de réservoir étanche qu'on appelle un caisson, dans lequel on respire de l'air sous une pression déterminée, qu'on peut faire varier à volonté.

— C'est comme dans la pêche sous-marine.

— Ça y ressemble beaucoup, en effet.

— Papa me l'apprendra quand je serai grand.

— Je suis sûr que tu l'aimeras beaucoup, parce que tu verras toutes sortes de poissons et des coraux merveilleux. Maintenant, assez parlé ! Je vais te remettre ton masque, et tu respireras encore un peu de bon oxygène pour te rétablir très vite. D'accord ?

L'enfant acquiesça d'un signe de tête, et Mike lui dit, en ajustant le masque :

— Respire profondément ! Tu as besoin de tout le gaz que tu pourras absorber.

Durant une longue demi-heure, Joey continua d'aspirer de l'oxygène, tandis que son pouls ralentissait et que son teint s'améliorait. Quand Mike lui enleva définitivement le masque, il resta encore dix minutes à l'observer avec soin. Lorsqu'il ne constata aucun signe de torpeur et de changement dans le fonctionnement du cœur, il ferma le robinet d'oxygène et, décrochant le téléphone, donna ses instructions :

— Vous pouvez commencer à baisser la pression. Tout me paraît satisfaisant.

3

En tant que chef du service d'Anesthésiologie, le docteur Valérie Lemoyne avait la responsabilité de toutes les opérations de ranimation. Elle était arrivée à la salle des Urgences environ une minute après que l'alerte eut retenti, en compagnie du docteur Ed Vogel, cardiologue, qui s'était absenté quelques instants de l'hôpital. Après la dramatique annonce de Rebecca, signalant que la prétendue morte présentait encore un semblant de vie dans son système nerveux, tout le monde autour de la malade gardait un silence pétrifié. Ce fut Ken Dalton qui le rompit :

— Est-ce que le docteur Lemoyne est ici ?

— Juste derrière vous, Docteur, répondit Val.

— La ranimation est votre affaire. Je vous laisse la place.

— Entendu. Puisque le cœur ne bat plus, j'estime que la stimulation électrique est hors de question. A mon avis, le meilleur moyen de stimuler le cœur est d'effectuer un massage direct par le diaphragme.

— Je vais le dégager, dit Ken en reprenant un scalpel.

— Docteur Vogel, ordonna Val, vous allez effectuer un massage direct du cœur, pendant que le docteur Rebecca Dalton essaiera de faire une injection intraveineuse. Moi, je vais tenter une ranimation par un tube introduit dans la trachée.

Tandis qu'Ed Vogel mettait des gants stérilisés, Ken prolongeait vers le haut son incision du thorax de la malade, afin de permettre au cardiologue de masser le cœur, à travers la cloison musculaire du diaphragme. Pendant qu'Ed introduisait sa main gantée pour procéder au massage, Ken s'affaira à enlever le placenta de l'utérus, puis à recoudre les parois de l'abdomen.

Valérie Lemoyne avait abaissé la mâchoire inférieure de la mère, et introduit dans la bouche un instrument incurvé, afin d'immobiliser la langue et de laisser le passage libre pour un tube d'alimentation en oxygène des poumons. Ce qui se fit par le moyen d'une grosse poire, qui simulait en fait la respiration naturelle. S'ajoutant au sang qu'on injectait, ce processus artificiel avait pour but de provoquer une ranimation, alors que les électrogrammes demeuraient inertes.

— Je sens que l'air circule dans les poumons, annonça le docteur Vogel, mais il n'y a aucune contraction cardiaque.

— Comment va le bébé, docteur Henderson ? demanda Val Lemoyne.

— Il vit, c'est tout ce qu'on peut dire, mais je ne suis pas satisfait de sa respiration.

— Emportez-le tout de suite à la salle des Traitements exceptionnels, et appelez-moi si vous avez besoin d'aide.

— Entendu ! fit Gus, qui partit avec Helga, poussant le chariot sur lequel on avait placé le nouveau-né.

Pendant ce temps, Rebecca s'était efforcée non sans peine d'introduire dans une veine du bras de la mère une aiguille à cathéter. Quand elle y fut parvenue, elle annonça :

— Le sang coule. Dois-je procéder à l'injection ?

— Oui, s'il vous plaît répondit Val. Dix centimètres cubes de chlorure de calcium et un demi-centimètre cube d'Isuprel.

Quand Rebecca eut injecté les puissants stimulants,

destinés à agir directement sur le cœur par le cathéter, le docteur Vogel déclara :

– Il n'y a toujours aucune activité cardiaque.

– Les indications de l'électroencéphalogramme sont très faibles, répliqua Val Lemoyne. Il reste apparemment un peu de vie dans le cerveau, mais les pupilles sont très dilatées, ce qui signifie sans doute que les dommages causés au cerveau sont irrémédiables, même si nous réussissons à faire redémarrer le cœur.

Aucun de ceux qui l'entouraient n'avait besoin d'une explication complémentaire : tous estimaient qu'il valait mieux être mort que rester toute sa vie sans activité cérébrale.

– Je viens de sentir une légère contraction du cœur ! dit Ed Vogel d'un ton soudain plus sec. Une autre encore !

Durant quelques instants, personne ne parla dans le compartiment, chacun regardant avec intensité les écrans des appareils. Les ondes qu'ils enregistraient étaient certes la preuve que le cœur avait commencé à battre, mais elles précisaient aussi le caractère de cette ranimation. Il n'y avait qu'un diagnostic conforme à de tels tracés d'ECG : il s'agissait d'une fibrillation ventriculaire, une des complications cardiaques les plus dangereuses, capables de rendre inutile le cœur le plus robuste.

– Je crois que c'est à vous de prendre le commandement, dit Valérie Lemoyne à Rebecca.

Celle-ci hocha la tête et, après un examen plus attentif de l'écran, déclara sans hésiter :

– C'est certainement une fibrillation. Madame Connor, injectez, s'il vous plaît, cinquante milligrammes de xylocaïne intraveineuse. Je crois que nous n'avons plus guère le choix maintenant. Il faut tenter une défibrillation. Êtes-vous d'accord, Ed ?

– Absolument, Docteur.

Le moyen le plus rapide de ramener un cœur atteint de

fibrillation à un rythme normal de pulsation consiste à lui faire subir un puissant électrochoc.

— Réglez le courant à quatre cents milliwatts-seconde, ordonna Rebecca d'un ton ferme.

L'interne plaça une électrode sur le cœur et l'autre dans le dos, afin de faire passer le puissant courant à travers le corps de la malade. Le but de l'opération consistait à arrêter brusquement, par cette forte décharge, la fibrillation, dans l'espoir que le cœur se remettrait à battre à un rythme normal par la suite. Sur un signe de Rebecca, le personnel s'écarta de la table, pour éviter tout contact avec le courant. Dès que celui-ci passa, les muscles de la poitrine de la femme marquèrent une secousse très nette, mais le cœur lui-même ne se remit pas en marche. Trois fois de suite en l'espace d'un quart d'heure, l'expérience fut renouvelée sans résultat et, à la fin de la dernière, l'électroencéphalogramme indiqua que le cerveau avait cessé toute activité. La mort de la pauvre femme ne faisait plus aucun doute.

— Au moins, dit Val Lemoyne, le bébé est sauvé.

— Pour quel destin ? répliqua Ken, avec tant de tristesse que Rebecca aurait voulu le prendre dans ses bras et le réconforter. Il aurait peut-être mieux valu le laisser mourir avec sa mère. Tout cela est vraiment déprimant. Puis-je compter sur toi, Reb, pour rédiger le rapport ?

4

Lorsque Carolyn Payson sortit du compartiment dans lequel elle venait de passer une demi-heure auprès de son père, comme chaque jour, elle vit la grande silhouette de Gus Henderson à l'autre bout de la salle des Urgences il affectait de regarder les annonces affichées au tableau de service, mais elle savait qu'il l'attendait. Dès qu'il l'aperçut, il vint à elle en souriant et lui prit le bras.

— Je craignais que tu ne sois déjà partie, dit-il. J'ai été retenu par le docteur Dalton, qui a fait une césarienne à une malheureuse bourrée d'héroïne... Elle est morte.

— Est-ce pour ça qu'on a diffusé l'alerte « Code Cinq » ?

— Oui.

Ils allèrent ensemble dans la salle de café attenant à l'hôpital. Elle était presque remplie d'étudiants et d'infirmières, qui venaient d'achever leur service.

— Que veux-tu prendre avec ton café ? demanda Gus.

— Rien, j'engraisse beaucoup trop.

— Allons donc ! Tu es plus belle que jamais. Deux cafés noirs ! commanda-t-il à Maggie McCloud, une barmaid d'un certain âge, au visage souriant.

— Tout de suite, Docteur ! Bonjour, mademoiselle Payson, ajouta-t-elle. Comment va votre père ?

— Il n'y a guère de changement...

Tenant les deux tasses de café, Gus se fraya un chemin jusqu'à une des rares tables libres, où ils s'assirent.

— Je ne peux rester qu'un instant, dit-il, car il faut que j'aille m'occuper du prématuré que le docteur Dalton vient de mettre au monde. Est-ce que je t'ai dit que je t'aime ?

— Pas depuis hier soir.

— Ne pourrions-nous pas nous marier la semaine prochaine ? fit-il, scrutant ardemment le cher visage. Ces jours-ci, ce ne serait pas possible, parce que j'ai trop de travail.

Elle détourna les yeux. Frappé de son expression douloureuse, il demanda :

— Qu'y a-t-il, ma chérie ? Ton père va plus mal ?

Elle se borna à répondre d'un signe de tête affirmatif et but une gorgée, mais son café n'avait aucun goût, comme tout ce qu'elle avalait depuis quelque temps. Espérant la distraire de ses sombres pensées, Gus lui dit :

— S'il faut en croire Mike Raburn, ta copine s'est couverte de gloire, cet après-midi.

— Helga est arrivée en retard tout à l'heure, ce qui n'est pas dans ses habitudes, et ne m'en a pas donné la raison.

— Elle a sauvé une enfant aux trois quarts asphyxiée, en enfonçant une aiguille dans la trachée, selon la nouvelle technique dont Mike nous a parlé la semaine dernière. Il en a été très impressionné.

— Tout le monde sait que Helga est une fille exceptionnelle, à tous points de vue. Mike n'aurait pas dû être surpris.

— J'ai le sentiment que, ces derniers mois, il ne voyait en elle qu'une excellente infirmière, mais qu'aujourd'hui elle lui est apparue sous un tout autre aspect comme une femme.

— Ah ! fit Carolyn en souriant. Je me rappelle très bien le jour où, pour la première fois, je n'ai plus été seulement à tes yeux une machine à soigner les malades : il y avait plus d'un mois que j'attendais ce moment.

— Quand je pense que j'ai failli passer à côté de ce bonheur ! Fallait-il que je sois stupide...

— Je n'en suis pas convaincue, murmura-t-elle, de nouveau triste. Tu sais que la maladie de Huntington est héréditaire.

— C'est entendu, mais la génétique est une science qui progresse à pas de géant.

— Pas dans ce domaine-là. Depuis que j'ai ramené mon père d'Atlanta, j'ai lu tout ce qu'on a écrit à ce sujet.

— C'est une maladie très grave, et pour ma part je ne me souviens pas d'avoir connu un autre cas.

— Aux États-Unis, il y a peut-être un millier de malades qui en sont atteints, et pour chacun l'origine a pu être décelée avec précision : le mal a été introduit il y a près de trois siècles dans ce pays par un petit groupe d'immigrants.

— Mais pour ton père...

— Il est plus que probable, coupa-t-elle, que son frère en est mort, lui aussi, ce qui tendrait à signifier que le gène devient plus puissant dans ma famille. Cela veut dire que nos enfants auraient une chance sur deux d'en être atteints. Comment accepterais-tu un tel héritage pour ta progéniture ?

– Le problème est facile à résoudre : ne pas avoir d'enfants

– On risque toujours d'en avoir, malgré toutes les précautions.

– Pas si j'étais stérile, et rien n'est plus simple que de procéder à l'ablation du cordon spermatique.

– Un homme a le droit imprescriptible d'avoir des descendants, mon chéri. Et puis, étant donné que ce gène se trouve sans doute déjà dans chacune de mes cellules, il est vraisemblable que je mourrai avant d'avoir atteint la quarantaine. Tu pourrais par conséquent te remarier et avoir des enfants sains.

– Écoute-moi bien, Carolyn ! Je t'aime, et je veux t'avoir avec moi constamment. Pour cela, je suis prêt à renoncer à tout, y compris à avoir des enfants.

Il fut interrompu par la voix du standardiste de l'hôpital, annonçant au haut-parleur : « Docteur Henderson, 115 ! Docteur Henderson, 115 ! »

– Il faut que je file, dit-il. Veux-tu dîner avec moi ce soir, au restaurant de l'hôpital ? Je ne peux pas m'éloigner, à cause de ce prématuré.

– D'accord, mais de bonne heure, si possible, car je voudrais rester près de papa ensuite.

– Entendu pour six heures. Et surtout ne va pas te faire de bile parce que nous ne pourrons pas avoir d'enfants, mon amour. Quand on voit ce que subit un petit être comme celui qui vient d'être arraché à la mort, ça ne vous donne pas très envie d'en fabriquer soi-même.

Carolyn resta quelques minutes au café après le départ de Gus puis, s'en allant, passa devant la petite chapelle de l'hôpital, située derrière le hall. Poussée par ses préoccupations, relatives non seulement à son père mais à son propre avenir, elle revint instinctivement aux habitudes de son enfance. Se glissant dans une des stalles, elle s'agenouilla et s'efforça de trouver les mots, pour supplier la Providence Divine de l'aider à résoudre un problème apparemment insoluble.

— Puis-je vous être utile, mademoiselle Payson ?

Elle tressaillit en entendant la voix douce de l'aumônier de l'hôpital, qui venait d'apparaître au bout de la stalle. Le Père Hagan, pasteur anglican, avait passé une semaine dans son service, à la suite d'une alerte cardiaque révélée par un ECG routinier. Grâce aux soins prodigués par Rebecca Dalton et le personnel du service de cardiologie, une crise grave avait été évitée.

— Je suis heureux, dit le vieil ecclésiastique en s'asseyant à côté d'elle, de voir que vous savez où vous adresser pour obtenir du secours.

— Je ne suis pas précisément pratiquante, mon Père.

— Chacun de nous sert Dieu à sa manière, Mademoiselle, et la vôtre est sans doute plus conforme à la volonté divine que beaucoup d'autres.

— Bah ! Je ne fais que mon métier.

— Et je puis témoigner que vous l'exercez à la perfection.

— Si seulement ce que j'ai à résoudre maintenant était aussi facile...

— S'agit-il de votre père ? Je n'ai pas vu son nom sur la liste des malades en situation critique, ce matin.

— On ne peut pas dire qu'il le soit, au sens médical du terme, mais si vous l'aviez connu avant, mon Père, vous comprendriez à quel point il est atroce de voir un homme dont le cerveau ne communique plus avec le reste du monde.

— Est-il conscient ?

— A de rares moments, et toujours pour nous demander de le laisser mourir.

— Est-ce cela qui vous tourmente, mon enfant ? Est-ce

la question de savoir si l'on devrait laisser mourir votre père ?

— Oui, en grande partie.

— Je connais mal son cas. Voulez-vous me l'expliquer, si ce n'est pas trop pénible ?

— Volontiers, car je crois que j'ai besoin de partager ce souci avec quelqu'un. Jusqu'à maintenant, j'ai essayé de garder tout ça pour moi, mais...

— Je suis ici pour écouter et aider ceux qui souffrent, et aussi pour prier.

A mesure qu'elle décrivait l'état de son père, Carolyn sentit que peu à peu sa peine était moins lourde à supporter. Quand elle eut terminé, l'aumônier lui demanda :

— N'y a-t-il vraiment rien à faire ?

— Pour lui, non. Mais je suis le dernier rejeton de notre famille, en sorte que si je n'ai pas d'enfant, j'empêcherai au moins le gène de se transmettre à d'autres malheureux.

— Vous pouvez toujours adopter un enfant.

— Il n'en est pas question, fit-elle sans hésiter. Je n'ai pas le droit d'imposer à un mari, ou à des enfants que nous pourrions adopter, la perspective qu'un jour, et sans doute au moment où ils auraient le plus besoin de moi, je deviendrais une loque humaine.

— Il y a tout de même un certain pourcentage de chance pour que cela ne se produise pas.

— Si faible soit-il, c'est un risque qu'on ne peut pas imposer à quelqu'un qu'on aime.

— Je reconnais que c'est un choix difficile.

— Il n'y a pas de choix, mon Père. J'ai pris ma décision, à ce sujet et à d'autres, quand j'ai appris la véritable cause de la maladie de papa.

— Y a-t-il quelqu'un que vous aimez, en dehors de votre père ? demanda l'aumônier, après l'avoir observée un moment d'un air pensif.

— Oui, quelqu'un que j'aime beaucoup.

— Est-ce que vous lui avez dit tout cela ?

— Je ne lui ai pas annoncé ma résolution de ne jamais me marier.

— Pourquoi ?

Elle leva les yeux vers lui, et il vit qu'ils étaient embués de larmes. Pourtant, ce fut d'une voix bien assurée qu'elle répondit :

— Je suis sans doute trop lâche, et je n'ai pas voulu faire de peine à Gus.

— Ah ! C'est le docteur Henderson ?

— Oui. Allez-vous me dire, ajouta-t-elle d'un air de défi, que je commets un péché, en saisissant le peu de bonheur qui s'offre à moi, avant qu'il se soit envolé ?

— Jamais je ne me permettrais de juger des êtres qui servent Dieu sans doute mieux que moi. Mais je n'envie pas votre sort, car il faudra bien qu'un jour vous disiez la vérité à votre ami.

— Nous sommes déjà tombés d'accord pour estimer qu'il ne faudrait pas que nous ayons des enfants. Heureusement le reste peut attendre, aussi longtemps que l'homme que j'aime n'est pas lié à moi par le mariage.

— Et s'il vous arrivait d'être enceinte ?

— Avec cinquante pour cent de risque, la perspective de transmettre une horrible maladie à un enfant suffirait amplement à justifier un avortement légal. Mais cela ne se produira pas.

— Il me semble que vous avez beaucoup réfléchi.

— Et vous me désapprouvez ?

Le pasteur sourit et secoua la tête.

— Il y a bien longtemps, on amena à Jésus une femme, que le peuple voulait voir condamnée par lui, et il déclara : « Que celui qui n'a jamais péché lui jette la première pierre ! »

— Merci, monsieur l'aumônier.

Carolyn allait se lever quand il la retint.

— J'ai l'impression, dit-il, que vous ne m'avez pas

donné la véritable raison pour laquelle vous êtes venue ici. Ne voulez-vous pas m'en parler ?

– Voilà, fit-elle après un moment d'hésitation, papa ne me paraît reprendre conscience que pour me demander de le laisser mourir. Alors, pourquoi les médecins n'y consentent-ils pas ?

– Je l'ignore, mais il y a peut-être un moyen... Avez-vous entendu parler de la controverse relative au droit à mourir ?

– Les journaux ont publié des articles à ce sujet.

– Il y a quelques hôpitaux dans lesquels une commission a été créée, pour décider si, selon certains diagnostics incontestables, un malade peut être considéré comme condamné. Il existe une commission de ce genre ici, et vous devez bien comprendre pourquoi c'est on ne peut plus secret.

– Expliquez-moi de quoi il s'agit, je vous en prie, monsieur l'aumônier.

CHAPITRE V

1

Penchée sur le berceau du bébé Hornsby, Helga Sundberg lui administrait de l'oxygène au moyen d'un petit masque, lorsque Peggy Tyndall vint la rejoindre. Petite, avec une queue-de-cheval blonde qui lui donnait l'air d'une écolière, elle avait un visage toujours souriant malgré ses épreuves : elle s'était trouvée veuve à vingt ans, et enceinte d'un enfant qui vint au monde six mois plus tard, avec une maladie de cœur congénitale. Laborantine-chef au service de Recherches cardiologiques, elle était le bras droit de Rebecca Dalton et d'Ed Vogel. Dans tout l'hôpital, elle ne comptait que des amis.

— Bonjour Peg ! dit Helga. Le docteur Henderson sera ici dans un instant.

Peggy se hâta de revêtir une blouse et un masque puis, s'approchant du berceau, elle observa le bébé et demanda :

— C'est le prématuré dont la mère est morte, n'est-ce pas ?

— Oui, il est né trois semaines trop tôt, et il est drogué par-dessus le marché. Quel handicap pour démarrer dans la vie !

— Bah ! dit Peggy, d'un ton un peu dur. Quand on l'aura désintoxiqué, il ira très bien.

— C'est possible, mais il n'aura pas de mère.

— Vous avez raison de me donner cette leçon. Que voulez-vous, il est difficile de ne pas envier les enfants qui sont normaux, quand on en a un anormal.

— Mais Dale sera normal, lorsque le docteur Dalton aura remédié aux défectuosités de son cœur !

— S'il le fait un jour, et pour l'instant cela ne paraît guère probable.

— Il y a d'autres chirurgiens cardio-vasculaires, par exemple Mike Raburn.

— Sans doute... Quand le père de Dale a été tué au Vietnam, j'ai eu l'impression que tout s'écroulait dans ma vie, mais il a bien fallu que je continue. Ensuite, à la naissance de Dale, le docteur Rebecca m'a appris qu'il avait la maladie de Fallot, et pendant un certain temps j'ai souhaité qu'il meure.

— N'êtes-vous pas heureuse aujourd'hui qu'il ait survécu ?

— Oui, bien sûr, mais je ne peux m'empêcher d'être déprimée. J'ai beaucoup travaillé pendant deux ans, pour obtenir mes diplômes. Ensuite, nous nous sommes passionnés au laboratoire pour le projet de cœur artificiel, parce que nous espérions sauver ainsi un certain nombre de malades ayant subi des transplantations. Je n'avais pas le temps de m'apitoyer sur mon sort. Et puis, voilà que les docteurs Ken et Rebecca se sont séparés, et le projet de cœur artificiel a été abandonné.

— Mais Dale va bien, n'est-ce pas ?

— Aussi bien que possible, alors que les trois quarts de son sang ne passent pas dans ses poumons, ce qui lui laisse tout juste assez d'oxygène pour survivre. Chaque fois que je le vois accroupi pour reprendre sa respiration, je fais une prière pour qu'il atteigne l'âge de huit ans, et qu'on puisse alors pratiquer une opération à cœur ouvert.

L'arrivée de Gus Henderson interrompit l'entretien. Tout en se stérilisant les mains, après avoir mis son masque et son bonnet, il dit à la jeune femme :

— Bonjour, Peg ! M'avez-vous apporté l'électrode à bout doré ?

— Tout est là, sur le chariot, Docteur. Rien n'y manque.

— Comme d'habitude. Si je pouvais compter sur tout le monde, dans cette maison, comme je le fais avec vous et Mlle Sundberg, le travail serait bien plus facile.

— Nous en avons de la chance aujourd'hui ! dit Helga. L'amour doit vraiment être une chose merveilleuse.

— Rien n'est plus exact, et vous devriez y goûter un de ces jours.

— Pourquoi pas ? Ce n'est pas une mauvaise idée.

Ayant achevé ses préparatifs, le jeune pédiatre s'approcha de la table sur laquelle les deux femmes avaient étendu le bébé, et il regarda Peggy Tyndall enlever le pansement recouvrant le nombril. Procédant ensuite avec soin, il ôta la pince hémostatique qui fermait le cordon ombilical.

— Nous allons commencer, dit-il, par introduire un cathéter dans l'artère ombilicale.

— D'habitude, fit Helga, vous utilisez la veine.

— Oui, mais avec cette électrode en or, passée dans le cathéter, nous pouvons l'introduire directement dans l'aorte, où elle mesurera la pression d'oxygène dans le principal vaisseau sanguin.

Tout en parlant, il fit glisser le cathéter de polyéthylène dans la minuscule artère, à peine plus grosse qu'une allumette. Quand il y eut pénétré sur une longueur d'environ quinze centimètres, le médecin prit une seringue sur un plateau et injecta dans le tuyau une solution saline. Lorsqu'il retira la seringue, quelques gouttes de sang assez sombre coulèrent. Peggy lui passa alors l'électrode, et il commença de l'enfoncer dans le cathéter.

— Quand elle sera à l'intérieur de l'aorte, expliqua-t-il,

elle nous donnera immédiatement la pression de l'oxygène du sang. De cette manière, nous saurons si ce bébé en reçoit trop ou pas assez.

— Trop ? remarqua Peggy. Comment est-ce possible ?

— C'est plus fréquent que vous ne le pensez. Pendant longtemps, on a fait absorber aux prématurés le maximum d'oxygène, mais nous savons aujourd'hui que beaucoup d'entre eux sont devenus aveugles à cause de cela.

L'électrode avait disparu dans le tuyau. Quand elle fut en place, il la relia à un manomètre et fit passer le courant. Immediatement l'aiguille indiqua la tension, en millimètres de mercure.

— Cinquante ! grommela Gus Henderson. Il était temps.

Sans enlever ses gants, il ouvrit davantage le robinet d'admission de l'oxygène, et aussitôt le manomètre indiqua que la tension commençait à monter dans le petit corps. Un instant plus tard, le bébé poussa un grognement, comme s'il avait de la peine à recevoir le gaz dans ses poumons, et pendant quelques secondes la tension baissa de nouveau, avant de redevenir normale.

— J'ai idée, dit Gus, qu'il va nous donner du souci. J'ai demandé au docteur McHale de venir dès qu'il serait libre. En attendant, je vais lui faire une injection intraveineuse.

Quand le docteur Angus McHale, professeur et chef du service de Pédiatrie, arriva, un certain nombre d'appareils de contrôle fixés au corps de l'enfant donnaient les indications les plus détaillées sur son état.

— Je viens d'introduire une de ces nouvelles sondes électroniques dans l'artère ombilicale, Monsieur, lui dit Gus avec respect, et elle semble très bien fonctionner.

— Ah ! fit le vieux pédiatre. Je me demande comment nous pouvions travailler, avant l'invention de tous ces instruments, alors que nous avions seulement, pour nous guider, nos cinq sens.

— Plus le sixième, que tout bon docteur doit posséder.

— Je vous l'accorde. Voyons un peu ce petit bonhomme. C'est déjà dur d'être prématuré, et il faut en plus de cela qu'il soit drogué ?

— Ce n'est pas tout, déclara Gus. A en juger par le bruit de sa respiration et la faible pression d'oxygène dans le sang, je crains fort qu'il n'ait la maladie de la membrane hyaloïde.

Ce mal était si fréquent aux États-Unis qu'il détruisait chaque année environ vingt-cinq mille nouveau-nés, et l'on comptait parmi eux le fils d'un ancien président. Les pédiatres estimaient qu'il constituait la plus grave menace pour leurs petits malades.

— Combien pèse-t-il ? demanda le docteur McHale.

— Trois livres et demie, répondit Helga, et il est né environ quatre semaines avant terme.

— Dans ce cas, il s'en tirera peut-être.

— Heureusement, fit Gus, il n'a pas de convulsions.

— Il paraît, reprit son chef, que la mère n'a survécu que peu de temps après son arrivée aux Urgences.

— On peut même se demander si elle était encore vivante, dit Helga. En tout cas, si le docteur Dalton ne s'était pas trouvé là pour pratiquer immédiatement la césarienne, ce bébé serait maintenant à la morgue avec sa mère.

— Je doute, murmura McHale, qu'il en remercie jamais le docteur Dalton.

— Je crois, proposa Gus, que nous devrions tuber le larynx, et placer l'enfant sous une pression continue, pour parer à toute éventualité.

— D'accord ! C'est certainement le moyen le plus rapide de l'alimenter en oxygène.

Cette méthode, mise au point quelques années auparavant par un éminent pédiatre de San Francisco, permettait de maintenir une quantité d'oxygène indispensable dans les poumons entre les respirations, chez les enfants atteints de la maladie de la membrane hyaloïde. Le premier acte de Gus Henderson, pour y procéder, fut de faire appeler le docteur Valérie Lemoyne, chef du service d'Anesthésiologie. Elle arriva en quelques minutes, apportant une trousse qui contenait les instruments nécessaires pour introduire un tube dans la petite trachée.

— Il va falloir l'immobiliser au maximum, dit-elle, car il ne s'agit pas de le laisser bouger, au moment de faire passer un tuyau dans une trachée pas plus grosse qu'un crayon.

— Bah ! fit Gus. Si j'ai pu réussir à glisser une électrode en or dans l'artère ombilicale, je suis bien tranquille : vous allez faire ça en vous amusant. Ce que je peux vous assurer, c'est que ce bébé en a bougrement besoin !

— Bon ! On va essayer, dit l'anesthésiste.

Ayant fait placer par Helga le petit corps, de manière que sa tête fût à l'extrémité de la table, Valérie Lemoyne prit un laryngoscope minuscule, dont l'ampoule avait la grosseur d'un grain de riz : elle devait permettre de voir l'intérieur du larynx.

— Surveillez bien vos appareils de contrôle, Gus, car ça ne va pas être facile ! Et vous, mademoiselle Sundberg, tenez-le solidement !

Tandis qu'elle opérait, Gus grommela :

— C'est le cas de dire qu'on fait passer un chameau par le trou d'une aiguille !

— Que disent les manomètres ? demanda Val.

— Les aiguilles vont dans tous les sens, mais c'est normal.

Avec autant d'adresse que de rapidité, l'anesthésiste fit descendre un tube de caoutchouc par le laryngoscope entre les cordes vocales, à travers le larynx et jusque dans la trachée. Puis, maintenant ce tube en place, elle retira l'enveloppe métallique du laryngoscope.

— Impeccable, comme toujours ! dit Gus avec admiration.

— C'est certainement le tubage le plus difficile que j'ai vu faire, docteur Lemoyne, déclara Helga.

Quand il eut achevé de mettre au point les appareils de contrôle de la pression d'oxygène du sang, Gus Henderson dicta à Helga, dans le bureau, un bref rapport destiné au dossier du petit malade. Cela fait, il demanda à la jeune fille :

— Savez-vous que Mike chante vos louanges ?

— Ah ! Pourquoi donc ?

— Il paraît estimer que vous avez sauvé la vie d'une enfant dans la salle des Urgences, cet après-midi.

— Je crois que c'est exact, puisqu'elle avait cessé de respirer.

— Mike n'a pas l'habitude de décerner des éloges immérités.

— Ça prouve, répliqua Helga en riant, qu'il m'a au moins remarquée cette fois-ci.

— Il faudrait qu'il soit aveugle pour ne pas le faire, et ce n'est pas son cas.

— Vous a-t-il dit que j'ai failli m'évanouir dans ses bras ?

— Non, et je n'en crois rien. Ce n'est pas votre genre. Mais il a dû être impressionné, car jamais je ne l'ai entendu parler ainsi d'une femme.

Qaund il l'eut quittée, Helga resta un instant songeuse, à évoquer le visage de Mike Raburn, au moment où il lui avait dit : « Il va falloir que nous organisions une société d'admiration mutuelle, et tout bien réfléchi, ce n'est pas une si mauvaise idée ! »

Plus elle y pensa, plus cette idée la séduisit.

2

Poussant le chariot spécial sur lequel Joey Gates était étendu, pleinement conscient et très intéressé par les nombreux instruments du tableau de contrôle, Mike Raburn sortit du caisson hyperbarique. A sa grande surprise, il fut accueilli par de nombreux photographes et cinéastes de la télévision. A moitié aveuglé par les éclairs de magnésium, il demanda :

— Qu'est-ce que ça signifie ?

— Vous êtes un héros, lui répondit Gus Henderson. Je viens de mettre les journalistes au courant de la manière dont vous avez sauvé la vie de Joey, en l'enfermant dans ce caisson.

— Et en vous enfermant avec lui ! dit d'une voix forte une journaliste. Cela exige beaucoup de courage, docteur Raburn.

Mike reconnut Marcia Weston, renommée dans la région pour ses reportages à la station de télévision locale. Elle lui tendit à bout de bras un microphone, et il répliqua :

— Pas plus que pour faire de la plongée sous-marine, Mademoiselle. Je ne vois vraiment pas pourquoi on fait tant d'histoires à ce sujet.

— Eh bien, moi, je le sais, Docteur ! s'écria Rachel Gates, qui s'était frayé un chemin à travers le groupe de journalistes. Vous avez sauvé la vie de Joey, et jamais nous ne l'oublierons, mon mari et moi.

— Pourriez-vous nous dire exactement en quoi consiste ce traitement, Docteur ? demanda Marcia Weston.

— Voici. Joey était en pleine crise d'anémie falciforme. Ça veut dire que ses globules rouges, au lieu de ressembler à de petits disques, avaient pris la forme de croissants. Quand cela leur arrive, ils ont tendance à s'accrocher les uns aux autres, si bien qu'ils obturent les petits vaisseaux sanguins et empêchent l'absorption de l'oxygène par le corps.

— Ce qui met la vie du malade en danger, par conséquent ?

— Évidemment. Comme les globules rouges de Joey ne contenaient pas assez d'oxygène, nous lui en avons fait respirer sous pression dans le caisson hyperbarique, si bien que la saturation en oxygène de son sang a été accélérée. Il s'agit cependant d'une mesure spéciale. On ne peut la prendre qu'en cas d'urgence. Le véritable traitement consiste à injecter dans les veines le liquide que vous apercevez dans le bocal fixé au chariot.

— De quoi s'agit-il ? Un nouveau médicament ?

— Non. C'est une nouvelle utilisation de quelque chose que nous fabriquons dans notre corps : l'urée. Nous ne possédons pas encore tous les éléments qui nous permettent de comprendre complètement ce qui se passe. Nous savons seulement, et sans aucun doute, que l'injection, en grandes quantités, d'une solution d'urée a pour effet de modifier la forme de la plupart des globules rouges défectueux, et de la ramener à celle normale de disques, si bien qu'ils ne s'accrochent plus les uns aux autres. Si l'on ajoute de l'acide cyanhydrique, sous forme de composé, on obtient encore de meilleurs résultats.

— Allons donc ! N'est-ce point un poison ?

— N'oubliez jamais, répliqua Mike en haussant les épaules, que n'importe quelle drogue est pratiquement un poison, à partir d'une certaine dose. Vous pensez sans doute au cyanure, qui est un poison mortel, mais ce composé-ci est assez différent. L'important est que, ajouté à de l'urée ou même administré seul, ce médicament semble arrêter l'anémie falciforme, non seulement en cas de crise mais définitivement, si l'on continue à l'absorber par petites doses.

— Encore une question, Docteur, s'il vous plaît ! demanda un des journalistes présents. Est-ce que cette anémie est héréditaire ?

— Il semble qu'elle le soit, comme beaucoup d'autres, et en certaines circonstances.

3

Tandis que les reporters quittaient le laboratoire, Marcia Weston demanda à Mike la permission de rester un moment avec lui.

— Il m'arrive de temps en temps, lui dit-elle, de faire des chroniques dans le journal du dimanche.

— J'en ai lu quelques-unes. Elles sont excellentes.

— Merci. J'ai envie d'aborder le sujet du rôle des femmes dans un grand centre médical ; mais pour l'instant, c'est vous qui m'intéressez.

— Vous avez tort. Ici, ce sont les femmes qui mènent tout. Nous autres hommes, nous ne sommes que des marionnettes.

— C'est dans cet esprit-là que j'envisageais de faire mon papier, mais maintenant que je vous connais, je n'en suis plus tellement certaine. De toute façon, consentiriez-vous à bavarder un jour avec moi devant un magnétophone ?

— Je ne demande pas mieux, mais il faudra que vous demandiez son accord à l'Administration.

— Cela ne devrait pas poser de problème, puisque c'est le bureau du docteur Toler qui nous a alertés, pour nous informer que vous preniez des mesures sensationnelles afin de sauver la vie du fils de Joe Gates.

— Le bureau du docteur Toler ? En êtes-vous bien sûre ?

— Absolument ! On nous a même recommandé d'arriver au plus vite, si nous voulions vous photographier, au moment où vous sortiriez avec Joey du caisson hyperbarique.

Gus Henderson, qui assistait à l'entretien, intervint :

— Tout le personnel a reçu de la direction l'ordre de coopérer au maximum avec la presse, Mike.

— Je me demande bien pourquoi.

— Je crois en connaître la raison, répliqua la journaliste. Ce matin, Ross McKenzie a fait un discours incendiaire au Rotary Club, à propos du budget de l'hôpital. Par conséquent, le docteur Toler a peut-être décidé de riposter. Or, Joe Gates est très populaire à Miami, et l'électorat noir devient ici plus important chaque jour.

— Cela signifierait, dit Mike, que Toler sait mieux soigner sa publicité que je ne l'aurais cru.

— Dans ces conditions, demanda Marcia Weston, croyez-vous que je puisse venir plus souvent faire des reportages ?

— Vous auriez dû être là une heure plus tôt, répondit Gus Henderson. Le docteur Kenneth Dalton a été obligé de pratiquer d'urgence une césarienne, sur une femme virtuellement morte d'un excès d'héroïne, afin de sauver son enfant.

— Est-ce qu'il y est parvenu ?

— Oui. Le bébé est dans mon service, et nous lui administrons de l'oxygène sous pression continue. C'est un nouveau procédé pour soigner la maladie de la membrane hyaloïde.

— N'est-ce pas de cela que le bébé Kennedy est mort ?

— Oui, il y a des années, mais maintenant on a fait des progrès dans ce genre de traitement.

— Pourrais-je voir le bébé ?

— Pourquoi pas, puisque le docteur Toler semble avoir donné carte blanche à la presse ? répondit Gus.

— Je ne serais pas mécontent de le voir aussi, par la même occasion, puisqu'il est dans mon service, dit Mike.

Ils furent accueillis par Helga Sundberg, à qui Gus présenta Marcia Weston.

— Êtes-vous responsable de ce service, Mademoiselle ? demanda celle-ci.

— Oui, de 15 à 23 heures.

— Ce qu'elle ne vous dit pas, ajouta Mike, c'est qu'elle est une héroïne.

— Ah, vraiment ? fit la journaliste, très intéressée.

— Oui, elle a sauvé, cet après-midi, une petite fille qui se mourait d'asphyxie, en employant une méthode jamais utilisée jusqu'à ce jour dans l'hôpital.

— Mais le docteur Raburn nous l'avait si bien décrite dans son dernier cours, s'empressa d'ajouter Helga, que je ne pouvais pas me tromper. C'est un merveilleux professeur.

— Il va falloir que vous m'en disiez plus à ce sujet quand je vous interrogerai, Docteur, car cela me paraît passionnant.

— Je serai heureux de tout vous raconter, s'empressa-t-il de répondre, et je suis sûr qu'après cela vous aurez envie de donner suite à votre projet d'article sur les femmes en blanc.

— Je le désirerai d'autant plus, si beaucoup de vos collaboratrices sont aussi remarquables que Mlle Sundberg. J'ignorais que les médecins travaillaient dans un milieu aussi charmant, et je croyais qu'on voyait seulement cela à la télévision.

Helga conduisit la journaliste au vestiaire, où elle l'aida à revêtir une blouse et un masque. Puis elles se rendirent au berceau du petit prématuré. La jeune femme le regarda un instant et demanda :

— Ont-ils tous cet aspect ? Je trouve que celui-ci ressemble davantage à un rat qu'à un être humain.

— Les enfants de toxicomanes sont presque toujours comme ça, répondit Gus.

— Mais il ne respire pas ! Sa poitrine ne bouge pas !

— Cela tient, expliqua le pédiatre, à ce que nous envoyons constamment dans ses poumons de l'oxygène sous pression. De cette manière, nous augmentons la tension de l'oxygène du sang et nous améliorons l'état général du bébé, jusqu'au moment où il pourra respirer par lui-même.

— Qu'arrivera-t-il à celui-ci, quand il quittera l'hôpital ?

— D'après les statistiques, il deviendra sans doute un toxicomane, répondit Gus.

— Ce n'est pourtant pas héréditaire !

— Non, mais la loi nous oblige à remettre l'enfant, à sa sortie de l'hôpital, soit à la mère, soit à la famille de celle-ci. En général, la plus grande chance qu'il puisse avoir, c'est que personne ne veuille de lui.

— Pourquoi cela ?

— Tout enfant de drogué sera mieux élevé dans un orphelinat, ou chez des étrangers, que dans sa famille de toxicomanes. La plupart du temps, la mère n'en veut pas, mais trop souvent c'est une grand-mère ou une tante qui le prend. Dans ce cas, il grandira dans le même milieu et avec le même héritage que ceux dont a souffert sa mère, et il deviendra un toxicomane comme elle, dès sa jeunesse.

— Que c'est donc terrible ! s'écria la journaliste.

— Oui, fit Mike. Il n'y a que la mort qui soit pire.

Tandis que Gus Henderson reconduisait Marcia Weston, Mike dit à Helga :

— J'ai prié Mlle Payson de prévenir Miguel Quintera que je passerai voir Carmelita, mais il y a plus d'une heure de cela. Est-ce que la couverture rafraîchissante a fait de l'effet ?

— La température a baissé d'un degré.

— Ce n'est pas grand-chose, mais au moins ça aidera Miguel à ne pas perdre courage.

Quand ils pénétrèrent dans le compartiment de Carmelita, le jeune étudiant cubain voulut se lever.

— Ne bougez pas, Miguel, dit Mike en posant doucement une main sur son épaule. Je n'ai qu'un instant. Comment va-t-elle ?

— La fièvre a baissé d'un degré, Docteur. N'est-ce pas bon signe ?

— Tant que son corps est capable de réactions physiologiques, nous devons garder de l'espoir.

En regagnant le bureau, Helga ne put s'empêcher de remarquer :

— Vous êtes chirurgien, et Carmelita dépend du docteur Vogel, à la section de médecine générale. Pourtant, vous passez beaucoup plus de temps que lui auprès d'elle...

— Vous ne prétendez pas qu'il la néglige !

— Je n'ai pas dit ça, et je sais fort bien qu'il est aussi scrupuleux dans son domaine que vous dans le vôtre. Il n'empêche que de nombreux médecins n'aiment pas consacrer beaucoup de leur temps à des malades incurables.

— Personne n'aime qu'on lui rappelle ses échecs.

— C'est pour cela que je m'étonne de vous voir revenir si souvent auprès d'elle.

— Il n'y a rien d'extraordinaire à cela. J'ai remarqué, moi aussi, que vous témoignez une grande bonté à Miguel, alors qu'en réalité il doit souvent vous agacer, parce qu'il est dans vos jambes.

— La réponse est simple. Si quelqu'un m'aimait autant qu'il aime Carmelita, je voudrais qu'il soit auprès de moi quand je mourrai.

— Même si vous ignoriez qu'il est présent ?

— Je le saurais, fit-elle avec assurance. Il y a une télépathie spéciale dans ce genre d'amour.

— Vous me surprenez, car cela ne cadre pas précisément avec ce que vous m'avez dit, il y a une heure environ, sur votre philosophie de l'amour et du mariage.

— Je parlais alors de l'avenir, et non du passé.

— Avez-vous donc fait l'expérience de cette sorte de télépathie ?

Elle l'observa un moment, cherchant une réponse dans

ses yeux sombres et francs. Satisfaite de ce qu'elle y avait lu, elle raconta, d'une voix monocorde :

— Oui, il y a deux ans, au Brésil. Comme je vous l'ai dit, nous sommes parties, Carolyn et moi, pour cet hôpital missionnaire, dès que nous avons obtenu nos diplômes d'infirmières à l'Université de Floride. Celle-ci avait envoyé toute une équipe là-bas, mais nous sommes restées plus longtemps que les autres. Or, le chef du laboratoire était un homme fort séduisant et, très vite, il y a eu entre nous ce qu'on pourrait appeler une réaction chimique. Il était venu au Brésil six mois avant nous et avait occupé auparavant un poste de biochimiste dans l'ouest des États-Unis. Plus tard, j'ai appris qu'il s'était enfui en emportant une grande partie de l'argent de sa société. Le Brésil n'étant pas lié à notre pays par un traité d'extradition, c'est le refuge rêvé pour les voleurs qui s'échappent. Naturellement j'ignorais tout ça. J'étais folle de lui, chavirant au son de sa voix et mourant de plaisir dans ses bras.

— Pourquoi ne l'avez-vous pas épousé ?

— Il a fini par m'avouer qu'il avait laissé ici une femme et trois enfants. Je ne vaux peut-être pas cher, mais je ne suis pas une briseuse de foyers. C'est pourquoi, Carolyn et moi avons repris le premier avion pour Miami, et nous sommes entrées à l'Hôpital général de Biscayne.

— Sans regrets ?

— Je ne perds pas mon temps en vains regrets, Mike, répondit-elle en secouant la tête. Et maintenant que je vous ai raconté ma vie amoureuse, Docteur, vous pouvez répondre à ma question : pourquoi continuez-vous à rendre de si fréquentes visites à Carmelita ?

— Je crois que c'est surtout parce que je hais la défaite. Et puis, je ne peux m'empêcher de penser que, d'une manière ou d'une autre, j'ai négligé un détail, quelque chose qui reste caché à l'arrière-plan de mon cerveau, et qui me dit que je pourrais quand même sauver cette fille.

— Il reste terriblement peu de temps.

— C'est ça qui est infernal ! Imaginez qu'elle meure et que, le lendemain ou la semaine suivante, je me rappelle tout à coup ce qui continue à m'échapper pour l'instant. Si vraiment ce traitement avait pu la sauver, je me sentirais responsable de sa mort jusqu'à la fin de mes jours.

— Voilà donc pourquoi vous continuez à vous torturer, en revenant près d'elle, dans l'espoir qu'à sa vue vous vous rappellerez ce que vous avez oublié ?

— Oui, c'est un peu ça. Je sais que ça paraît stupide.

— Ce n'est pas stupide. A votre place, je réagirais de même.

— Merci de me comprendre. J'ai l'impression qu'il y a, entre nous, un peu de cette télépathie dont vous parliez tout à l'heure.

— Dites-moi comment va Joey Gates, répliqua Helga, changeant brusquement de sujet. Il n'aurait guère eu de chances de s'en tirer, si vous n'aviez pas pensé à l'emmener dans le caisson hyperbarique.

— Qui peut dire, aujourd'hui encore, s'il guérira ?

— En tout cas, vous, vous ne renoncez jamais, n'est-ce pas ?

— Non, je lutte jusqu'à ce que je sois hors de combat. Oh ! fit-il en regardant sa montre. Déjà 16 h 30 ! Nous n'allons pas tarder à voir arriver aux Urgences les accidentés de 17 heures. A plus tard...

— J'y compte bien ! répliqua-t-elle, d'un ton un peu ironique.

CHAPITRE VI

1

— Ici, à l'hôpital de Biscayne, dit l'aumônier à Carolyn Payson, nous l'appelons la « Commission Moriturus », pour des raisons évidentes. Mais les étudiants lui ont donné un autre nom : la « Commission de Dieu ». Je suis sûr qu'il lui convient mieux.

— Pourquoi cela, mon Père ?

— Puisque nous croyons que seul Dieu peut donner la vie, il est logique que Lui seul puisse aussi décider d'y mettre un terme.

— Pourtant, chaque situation dépend des circonstances.

— Je vous accorde que, dans le domaine médical, elles sont aujourd'hui très différentes de ce qu'elles étaient, il y a seulement cinq ans. Chaque jour, vous et vos collègues maintenez en vie des gens qui, sans vos soins, seraient morts depuis longtemps. Il en est résulté une âpre controverse, sur la question technique de savoir si une personne incurable doit être maintenue en vie contre sa volonté.

— Pour moi, il n'y a qu'une réponse possible.

— Supposez que vous soyez vieille, que vous teniez pourtant à la vie, et que votre entourage familial estime que vous représentez pour lui une trop lourde charge ?

— Je n'ai jamais considéré le problème sous cet angle.

– Personne n'aime qu'on lui rappelle combien nous sommes mortels. Quant à l'idée de provoquer notre propre mort, même par l'intermédiaire d'autrui, elle s'apparente tout à fait au suicide.

– Permettez, mon Père ! Si nous laissons quelqu'un libre de décider quand et comment nous mourrons, cela ne diffère guère du suicide.

– Je vous l'accorde, si c'est le mourant lui-même qui prend la décision finale. La seule différence est que, dans ce cas, elle est légale. Ici, en Floride, les tribunaux ont estimé qu'une personne peut refuser d'être soignée et choisir par conséquent la mort, quand la vie n'est plus pour elle que souffrance morale et physique.

– C'est exactement ce que fait mon père, quand il nous supplie de le laisser mourir.

– Il est certain que la vie ne peut plus comporter pour lui ni espoir ni agrément. Cependant, la maladie de Huntington est souvent caractérisée par de graves désordres mentaux, et c'est pourquoi un tribunal pourrait juger qu'il n'est plus assez sain d'esprit pour faire un choix.

– Ce serait cruel.

– C'est précisément à ce sujet que la discussion sur le « droit de mourir » est née. Les commissions qu'on a créées dans divers hôpitaux prennent les décisions, à la place de malades qui ne sont plus capables de le faire eux-mêmes.

– Est-ce à la demande des proches ?

– Oui, en général, mais tout d'abord la commission entend les experts médicaux, qui se prononcent sur l'incurabilité du malade. Vous qui vivez sans cesse dans une ambiance où les données de la vie et de la mort sont toujours remises en question, vous devez vous rendre compte mieux que personne de la difficulté d'une telle décision.

– Oui, bien sûr ! Quand on a commencé à transplanter des cœurs sur des malades pouvant à peine respirer, on a cru à une sorte de miracle en les voyant tout à coup ressuscités. Hélas, tout cela s'est écroulé, lorsque les opérés ont commencé à mourir, victimes du processus de rejet, dit Carolyn avec tristesse.

— Et la carrière d'un chirurgien remarquable s'en trouve peut-être ruinée, je le sais, parce qu'il se considère responsable, tel un bourreau, alors que quelques mois auparavant tout le monde voyait en lui un sauveur. Si les journaux révélaient l'existence de la « Commission Moriturus », plus personne ne voudrait en faire partie.

— En dépit du fait que vous commettez un acte de charité, en permettant à un incurable de mourir ?

— Qui peut dire ce qui est incurable, Mademoiselle ? Le docteur Rebecca Dalton m'a raconté un jour que son mari avait presque mis au point un cœur artificiel, quand il a commencé de se reprocher tous ces décès et a arrêté ses recherches. Pour ma part, j'hésiterais aujourd'hui à approuver qu'on laisse mourir un malade du cœur prétendu incurable, alors que demain peut-être il existera une pompe mécanique qui remplacera les cœurs défectueux. Ce n'est pas de l'utopie, puisque de telles pompes fonctionnent déjà dans divers animaux.

— Si vous ne pouvez pas prendre de décision, à quoi bon alors cette commission ?

— Je me suis posé la même question, ma chère enfant, et je ne suis pas encore parvenu à trouver une réponse qui me satisfasse complètement. Toutefois, dans certains cas de dégénérescence ou de graves maladies mentales, on se trouve en présence d'un être qui mène une existence purement végétative, sans le moindre espoir d'amélioration.

— Vous venez de définir exactement l'état de mon père, Monsieur l'aumônier, dit Carolyn, posant sa main sur le bras du vieux pasteur et le regardant d'un air suppliant. Accepteriez-vous de présenter son cas à la commission ?

— Oui, si vous êtes sûre que tel est votre désir.

— Cela ne fait aucun doute, j'en suis certaine.

— C'est entendu, je vais transmettre votre requête au président, et l'on vous convoquera.

— Dois-je préparer une sorte de plaidoirie ?

— Nous avons prévu que celle-ci soit présentée par ce que nous appelons « l'avocat du diable » : c'est en général un juriste ou un médecin.

— Que penseriez-vous du docteur Rebecca Dalton ?

— Vous ne pourriez pas faire un meilleur choix, mais ne lui en parlez pas. Laissez le président la solliciter lui-même, ça vaudra mieux.

2

La morgue d'un hôpital est en général un endroit sinistre, situé dans la cave du plus vieux bâtiment. Celle du Centre médical de Biscayne était au contraire toute neuve, brillamment éclairée, bien ventilée avec un système de conditionnement d'air, et il y régnait une atmosphère relativement agréable. Lorsque Ken Dalton entra à 16 h 30 dans le bureau de Karen Fletcher, au service de pathologie, il la trouva penchée sur un microscope.

— Puis-je entrer ? demanda-t-il.

— Oui, bien sûr !, fit-elle en se redressant, souriante.

— Ma secrétaire m'a dit que vous aviez un renseignement intéressant à me communiquer sur le cas Hornsby.

Karen se leva. Ayant noué ses cheveux platinés en un chignon sur sa nuque, elle paraissait à la fois sévère et fragile dans sa longue blouse blanche.

— J'ai fait quelques tests préliminaires avec le sang de la morte, déclara-t-elle en passant dans une petite pièce voisine, son laboratoire personnel. J'ai recherché de l'héroïne, ou plus précisément de la morphine, puisque l'héroïne se change en morphine dès qu'elle est absorbée par le corps.

— Avez-vous pratiqué l'autopsie ?

— Sam Toyota vient de l'achever. Le procureur Broadhurst nous a téléphoné, dès que l'hôpital eut annoncé la mort de la mère.

— Pourquoi cela ? Des toxicomanes comme elle, Mike Raburn en voit presque tous les jours aux Urgences.

— La police a arrêté son amant, un proxénète doublé d'un morphinomane. Il a admis qu'il la battait, et si l'on prouve qu'elle est morte, non pas d'un excès de drogue mais de coups, cela deviendra une affaire criminelle.

Tout en parlant, Karen décantait une partie du contenu de la cornue dans une éprouvette.

— Qu'a révélé l'autopsie ? demanda Ken.

— Deux côtes fendues mais non cassées. Il n'y avait pas d'air dans la poitrine, en sorte qu'il n'y a pas eu de perforation d'un poumon. Beaucoup de bleus aussi, mais aucun sur les organes abdominaux. Le foie, les reins et la rate n'ont pas été endommagés par les coups.

Après avoir versé un peu d'éther dans l'éprouvette, Karen la secoua vigoureusement, puis la boucha avec un papier-filtre.

— Je commence par extraire certains alcaloïdes avec l'éther, avant de faire le test définitif, expliqua-t-elle.

— Celui dont a fait l'objet votre communication récente ?

— J'ignorais que les chirurgiens s'intéressaient à nos travaux de laboratoire, répondit-elle en lui souriant.

Pour la première fois sans doute, Ken Dalton se rendit compte que, sous cette blouse blanche et derrière les lunettes d'écaille, se cachait une femme belle et désirable. Il en éprouva une légère confusion et fit un pas en arrière. Cette réaction timide n'échappa pas à Karen, qui poursuivit imperturbablement son expérience, en filtrant le liquide sombre dans une autre éprouvette.

— C'est par hasard, dit-elle, que j'ai découvert le moyen de révéler la présence de morphine dans le sang, alors que j'étais encore étudiante en médecine. Ce sera mon seul droit à prétendre à l'immortalité.

Prenant un flacon sur une étagère, elle en versa quelques gouttes dans l'éprouvette, et aussitôt le liquide brun prit une teinte violette.

– Voici le résultat, poursuivit-elle. Il n'est pas quantitatif, mais si j'avais mesuré exactement les doses, je suis sûre que je serais parvenue à la même conclusion : cette femme avait absorbé assez d'héroïne pour en mourir facilement.

– Dites-moi, demanda Ken, l'observant avec gravité, pourquoi vous êtes-vous donné tout ce mal cet après-midi, alors que vous auriez très bien pu envoyer votre rapport à mon service demain ou après-demain ? N'était-ce pas votre jour de repos, aujourd'hui ?

– Oui, mais j'ai dû en changer, parce que le docteur Toler m'a demandé de remplacer le docteur Cooper à la séance de la Commission exécutive, cet après-midi. En outre, il fallait que je remette une réponse très rapide au procureur.

– J'entends bien. Pourtant, vous n'aviez pas besoin de prendre toute cette peine pour moi.

– Quand Mme Connor nous a apporté le corps et m'a dit ce qui était arrivé, j'ai tout de suite été certaine que vous alliez vous tourmenter, Ken. Alors, je me suis dit que je pouvais au moins vous assurer qu'il vous était impossible de sauver cette femme.

– Cependant, l'électroencéphalogramme était positif. N'aurais-je pas dû pratiquer une ranimation plutôt qu'une césarienne ?

– Quelle différence cela aurait-il donnée en fin de compte ?

– Rebecca était présente. Elle aurait pu stimuler directement le cœur pendant que j'opérais.

– L'a-t-elle proposé ?

– Non, mais moi non plus.

– Cette femme est morte de paralysie respiratoire

provoquée par un excès d'héroïne, Ken. Je viens de vous le prouver. Si même vous aviez réussi à continuer de faire battre son cœur artificiellement, assez longtemps pour débarrasser son organisme de l'héroïne et permettre une ranimation, les dommages causés aux cellules cérébrales auraient été de toute manière irréversibles. Ce que vous auriez obtenu, au mieux, aurait été un être humain menant une vie végétative, dont les pouvoirs publics auraient dû prendre soin, à une époque où Ross McKenzie et une quantité d'autres hommes politiques protestent contre le prix de revient de cet hôpital.

— Il n'empêche que nous aurions pu sauver deux vies au lieu d'une seule.

— Permettez-moi de vous rappeler le rapport de l'équipe de pompiers qui a amené cette malade à l'hôpital. Ils n'ont pu prendre le pouls de la mère que cinq ou six minutes avant son arrivée à la salle des Urgences. Or, après quatre minutes d'anoxémie, les cellules cérébrales sont irrémédiablement endommagées. Vous n'êtes pas le Bon Dieu, Ken, pour décider qui doit survivre et qui doit mourir. Vous avez fait ce que vous estimiez le mieux en l'occurrence, et vous avez réussi à sauver une existence. Que demandez-vous de plus ?

— Vous avez peut-être raison. Il fut un temps où je me figurais un peu que j'étais le Bon Dieu. Aujourd'hui, regardez le résultat, et pensez au nombre de gens que j'ai tués en m'imaginant cela !

— Laissez-moi vous dire ceci, Ken. Ici, nous vivons en permanence en contact étroit avec la mort. Pour mon information personnelle, en tant que pathologiste, j'ai étudié avec grand soin tous les cœurs des malades au cours de vos transplantations. Je vous affirme qu'aucun d'eux n'aurait pu survivre plus d'un an, et la plupart auraient cessé de battre en quelques mois. Rebecca et vous avez estimé que vous agissiez pour le mieux. En tant que chirurgien, la mortalité de vos opérés a été la plus basse du pays, par conséquent vous les avez fait bénéficier d'une qualité opératoire qu'ils n'auraient pu trouver nulle part ailleurs.

— Sauf à Houston ou San Francisco.

— Non, car dans ces deux villes le taux de mortalité postopératoire a été supérieur à celui de cet hôpital.

— Il n'empêche qu'ils sont tous morts.

— Oui, parce que leurs organismes ont réagi contre les cœurs sains que vous aviez substitués à leurs cœurs malades. Ce n'est pas vous, Ken, qui les avez tués. Ils se sont tués eux-mêmes.

— J'ai essayé de me le dire, Karen, mais ça ne colle pas.

— Pourquoi donc, pour l'amour du ciel, puisque c'est la vérité ? s'écria-t-elle.

— Ce n'est pas toute la vérité. Lorsque mes premiers malades ont commencé à mourir, Rebecca s'est doutée de ce qui se passait et m'a averti, mais j'ai voulu continuer à jouer le rôle de celui qui ressuscite, et je n'ai pas cessé d'opérer. Quand vous avez été quelque temps le Bon Dieu, il est difficile de redescendre sur terre et de redevenir un homme ordinaire.

— Est-ce que cet avertissement de Rebecca, relatif au rejet, a été le point de départ de votre mésentente ?

— Je le crois. Il faut beaucoup d'assurance pour procéder à n'importe quelle sorte de chirurgie importante, en particulier celle du cœur. Il est tout spécialement difficile de ne pas souffrir, quand on est démoli par sa propre épouse, surtout lorsqu'on est obligé de rester impuissant devant des malades qui meurent les uns après les autres, alors qu'on a été averti et qu'on a pourtant continué d'opérer.

— Est-ce que Rebecca vous a jamais dit ça ?

— Reb n'est pas capable de ce genre d'accusation, mais si elle l'avait formulée, peut-être cela aurait-il mieux valu.

Il est possible que nous nous serions engueulés, et notre union aurait sans doute été sauvegardée.

— Excusez-moi, dit Karen en regardant sa montre. Il est presque cinq heures. Vous serait-il désagréable que je me rende à la séance de la Commission exécutive avec vous ?

— Pas le moins du monde.

— Je sais que je peux compter sur la sympathie de la plupart des membres, mais d'après ce qu'on m'a dit des idées de M. McKenzie, il va sans doute me dévorer vivante.

— Jeffry Toler vous protégera, et moi aussi, ajouta-t-il.

En arrivant à l'ascenseur, Karen lui demanda :

— Avez-vous vu Dale Tyndall récemment ?

— Non, pourquoi ?

— Tout à l'heure, en sortant de la piscine, je suis allée au Salon des Dauphins, où Kevin lui faisait boire du Coca-Cola. Kevin et moi sommes d'accord pour estimer que, ces jours-ci, ce gosse est plus essoufflé. Je crains que la cyanose ne fasse des progrès, et sans doute vaudrait-il mieux que Rebecca l'examine.

— Je lui en parlerai. Merci de m'avoir averti, Karen. Nous aimons beaucoup cet enfant.

— Moi aussi. Je serais désolée qu'il retombe plus gravement malade, du fait que nous ne l'aurions pas surveillé d'assez près.

3

Lorsque Karen Fletcher et Ken Dalton pénétrèrent dans la salle du conseil d'administration de l'hôpital, au vingtième étage de la tour, ils y trouvèrent les membres de la Commission exécutive, réunis autour d'une longue table d'acajou. Le fauteuil présidentiel était occupé par Andrew Graves, un banquier de Miami qui présidait aussi le conseil d'administration du Centre médical. Il avait à sa gauche Ross McKenzie, politicien chevronné du Comté : un des plus riches citoyens de la ville, il présidait depuis longtemps la commission des finances régionales. A la droite du président siégeait Jeffry Toler, directeur du Centre. Derrière ses lunettes à monture métallique, ses yeux d'un bleu d'azur pétillaient d'intelligence, et son cerveau rivalisait en activité avec l'ordinateur qu'il avait fait installer à la cave de son hôpital. Il avait à côté de lui la secrétaire de la commission, Helen Gaynor, munie d'une sténotype. Quant au corps médical de l'hôpital et de l'université, il était bien représenté. Le docteur Manning Desmond, médecin haut en couleur, était professeur à la Faculté de Médecine, alors que Ken Dalton exerçait les mêmes fonctions dans le domaine de la chirurgie. Karen Fletcher, apparemment petite et vulnérable, remplaçait le docteur Cooper, pathologiste et médecin légiste. Jeffry Toler la présenta à Ross McKenzie, qui se borna à la saluer d'un grognement inintelligible. Quand Andrew Graves donna un petit coup sur la table, avec la règle placée devant son sous-main, un grand silence régna dans la pièce.

— Je déclare ouverte la session de la Commission exécutive du conseil d'administration de l'hôpital, dit-il. Vous avez tous reçu le procès-verbal de la session précédente. S'il n'y a pas d'objection, je le déclare adopté. M. McKenzie a demandé à prendre le premier la parole, et je la lui donne.

D'origine écossaise, ce qui s'entendait à son accent, Ross McKenzie était un homme trapu de soixante-cinq ans, qui vivait aux États-Unis depuis l'âge de dix ans. Il jeta un regard circulaire autour de la table, comme s'il s'apprêtait à contester ceux qui auraient voulu s'opposer à sa demande de prendre le premier la parole.

— Messieurs, dit-il, affectant d'ignorer la présence de Karen, je suis sûr que vous savez que, si l'on en juge par le budget que vous avez soumis à notre commission pour l'année fiscale prochaine, cet hôpital est menacé d'une grave crise financière.

— Citez m'en un qui ne soit pas dans ce cas-là ! dit Manning Desmond. Avec l'augmentation constante des prix de main-d'œuvre, depuis que la Commission des Fonctionnaires a permis aux employés de l'hôpital de se syndiquer, et que le minimum vital a été augmenté par le Congrès, comment voulez-vous qu'il en soit autrement ?

— Là n'est pas la question, Docteur ! répliqua le politicien. Vous savez tous que j'ai été opposé dès le début à la construction de ce Centre médical. Maintenant qu'il est devenu un mouton à cinq pattes, comme je vous en avais averti, ne comptez pas sur l'administration du Comté pour vous tirer d'affaire.

— Préféreriez-vous, monsieur McKenzie, rétorqua rudement Jeffry Toler, avoir ici un vieil hôpital infesté de punaises et de cafards ?

— Ma fille est née dans un de ces vieux hôpitaux dont vous parlez, et elle se porte fort bien, ainsi que ma femme.

— Il y a vingt ans, dit Toler, on avait seulement besoin dans une maternité d'une salle d'accouchement, d'une douzaine de berceaux et de quelques lits pour les mères. Ça coûtait au maximum vingt dollars par mère et par jour. Aujourd'hui, il faut dépenser plus de cent dollars par jour, pour maintenir en vie un enfant prématuré dans la section de pédiatrie du service des Traitements exceptionnels, le docteur Dalton ayant réussi à mettre l'enfant au monde, alors que sa mère était virtuellement morte.

— Peut-être que cela n'en valait pas la peine, grommela McKenzie.

— Que préféreriez-vous, Ross ? demanda Andrew Graves. Une économie de quelques dollars, ou la perte d'enfants qui auraient pu survivre ? J'ai idée que nous entendrions une autre chanson, si votre fille ou un de vos petits-enfants étaient en cause !

— De quoi la mère est-elle morte ?

— D'un excès d'héroïne, répondit Ken.

— C'est bien ce que je pensais ! Vous gaspillez votre temps et notre argent en sauvant des gens qui, en fin de compte, coûteront au Comté des milliers de dollars !

— Nous autres médecins, déclara Karen, nous n'évaluons pas les vies humaines en dollars.

McKenzie tressaillit puis se ressaisit, secoua la tête et poursuivit sa diatribe :

— A ce que je vois, aucun de vous n'a la moindre idée de ce que vaut un dollar, puisque vous en dépensez des centaines de milliers pour vous permettre d'avoir une belle vue sur la mer. Rien que votre service de Traitements exceptionnels, au rez-de-chaussée, a coûté près d'un million de dollars en matériel d'équipement !

— Quand on rassemble tous les services d'Urgences et de Traitements exceptionnels au même endroit, monsieur McKenzie, déclara Ken, c'est non seulement raisonnable, mais c'est une innovation si remarquable qu'elle fait de ce Centre le plus moderne du monde. Jusqu'à présent, dans la plupart des hôpitaux, chaque section disposait de son service de Traitements exceptionnels, exigeant un personnel spécialisé et du matériel coûteux, disséminés dans de vastes locaux. La concentration au même étage de tous nos moyens permet de répondre, dans le minimum de temps et avec le maximum d'efficacité, aux exigences sans cesse croissantes de nos malades, dont la vie est souvent en danger.

— Pourquoi, demanda McKenzie, doit-on traiter ici un si grand nombre de cas urgents ? Ils ne sont pas payants.

— Nous avons construit ce Centre ici, déclara Andrew Graves, parce qu'il est accessible de partout en quelques minutes, grâce aux nombreuses autoroutes voisines. En outre, un des attraits de notre région, pour les gens âgés, est que nous leur offrons des soins médicaux immédiats. Or, beaucoup des hôtels du front de mer sont pleins de retraités, heureux de jouir du soleil en attendant de mourir.

— Je ne vois pas le rapport avec le gaspillage scandaleux auquel on se livre dans cet hôpital !

— Je vais essayer de vous l'expliquer, monsieur McKenzie, répliqua Ken. Si les retraités de ces hôtels se bornaient à mourir, le moment venu, il ne serait certes pas nécessaire de les soigner, mais nos étudiants perdraient dans ce cas une de leurs meilleures sources de perfectionnement clinique. Peut-être l'ignorez-vous, Monsieur, mais les vieillards ne font pas aux administrateurs des villes la grâce de mourir si facilement que cela. Ils ont des attaques, des crises cardiaques, des reins qui se bloquent et des prostates qui enflent. Même avec les lois sociales en vigueur, la plupart d'entre eux ne disposent pas des moyens financiers nécessaires pour se soigner longtemps. Il appartient donc aux gouvernements locaux de soigner les malades, et c'est aussi normal que de fournir aux bien portants les moyens de profiter au maximum des agréments de notre belle région.

— Je ne vois vraiment pas, tonna McKenzie, pourquoi des contribuables, à qui l'on ne fait pas la charité, doivent la faire à d'autres !

— Les raisons ne manquent pas, répliqua Andrew Graves. Quand le taux de fréquentation des hôtels de Miami a commencé à baisser, parce que les touristes préféraient aller jouer au casino aux îles Bahamas ou dans les Caraïbes, sans parler de tous les lieux de plaisir qui abondent dans le nord de la Floride, les conseils municipaux du Comté ont tous été partisans de transformer les hôtels en maisons de retraite pour les vieux.

— J'en suis bien d'accord ! Que pouvez-vous leur donner de mieux qu'un climat incomparable, dont ils ne bénéficiaient pas chez eux ? Ce n'est pas une raison pour accroître les charges des contribuables de Floride !

— Permettez-moi de vous rappeler, déclara Ken, que le

Gouvernement fédéral finance ici un des services de gériatrie les plus perfectionnés du pays. Un de nos collègues chirurgiens, le docteur Michael Raburn, a récemment soigné un groupe de vieillards souffrant de cachexie générale et d'artériosclérose, en leur administrant de l'oxygène sous pression dans un caisson hyperbarique.

– Encore un million de dollars gaspillés ! gronda McKenzie.

– Erreur ! fit Jeffry Toler. C'est la Marine qui nous a donné le caisson et prend à sa charge tous les frais des opérations. Cela ne coûte rien au contribuable.

– Taratata ! C'est toujours lui qui paie en fin de compte ! Continuez, Docteur !

– Comme je vous le disais, reprit Ken, le docteur Raburn soumet ses malades au maximum d'oxygène sous pression qu'ils peuvent supporter sans convulsions.

– En somme, il se livre sur eux à des expériences, n'est-ce pas ?

– Oui, mais dans leur propre intérêt. Des hommes et des femmes qui entrent dans ce caisson dans un état de décrépitude incroyable, à peine capables de parler, de s'intéresser à quoi que ce soit ou de se nourrir, en sortent apparemment rajeunis, alertes, capables de communiquer avec autrui et de prendre soin d'eux-mêmes. Bien plus, ces effets ne sont pas provisoires, ils se prolongent parfois durant des semaines, et quand ils commencent à ralentir, un autre passage dans le caisson hyperbarique permet d'obtenir un renouvellement de ce résultat.

– Je crois, Ross, fit Andrew Graves d'un ton acerbe, que vous feriez bien de ne pas nous contraindre à mettre un terme à ce genre de traitement, car il se pourrait qu'un de ces jours vous et moi en ayons besoin.

– Parlez pour vous ! riposta le politicien. Je dois dire en tout cas que je suis content de voir qu'au moins un des services de cet hôpital fait quelque chose pour maintenir en vie les vieux et les malades atteints d'artériosclérose.

Docteur Dalton, il ne fait aucun doute à mes yeux que vous avez, pour votre part, contribué largement à empêcher que votre service soit encombré de personnes âgées !

Ce méchant commentaire fut pour Ken Dalton un véritable coup de poignard. Il pâlit, se raidit, se leva si brusquement qu'il fit tomber sa chaise, et sortit. Personne ne fit un geste pour le retenir. Après quelques secondes d'un silence pesant, Andrew Graves déclara, d'une voix vibrante de colère .

— Eh bien, Ross, si le docteur Fletcher veut bien m'excuser de m'exprimer ainsi, je me permets de vous dire que vous venez d'acquérir le droit à un qualificatif très employé par nos compatriotes, celui d'enfant de salaud. Félicitations !

— Je n'ai dit que la vérité, que tout le monde connaît, répliqua McKenzie sans manifester le moindre regret. Dalton a tué tant de personnes que, s'il s'agissait de femmes, on pourrait l'appeler un moderne Barbe-Bleue.

— Le docteur Kenneth Dalton, riposta aussitôt Jeffry Toler en élevant la voix, est un des meilleurs chirurgiens que ce pays ait produits à notre époque. Je veillerai à lui présenter nos excuses dès la fin de cette réunion.

— Certainement pas en mon nom, déclara McKenzie. S'il ne s'était pas senti coupable, il n'aurait pas tourné casaque et filé comme il vient de le faire !

— C'est sans doute parce qu'il n'a pas voulu vous tuer ! dit le docteur Desmond. Vous avez de la chance, McKenzie, que je n'aie pas été à sa place ! J'ai presque votre âge, mais j'aurais éprouvé une réelle satisfaction à vous casser la gueule.

— Ça suffit comme ça, Messieurs ! fit avec hauteur le politicien. Je suis venu ici pour entendre des propositions concrètes, destinées à résoudre la crise financière qui menace cet hôpital, et jusqu'à présent je n'ai rien entendu de ce genre.

— Nous vous avons remis notre projet de budget, pour

l'année fiscale qui commence en juillet, lui rappela Graves. Qu'en dites-vous ?

— Diminuez de cinquante pour cent vos frais généraux, en refusant d'admettre des malades gratuits, sauf dans les cas urgents où leur vie est en danger. D'autre part, cessez d'enseigner un tas de choses inutiles à des jeunes pour en faire des spécialistes, qui s'enrichiront ici à ne rien faire, au lieu d'ouvrir des cabinets en province où l'on manque de médecins.

— Votre proposition, rétorqua Graves, est aussi stupide que si vous invitiez un malade à se couper la tête pour soigner son rhume. Si vous autres politiciens ne trouvez pas de meilleurs moyens de veiller à la santé publique, le comité directeur des médecins de ce Centre sera contraint de procéder à un référendum. Nous demanderons à la population de décider si elle désire que l'Hôpital général de Biscayne continue de fonctionner, si elle est prête à combler notre déficit, ou si elle préfère que nous le fermions et laissions une quantité de gens mourir, faute de soins.

— J'ai idée que vous savez, monsieur McKenzie, dit Desmond, ce que sera la réponse des électeurs. Les gens sont fiers de ce Centre médical et de tout ce qu'il représente pour la communauté régionale. Plus de la moitié de nos malades votent, et ceux qui ne votent pas ont des parents.

— Est-ce une menace, Docteur, ou un bluff ? demanda McKenzie, d'un ton aussi méprisant que possible.

Le vieux médecin haussa les épaules et répondit, imperturbable :

— Prenez-le comme vous voudrez ! J'ajoute ceci : si nous sommes contraints, faute de malades et de crédits, de réduire notre enseignement dans cet hôpital universitaire, il est certain qu'aussitôt le gouvernement diminuera beaucoup les crédits qu'il nous accorde pour nos recherches.

— Le public ne s'en trouvera peut-être que mieux, gronda McKenzie. A propos de ce que vous appelez vos recherches, je crois savoir que le docteur Dalton a appris à transplanter des cœurs en opérant sur des chiens. Or, au moins quatorze personnes seraient vivantes aujourd'hui, s'il n'avait pas appris ça !

— Les malades opérés par le docteur Dalton, dit alors Karen Fletcher, étaient condamnés à mourir à brève échéance, au bout de quelques mois, d'un an au maximum. En fait, plusieurs d'entre eux étaient à la charge de la ville depuis des années, à cause de leur maladie.

— J'ajoute, dit Toler, qu'au cours de ces transplantations, les docteurs Dalton et Lemoyne ont pu réaliser de grands progrès, au point de vue de l'anesthésie, des opérations à cœur ouvert, et du traitement de certaines maladies congénitales du cœur, sans parler de la création éventuelle d'un cœur artificiel, qui pourrait être d'un grand secours, tant pour les enfants anormaux que pour les vieillards.

— Au cours de ces opérations, dit encore Karen, M. et Mme Dalton ont pu étudier à fond le phénomène de rejet, et maintenant on peut envisager certaines transplantations du rein ou d'autres organes, avec plus de chances de réussite.

— Je ne suis pas ici pour discuter de problèmes techniques avec des médecins, déclara McKenzie avec hauteur. Vous êtes au moins supposés savoir ce que vous faites dans ce domaine ! Je vous avertis seulement que la commission des finances municipale vous accordera cette année le même budget que l'année dernière, et pas un cent de plus.

— Allons donc ! protesta Jeffry Toler. Vous savez fort bien qu'il faut beaucoup plus d'argent pour faire marcher cet hôpital-ci que l'ancien !

— Je vous l'ai déjà dit, docteur Toler ! Vous avez voulu ce mouton à cinq pattes, et maintenant vous le possédez. En ce qui nous concerne, nous ne vous donnerons pas plus de crédits pour l'administrer. Par conséquent, si vous manquez d'argent avant la fin de l'année fiscale, je n'ai qu'un conseil à vous donner : achetez des cadenas, avant d'être sans le sou, et bouclez la baraque ! Quelle est la question suivante à l'ordre du jour, Andrew ? Je ne peux pas passer ma soirée ici.

Andrew Graves jeta un regard sur son agenda et répondit :

– La seule affaire importante que nous avons à discuter encore est relative à la mise à la retraite du docteur Jake Barrows, pour raison de santé.

– Qu'est-ce qu'il a ?

– Il a eu récemment, expliqua Manning Desmond, une grave thrombose coronaire. Depuis lors, il ne cesse de souffrir d'angine de poitrine, et nous estimons qu'il n'est plus capable de diriger le service de cardiologie. C'est pourquoi, je propose que le docteur Rebecca Dalton le remplace, et qu'elle soit promue au rang de professeur titulaire de la chaire de cardiologie à l'Université.

– Quoi ? La femme de Kenneth Dalton ? s'écria McKenzie, n'en croyant pas ses oreilles. Quel âge a-t-elle ?

– Trente-deux ans, je crois.

– Et vous prétendez placer une femme, aussi jeune que cela, à la tête du service le plus important de l'hôpital ?

– Le corps médical tout entier est de cet avis, dit Desmond.

– Qu'est-ce qui vous choque dans cette nomination, monsieur McKenzie ? demanda Karen Fletcher d'une voix douce. Est-ce son âge, ou le fait qu'elle est une femme ?

– Les deux ! Et puis, elle est l'épouse du docteur Kenneth Dalton ! Si je suis bien renseigné, elle a grandement participé au choix des malades qui ont fait l'objet d'une transplantation. Alors, Bon Dieu, qu'êtes-vous en train de faire ? Vous commencez par vouloir nommer une femme à un poste toujours occupé par un homme, et ensuite vous admettez qu'elle est incompétente !

— Permettez, monsieur McKenzie ! répliqua Karen. J'ai personnellement examiné les cœurs qui ont été remplacés. Ils étaient tous gravement malades, et aucune de ces personnes n'aurait pu survivre plus de six mois.

— Et maintenant, elles sont toutes mortes ?

— Toutes, sauf une.

— Tout le monde ici connaît vos partis pris, Ross ! déclara Andrew Graves, d'un ton sévère. Si vous preniez la peine et le temps de passer quelques jours dans cet hôpital, pour observer de près comment on y travaille, au lieu de nous accabler de vos critiques parce que vous étiez opposé à sa construction, vous sauriez, comme nous tous, que le docteur Rebecca Dalton est une des plus éminentes cardiologues de ce pays.

— Et à propos de vos préjugés, enchaîna Karen, permettez-moi de vous rappeler, Monsieur, que mon adjoint, le docteur Sam Toyota, est un Japonais.

— Vous ignorez sans doute aussi, Ross, poursuivit Andrew Graves, que le chef du laboratoire de recherches neurologiques est un Noir.

— Faites comme il vous plaira à l'intérieur de vos services, dit McKenzie en fermant sa serviette, mais ne me demandez pas un dollar de plus ! Quant à la promotion du docteur Dalton, vous noterez que je vote contre, Andrew ! J'ai un autre rendez-vous ce soir, et je ne perdrai pas mon temps à discuter avec vous davantage !

Sans un mot de plus, il se leva et quitta la pièce.

— Voilà qui est net ! dit alors Andrew Graves. Nous n'avons pas le choix. Dès demain, je vais lancer une pétition, pour que le financement du Centre médical fasse l'objet d'un budget spécial et échappe à son contrôle.

— Il a beaucoup d'influence dans le Comté, fit Desmond.

— Mais nous allons en avoir aussi, répliqua Toler. Cet après-midi, Mike Raburn a sauvé le fils de Joe Gates. Ça va faire du bruit !

– On a souvent gagné des élections avec moins que cela, fit Graves.

CHAPITRE VII

1

Carolyn Payson et Gus Henderson achevaient de dîner, à une petite table du restaurant à moitié vide de l'hôpital.

— Tu as l'air fatigué, mon chéri, dit la jeune fille.

— Ce prématuré m'a donné du mal. A propos de gosse, as-tu vu, à la télévision de six heures, le petit Joey Gates avec Mike Raburn ?

— Oui, et je n'ai pas compris pourquoi c'était Mike et non toi. Après tout, une crise d'anémie falciforme chez un enfant relève de la pédiatrie.

— Mike a plus d'expérience qu'aucun de nous ici, en ce qui concerne l'utilisation du caisson hyperbarique. C'est d'ailleurs lui qui a eu l'idée de s'en servir. Quant à moi, j'ai tout ce que je désire, excepté toi.

— Je croyais pourtant t'avoir tout donné.

— C'est de mariage que je parle, chérie. Le 1er juillet, je serai nommé professeur adjoint de pédiatrie, et tu n'auras même plus besoin de travailler.

— Je n'ai pas l'intention de m'arrêter.

— Alors pourquoi ne pas nous marier tout de suite ?

— Je ne peux imposer à personne la terrible charge de mon père, Gus, et rien que sur le plan financier, elle est lourde. Ce ne serait pas loyal.

— Mais du moment que c'est ce que je désire...

— Je n'en continuerais pas moins à me sentir coupable à ton égard. Pourquoi ne pas rester, comme nous le sommes, à nous aimer tout simplement ?

— Parce que j'ai le sentiment d'abuser de toi.

— Est-ce que je m'en suis jamais plainte ? Sois patient, je t'en prie ! En ce moment, j'ai un autre sujet de préoccupation. As-tu entendu parler de la Commission de Dieu ?

Il tressaillit, son visage devint grave et, tendant le bras, il posa la main sur celle de Carolyn.

— Oh ! dit-il. Ne fais pas ça, mon petit !

— Tu es donc renseigné à ce sujet ?

— C'est ultrasecret, autant que quelque chose puisse l'être dans un hôpital.

— Tu ne fais pas partie de la commission, je pense ?

— Non. Qui est-ce qui t'en a parlé ?

— L'aumônier. Je l'ai prié de réunir la commission pour examiner le cas de papa.

— Je regrette que tu aies fait ça, Carolyn.

— Pourquoi, puisqu'il ne demande qu'à mourir ?

— Je ne lui dénie pas le droit d'aspirer à la mort, ou même de se suicider, mais...

— Il en est incapable maintenant, et personne d'autre que cette commission ne peut prendre la décision à sa place, alors que les seuls mots qu'il prononce sont pour nous supplier de mettre fin à ses souffrances.

— C'est plus à toi qu'à lui que je pense, mon amour. Je suis au courant de l'activité de cette commission, parce que mon chef, le docteur McHale, m'a prié de présenter deux cas à ses membres. Il s'agissait de nouveau-nés mongoliens, dont le cerveau fonctionnait à peine. Ils étaient incurables, mais on aurait pu à la rigueur les maintenir en vie en les opérant. Or, les familles estimaient qu'il n'était pas juste, à l'égard de leurs autres enfants, d'élever ces infirmes, d'autant plus qu'elles n'avaient pas les moyens de les placer dans un établissement spécialisé. La Commission de Dieu s'est prononcée pour qu'on ne les opérât pas. Mais il a fallu longtemps pour que ces petits malheureux, atteints de sténose du pylore, finissent par mourir de faim, et plus d'une fois j'ai été tenté de mettre un terme à leurs souffrances en injectant de l'air dans une veine. Crois-moi, ce serait dix fois plus dur pour toi, de prendre une décision pareille à l'égard de ton père. L'aumônier a-t-il accepté de réunir la commission ?

— Oui, c'est une chose entendue.

— J'espère seulement, ma chérie, que plus tard tu ne te sentiras pas coupable et ne regretteras pas ta démarche.

— Je me reprocherais bien plus de le laisser vivre.

— Ah ! Que c'est donc dur de voir quelqu'un qu'on aime contraint de faire un tel choix ! Si seulement je pouvais t'aider !

— Tu le peux, en continuant de m'aimer.

Gus lui prit la main et la porta à ses lèvres, en murmurant :

— Cela, tu sais que tu peux y compter, mon trésor.

2

Jeffry Toler parvint à joindre par téléphone Rebecca Dalton au restaurant de l'hôpital, où elle dînait.

— Pouvez-vous m'attendre un instant ? demanda-t-il. J'ai deux mots à vous dire avant de rentrer chez moi.

— J'allais partir. J'ai quelque chose à prendre à l'appartement. Je vous retrouverai dans dix minutes dans le hall, voulez-vous ?

Dès que Toler l'eut rejointe, il lui demanda :

— Avez-vous vu Ken, ce soir ?

— Pas depuis plusieurs heures. Notre dernière rencontre a été aux Urgences, quand il a pratiqué cette césarienne et sauvé le bébé.

— Je suis au courant. Il a dû prendre très vite sa décision.

— Et opérer non moins vite. Je doute qu'un autre chirurgien, à l'exception peut-être de Mike Raburn, eût réussi en si peu de temps à sauver ce gosse. Mais j'y pense, n'avez-vous pas vu Ken cet après-midi, à la réunion de la Commission exécutive ?

— Il y a participé au début, mais la discussion a mal tourné, et il est parti assez brusquement.

— S'est-il opposé à ma nomination au poste de professeur titulaire de cardiologie ?

— Il avait quitté la salle avant qu'on en discute.

— Il n'est donc pas encore au courant.

— Il a dû l'apprendre, d'une manière ou d'une autre, dit Toler. Je dois vous signaler que McKenzie, après nous avoir gratifiés d'une de ses tirades habituelles, a essayé de s'opposer à votre promotion. Il trouve que la place d'une femme est au foyer.

— Pour une fois, j'aurais tendance à lui donner raison, Jeff, car ainsi je conserverais l'amour de mon mari.

— Je ne crois pas que Ken serait de cet avis, Reb. Pour ma part, je suis à sa recherche, car je tiens à lui faire nos excuses, au nom de toute la commission.

— Est-ce indiscret de vous demander ce qu'a dit M. McKenzie ?

Jeffry Toler lui fit un résumé de la séance, et son récit impressionna beaucoup la jeune femme.

— Ken est déjà déprimé par la mort de tous ses malades, victimes du rejet. Des accusations comme celle de McKenzie pourraient être la goutte d'eau qui fait déborder le vase.

— Vous ne prétendez pas...

— Il existe d'autres moyens de se suicider, au double point de vue professionnel et physique, que de se faire sauter la cervelle. Je vais tâcher de le trouver.

— Il n'est pas dans l'hôpital : on l'a cherché partout.

— Je crois savoir où il peut être, dit-elle en posant gentiment la main sur le bras du directeur. Laissez-moi faire, je vous prie, Jeff ! Après tout, c'est moi qui ai le plus à perdre...

3

Le Salon des Dauphins était presque désert, lorsque Ken Dalton y arriva, peu avant 19 heures.

— Comme vous le voyez, Docteur, lui dit Kevin McCartney en l'accueillant d'un large sourire, je suis toujours là, solide au poste, et j'ai bien l'intention d'y rester.

— Espérons-le ! grommela Ken, se hissant sur un tabouret.

Kevin était le troisième et seul survivant de tous les malades ayant subi une transplantation à l'hôpital de Biscayne. Son cas s'était révélé particulièrement difficile à résoudre, car le seul cœur disponible était beaucoup plus petit que l'organe déficient dont on l'avait délivré. Or, le délicat travail de suture de vaisseaux sanguins de grosseur différente avait donné à Ken confiance en sa propre adresse, l'encourageant à pratiquer ensuite une douzaine d'autres opérations semblables.

C'est au cours d'une visite à Miami qu'une grave crise avait révélé à Kevin son état, ne lui laissant le choix qu'entre une transplantation et une mort prochaine. L'opération ayant réussi, il était resté à l'hôpital à titre de barman, si bien que les médecins pouvaient continuer de le surveiller. Quatre importantes crises de rejet avaient pu être maîtrisées, mais Ken ne pouvait se défendre d'une inquiétude constante et, ce soir-là, il avait encore plus tendance à penser que l'Irlandais ne jouissait que d'un répit.

— Tout à l'heure, pendant l'apéritif, on n'a parlé que de vous, Docteur, dit Kevin, en servant une bière très fraîche au chirurgien. Ce bébé que vous avez sauvé cet après-midi, ça n'a pas dû être facile.

– Vous a-t-on dit que j'aurais pu sauver la mère, si je m'étais moins préoccupé de l'enfant ?

– Personne n'a été de cet avis. Comment va-t-il, le môme ?

– Il est aussi drogué que sa mère, ce qui veut dire qu'il n'a guère de raison de vivre.

– Allons donc, Docteur ! Croyez-moi, je connais la question ! Entre vivre et mourir, il vaut mieux vivre.

– Je ne vous croyais pas philosophe.

– Toute ma philosophie consiste à rester vivant, non seulement moi-même, mais aussi le cœur de cette jeune fille que j'ai dans la poitrine. En somme, Docteur, vous êtes responsable à la fois de moi et d'elle, et nous vous devons une fière chandelle !

– Il n'empêche, Kevin, que vous êtes le seul survivant sur les quinze malades que j'ai opérés. Tous les autres ne peuvent adhérer à votre philosophie.

– Allons donc ! Il faut avoir regardé la mort en face pour savoir ce que c'est. Or, tous ceux que vous avez opérés ont été comme moi : croyez-moi, on a une sacrée frousse, quand elle se plante devant vous. C'est pour ça qu'il faut que vous continuiez vos expériences. Le docteur Raburn m'a dit que vous et votre femme...

– Mon ex-femme.

– Cela non plus, je ne l'accepte pas. Il y a trop longtemps que je vous sers tous les deux, pour ne pas savoir que vous formez une équipe. Plus vite vous vous réconcilierez et recommencerez à travailler ensemble, mieux ça vaudra pour nous aussi, et pour une quantité de gens dont les cœurs commencent à lâcher !

4

Vers 20 h 30, Rebecca fit à son tour son entrée au Salon des Dauphins et prit place au bar, où elle attendit que Kevin eût fini de servir un client, tandis que des étudiants dansaient au son d'un juke-box, dans le fond de la salle.

– Je n'aime pas beaucoup ce vacarme, dit le barman en revenant vers elle. Il me casse les oreilles. Bonsoir, Docteur. Qu'est-ce que je vous sers ?

– Je vais essayer un porto flip.

– Votre mari était ici il y a une heure, fit Kevin sans avoir l'air d'y attacher d'importance. Il a pris un peu de bière, des saucisses et des frites.

Devinant pourquoi Rebecca était venue, il lui avait tout de suite fourni le renseignement qu'elle désirait, en lui évitant l'embarras de l'interroger : il savait qu'elle se préoccupait d'une tendance que Ken manifestait depuis quelque temps, à boire beaucoup d'alcool.

– Je crois, ajouta-t-il, que le docteur vient ici de temps en temps pour m'observer et s'assurer que je suis sage.

– Il a raison, car je ne me rappelle pas vous avoir vu au service de cardiologie le mois dernier.

– Ah ! Vous savez bien ce que c'est, Docteur ! fit Kevin, l'air gêné. Quand on se sent aussi solide que moi, on oublie de se faire examiner.

– On l'oublie, ou on l'évite ?

– Pourquoi est-ce que je ferais ça, Docteur ?

– Je crois que j'ai deviné le motif, Kevin. Si vous ne venez pas vous faire examiner, c'est que, pour une raison ou une autre, vous craignez que nous nous inquiétions à votre sujet.

– Ah ! On ne peut pas vous tromper, à ce que je vois.

– Non, pas après tout ce que nous avons vécu ensemble. Or, j'ai l'impression que vous n'allez pas très bien, en ce moment. Vous allez donc me faire le plaisir de venir à mon laboratoire, demain matin à neuf heures. Il est grand temps que nous fassions un ECG et quelques tests. Je vous examinerai vers onze heures, quand j'aurai tous ces renseignements.

— Est-ce que vous ne pourriez pas attendre après-demain ? J'avais prévu d'aller de bonne heure à la pêche demain, au large de Marathon. J'ai un copain là-bas qui a un bateau et m'a proposé de l'accompagner.

— Va pour après-demain, mais sans faute !

— Vous pouvez y compter, Docteur.

— Je vous préviens, dit-elle sévèrement, en posant un dollar sur le bar, que si vous ne tenez pas parole, je viendrai vous chercher.

Quand elle fut partie, le client à l'autre bout du comptoir commanda une autre bière et demanda :

— Qui est-ce ?

— Le docteur Rebecca Dalton. C'est la meilleure spécialiste du cœur de l'hôpital, et elle est mariée au meilleur chirurgien du monde.

— Il y a des gens qui ont trop de chance ! Moi, si j'avais une femme de cette classe, je vous garantis que je ne la laisserais pas boire seule dans les bars !

5

La brise de la baie s'était apaisée au crépuscule, et un orage menaçait à l'ouest. L'air était chaud et humide, quand Rebecca sortit du Salon des Dauphins. Dans la piscine illuminée il n'y avait que deux nageurs, en sorte qu'elle décida d'aller se baigner avant d'achever la soirée en lisant dans l'appartement qu'elle habitait seule, depuis que Ken l'avait quittée, six mois auparavant, pour occuper une simple chambre au rez-de-chaussée.

Elle se déshabilla rapidement dans sa chambre et prit dans un placard un maillot bleu, enveloppé d'une housse pour le préserver de l'humidité. L'odeur de naphtaline suffit à lui rappeler qu'elle ne l'avait pas porté depuis très longtemps. Était-ce bien le même qu'elle avait acheté dix ans plus tôt, avant la merveilleuse lune de miel, vécue dans une cabine de plage, face aux îles de la baie de Floride ? Ils s'étaient mariés dès la fin des études médicales, et leurs modestes salaires de débutants à l'hôpital de Biscayne ne leur permettaient pas de s'offrir un cadre plus luxueux, mais il avait amplement suffi à leur bonheur. Rebecca s'était éprise de Ken dès leur première rencontre, mais elle s'enorgueillissait d'avoir, en dix ans de mariage, su conserver son indépendance professionnelle. A vrai dire, au cours de leurs quatre ans d'études, ils avaient sans cesse rivalisé pour la première place, et Ken était sorti vainqueur, d'une courte tête, de la compétition. Durant leurs rares moments de liberté, ils ne se quittaient pas, et comme ils aimaient autant la Floride l'un que l'autre, ils avaient opté pour l'hôpital de Biscayne, où ils pourraient continuer de travailler ensemble, cette fois en époux...

Leur physique était demeuré le même, à peu de chose près. Grâce à une gymnastique quotidienne, Ken restait mince et séduisant, mais ses yeux bleus reflétaient désormais des préoccupations permanentes, et ses épaules commençaient à se voûter. Toutefois, quand il leur arrivait de se rencontrer durant le travail, il continuait de lui sourire, et chaque fois Rebecca ressentait une douleur lancinante, à la pensée du bonheur partagé si longtemps et maintenant perdu.

Elle aussi était restée la même physiquement, et sa belle poitrine demeurait ferme, malgré ces mois de solitude pendant lesquels elle n'avait plus été caressée par les mains aimées. Elle gardait une taille mince, des hanches joliment incurvées et des jambes inpeccables. Un changement était pourtant intervenu dans sa superbe chevelure auburn : alors qu'autrefois les longues boucles couvraient ses épaules, quand elle les dénouait le soir, avant de se coucher, Rebecca les avait coupées court, sans cependant qu'elles eussent perdu leur éclat et l'ondulation naturelle qui faisait leur charme. Quant à ses yeux gris-vert, ils conservaient leur chaleur, en dépit des lunettes qu'elle portait depuis quelque temps. En se regardant dans la glace, elle se dit qu'elle pouvait encore passer pour la même jeune femme qui s'était dorée au soleil pendant sa lune de miel, bien des années auparavant.

Ayant revêtu son maillot et une courte robe de plage, elle prit une serviette de bain et descendit par l'ascenseur au rez-de-chaussée. Aux abords de la piscine, elle constata qu'un groupe d'étudiants avaient envahi celle-ci et se livraient avec ardeur à un match de water-polo, en sorte qu'elle rentra dans l'immeuble et décida de monter sur la terrasse, espérant y trouver un peu de fraîcheur. Le toit de l'ancien hôtel avait été aménagé en jardin, avec des palmiers nains en pots et des chaises longues, qui permettaient aux uns de prendre des bains de soleil dans la journée, et aux autres de s'aimer pendant la nuit. Elle eut d'abord l'impression d'être seule, mais distingua bientôt dans la pénombre le bout rouge d'une cigarette. Craignant d'être indiscrète, elle s'apprêtait à redescendre lorsqu'une voix familière l'appela :

— Est-ce toi, Reb ?

— Oui, je ne pensais pas...

— Je suis content que tu sois montée. Il faut que nous parlions.

S'approchant de la balustrade à laquelle il s'appuyait en contemplant la mer, elle vit que Ken portait comme elle un maillot de bain et un peignoir.

— Je voulais nager, dit-il, mais tous ces garçons m'ont fait fuir.

— Moi aussi. Au moins, il fait frais ici. Dis-moi, tu as maigri. Comment te nourris-tu ?

— Ce soir, répondit-il avec un petit rire, j'ai dîné de saucisses et de bière, servies par Kevin.

— Je le sais. Il se tracasse à ton sujet, et moi aussi.

Il lui fit face, mais ne se rapprocha pas d'elle, qui se tenait à environ deux mètres de lui.

— Tu as peur que je me mette à boire ?

— Oui, et il n'y a pas que cela que je redoute. Jeffry Toler t'a cherché, ce soir, pour s'excuser au nom de la commission, à cause des propos tenus par Ross McKenzie.

— Il n'a fait que dire la vérité, tu sais.

— Pas le moins du monde ! s'écria-t-elle. N'importe quel chirurgien perd des malades quand il cherche à les sauver et risque des opérations délicates.

— Sans doute, mais pas dans tous les cas. Or, si tu ne le sais pas, je t'informe que Kevin recommence à avoir des malaises.

— Il doit venir après-demain au laboratoire.

— Je suis sûr que tu constateras les symptômes d'une nouvelle crise de rejet. Il a essayé de nous les cacher et je m'en suis douté. J'ai honte de t'avouer que je n'ai pas insisté pour qu'il vienne, de peur des résultats des examens.

— Je ne crois pas que la crise soit grave, pour l'instant.

— C'est entendu, et tu réussiras sans doute à l'en tirer, cette fois encore ; mais il y en aura d'autres, toujours pires, jusqu'à la dernière.

— Permets-moi de te rappeler qu'on continue de faire des transplantations en Californie et qu'elles réussissent, ce qui n'est pas une critique, ajouta-t-elle, en le voyant faire la grimace.

— Tu as parfaitement le droit de me critiquer. J'ai l'impression que les bons résultats en Californie sont dus à une sélection plus attentive et à un plus grand souci des détails. Si j'avais procédé plus lentement et pris le temps de rechercher un moyen de stopper le processus de rejet, le bilan de mes opérations aurait été différent. Mais j'ai voulu opérer plus de malades que les autres. C'est un reproche qu'on fait souvent aux chirurgiens, à ceux qui ont la rage d'opérer, mais jamais je n'aurais pensé que je le mériterais.

— Est-ce pour cela que tu passes ton temps à pleurer sur tes échecs ? protesta Rebecca. L'homme que j'ai épousé n'était pas un enfant pleurnicheur. Chaque fois que tu faisais une opération, je me suis arrangée pour me glisser dans l'amphithéâtre pour te regarder, et quand je voyais tes mains agir, j'avais l'impression qu'elles opéraient sur mon propre corps... Que nous est-il arrivé, Ken ? murmura-t-elle en frissonnant. Pourquoi a-t-il fallu que nous perdions ce que nous possédions de plus précieux ?

Il fit un pas vers elle, et elle retint sa respiration, prête à se jeter dans ses bras, mais il ne s'approcha pas davantage.

— Tu as réussi, et j'ai échoué, Reb, répondit-il d'une voix sourde. Voilà la vérité, et il n'y a rien à ajouter.

A l'entendre, elle eut le cœur si déchiré qu'elle ne voulut même plus se mettre en colère et protester. Elle ne désirait qu'une chose : le serrer sur son cœur et le réconforter, comme l'ont fait tous les amants au cours des âges, aux heures d'épreuve. Pourtant elle se retint, certaine que, si elle faisait le premier pas, tout serait perdu. Il ne lui restait qu'un seul espoir, celui de lui faire honte et de provoquer sa colère. C'est pourquoi elle répliqua :

— Est-ce que tu t'es jamais demandé, Ken, par quoi ton échec a commencé ? Est-ce en tant que chirurgien ou en tant qu'amant ?

— Tu es un monstre ! s'écria-t-il, dans un sursaut d'indignation.

C'est avec un immense espoir et le cœur battant qu'elle sentit les mains de Ken la saisir, la dépouiller avec une sorte de rage de son maillot, et l'étreindre avec toute l'ardeur d'une passion partagée.

CHAPITRE VIII

1

C'est seulement à 22 heures, ce soir-là, que Mike Raburn put passer du service des Urgences à celui des Traitements exceptionnels. Helga s'appliquait alors à préparer les consignes relatives aux soins à donner aux malades pendant la nuit. Grâce à des ordinateurs, cette transmission s'effectuait automatiquement, d'une brigade à l'autre, dans le minimum de temps et avec le maximum d'exactitude. En le voyant apparaître, Helga lui dit :

— Je vous demande encore une minute, puis je vous accompagnerai dans votre tournée.

— Comment va Carmelita ce soir ?

— Malgré la couverture rafraîchissante, la température a recommencé de monter. J'aimerais que vous examiniez d'abord Joey Gates. Son ECG n'est pas régulier, et je me demande si le cathéter n'est pas un peu trop enfoncé.

— Vous avez sans doute raison, car j'ai déjà dû modifier sa position à l'intérieur du caisson hyperbarique.

Le petit Noir dormait, quand ils arrivèrent dans son compartiment, et il ne se réveilla pas lorsque Mike, l'ayant examiné, retira très doucement de deux centimètres le cathéter.

— Nous aurons de bonnes nouvelles à donner à son

père quand il arrivera demain matin, dit-il. Allons voir le prématuré, voulez-vous ?

Près du berceau, Helga remplit une seringue d'un mélange de lait, de protéines concentrées et de vitamines, qu'elle injecta dans l'estomac du nouveau-né, au moyen d'un tube introduit dans une narine. Ce faisant, son corps toucha celui de Mike, mais ni l'un ni l'autre ne firent le moindre effort pour rompre ce contact, jusqu'à ce que Helga allât tourner le commutateur, permettant de lire la pression d'oxygène du sang dans l'aorte.

— Quatre-vingt-dix millimètres ! dit-elle. On dirait qu'il va s'en tirer, ce petit bonhomme.

— Marcia Weston envisage de raconter son histoire. A-t-on appris quelque chose au sujet de la mère ?

— Oui. Après quelques études, elle a mal tourné. Son amant était un proxénète et un toxicomane, qui la battait. On l'a arrêté, mais il prétend que le père de l'enfant peut être n'importe lequel des hommes qu'elle fréquentait.

— Il n'empêche qu'elle est morte, et que son enfant prématuré commence son existence par une cure de désintoxication. Quel monde cruel !

— Il n'est cruel que parce que les hommes le sont eux-mêmes.

— En tout cas, à nous deux, nous avons sauvé une vie, et selon la tradition orientale nous en sommes désormais responsables.

— Ça, par exemple, fit Helga en riant, si vous deviez être responsable à perpétuité pour tous les gens que vous sauvez ici, vous n'en sortiriez pas !

— Et vous non plus, permettez-moi de vous le dire.

Il la regardait avec la même expression chaleureuse qui l'avait émue dans l'après-midi, alors qu'il venait de la conduire dans son bureau, prête à défaillir. Elle ne put s'empêcher de tressaillir soudain, quand il ajouta :

— Si je me rappelle bien mon cours de mathématiques,

deux choses égales à une troisième sont égales entre elles, n'est-ce pas ?

— Je ne crois pas que la règle ait changé.

— Dans ce cas, il semble que désormais nous allons êtres responsables l'un de l'autre. N'ai-je pas raison ?

— Si tel est votre désir, malgré ce que je vous ai appris...

— Je vis au présent, et le passé m'importe peu.

— Et l'avenir ?

— Nous verrons bien ce qu'il sera, répondit-il sans hésiter. Et si ça ne colle pas, nous nous le dirons franchement, et nous nous séparerons. D'accord ?

Tout en parlant, ils étaient arrivés au chevet de Carmelita.

— La moitié de l'hôpital est convaincu que vous êtes amoureux d'elle, Mike. Qu'allez-vous faire, si elle se réveille et voit en vous le Prince Charmant ?

— Avec ma grande gueule ? fit-il en riant. Ce serait un miracle.

— On dit toujours que les malades femmes tombent amoureuses de leur médecin.

— Vous oubliez son fiancé, ce charmant garçon qui est presque docteur. En ce qui me concerne, j'ai toujours eu un faible pour les petits chats fragiles, et celui-ci est certainement le plus malade de tous ceux que j'ai eu à soigner. Et puis, elle me rappelle Juliette. Vous souvenez-vous des vers :

« La mort qui a aspiré le miel de ton haleine
N'a encore eu aucun pouvoir sur ta beauté.
Tu n'es pas conquise. La marque de ta beauté
Est encore écarlate sur tes lèvres et tes joues.
Le pâle étendard de la mort ne les a pas encore
[recouvertes. »

— Assez ! fit Helga d'une voix rauque. Je crois que je

vais me mettre à pleurer, et ma réputation de dure sera fichue.

— Je garderai le secret, promit-il.

— Ah ! Si seulement il y avait un moyen de laver ses vaisseaux sanguins et de les débarrasser de ce maudit virus !

— Qu'est-ce que vous dites ? fit Mike, se retournant soudain vers elle.

— Je déplore qu'il n'y ait pas un moyen de la débarrasser de sa jaunisse, de chasser ce virus de son système sanguin.

— Voilà peut-être la solution ! s'écria-t-il. J'ai lu récemment une communication relative à une méthode de transfusion, qui permet de substituer pratiquement à la quasi-totalité du sang que nous avons dans le corps un sang nouveau.

Lui tournant le dos, il gagna la porte et, avant de la franchir, ajouta :

— Si l'on a besoin de moi, je serai dans la bibliothèque, sans doute toute la nuit !

2

Quelques gouttes de pluie réveillèrent Rebecca Dalton, qui s'était assoupie sur la chaise longue, après la violente étreinte qui venait de l'unir de nouveau à Ken. Son maillot gisait sur le dallage de la terrasse, et c'est à peine si la serviette de bain couvrait son corps rassasié d'amour. Frissonnant, elle se leva, enfila sa robe de plage et se hâta de descendre dans son appartement. Elle venait de prendre une douche et allait se coucher, quand le téléphone sonna.

— Reb ? fit Ken. J'étais inquiet. Voilà dix minutes que je t'appelle.

— Je me suis endormie... Tu te souviens... C'était toujours mon habitude, après...

— En effet.

— Je vais être couverte de bleus demain.

— Tu les as mérités, car tu m'as joué un mauvais tour !

— Il a rudement bien réussi ! dit-elle, enjouée.

— Ça ne change rien.

— Sauf que maintenant je sais que tu m'aimes toujours.

— La question n'est pas là. Le fait important, c'est que tu as réussi et que j'ai échoué.

— Non, mon chéri ! Tu n'as échoué ni comme chirurgien ni comme amant, et la seule chose qui importe, c'est que tu m'aimes.

— Alors bonne nuit !... Ah ! J'oubliais de te dire. Karen Fletcher estime que Dale Tyndall a davantage de dyspnée et de cyanose.

— Quand l'a-t-elle vu ?

— Cet après-midi, en sortant de la piscine. Elle m'a téléphoné pour me prier de passer à son laboratoire. Elle voulait me montrer les tests grâce auxquels elle a la preuve que la mère du bébé Hornsby est bien morte d'un excès d'héroïne. Nous sommes allés ensuite ensemble à la réunion de la Commission exécutive.

— C'est vraiment gentil de sa part ! fit Rebecca d'un ton sec.

— N'est-ce pas ? répliqua Ken, sans paraître remarquer le changement. Pense à Dale, veux-tu ?

— Je le ferai venir dès lundi matin. Voilà près de six mois que nous ne l'avons plus examiné. Bonne nuit !

Elle mit longtemps à s'endormir, car les paroles de Jeffry Toler ne cessaient de lui revenir à la mémoire : « C'est bien ce qui pourrait arriver, Reb. Il y a ici beaucoup de femmes séduisantes, célibataires, ou divorcées, ou mariées insatisfaites. » Il ne faisait aucun doute que Karen Fletcher était une des plus remarquables du lot.

3

Carolyn Payson était assise dans son lit et lisait, quand Helga Sundberg vint la rejoindre dans leur appartement commun, peu avant minuit.

– Comment ça va ? demanda Carolyn.

– Couci-couça. J'avais l'intention de sortir avec un gars, mais il est allé s'enfermer dans la bibliothèque.

– Qui est-ce ?

– Mike Raburn.

– Mike ! s'écria Carolyn en posant son livre. Depuis quand est-ce que ça dure ?

– Exactement depuis trois heures moins cinq, cet après-midi.

Carolyn eut envie de rire mais elle se retint en se rendant compte que son amie parlait sérieusement.

– Si brusquement que ça ? fit-elle.

– Je ne sais pas moi-même comment c'est arrivé.

– Veux-tu me le raconter ?

– Il n'y a pas grand-chose à dire. Ça s'est passé si vite que j'ai peine à croire qu'il ne s'agit pas d'un rêve, et pourtant c'est vrai.

Quand Helga eut achevé son récit, Carolyn secoua la tête.

– J'avoue que je ne comprends pas, murmura-t-elle.

– L'amour est souvent incompréhensible. Comment est-ce que ç'a démarré, entre toi et Gus ?

Le visage de la jeune fille s'assombrit.

– C'est différent, repondit-elle. Je me borne à saisir le peu de bonheur que je peux avoir maintenant, sachant fort bien qu'il ne pourra pas durer. Quand Papa sera mort, je romprai avec Gus, car le contraire serait déloyal. Quand on a devant soi une carrière comme la sienne, on ne peut lier son sort à celui d'une épouse qui sera sans doute une pierre à son cou à partir de trente-cinq ans, et qui de toute manière ne pourra pas lui donner d'enfants.

— Il y a tout de même cinquante pour cent de chances pour que les choses ne se passent pas ainsi.

— J'aime beaucoup trop Gus pour lui faire courir ce risque.

— Alors que vas-tu faire ?

— Le moment venu, je retournerai probablement au Brésil. Je m'y plaisais.

— Moi aussi, jusqu'à ce que je commette la faute d'aimer un homme déjà marié.

— Mais tu l'ignorais, et tu as eu le courage de rompre dès que tu l'as appris.

— Je suis rentrée, bien résolue à ne plus récidiver, mais voilà que ça recommence, et aujourd'hui c'est dix fois pire.

— Pire, ou mieux ?

— Tellement mieux que ça me fait peur.

— As-tu pris une décision ?

— Il n'y a qu'un moyen pour être sûre de ne pas me tromper. Si je me réveille un beau matin avec Mike dans mon lit, si je l'entends ronfler, si je vois des poils plein ses joues, si je me rends compte qu'il a besoin d'un déodorant, et si malgré tout ça j'ai encore envie de faire l'amour avec lui, alors il n'y a pas de doute, je n'aurai qu'à continuer.

— Comment comptes-tu procéder à cette expérience ?

— Je vais m'arranger pour qu'il m'emmène dans un endroit où nous serons seuls, déclara Helga, achevant de mettre son pyjama.

— En somme, une sorte de Jardin d'Éden.

— Peut-être. En tout cas, je serai fixée quand je lui donnerai la pomme ! fit-elle en éclatant de rire.

4

Ce soir-là, Valérie Lemoyne arrêta la télévision qu'elle regardait sans la voir depuis une heure, et écrasa une cigarette dans le cendrier. Elle n'aurait pas cru, en venant voir Jerry Singleton dans le vestiaire des chirurgiens, que son invitation à passer le week-end avec lui raviverait avec une telle ardeur son besoin de l'étreinte d'un homme. Elle ne savait que trop ce que risquait de signifier toute nouvelle aventure, car jusqu'à ce jour aucune de ses expériences n'avait pu apaiser le feu qu'elle sentait constamment brûler au plus secret de son être, et ç'avait été la cause essentielle de son divorce en France avec Marcel Thibaud.

Certes, elle s'estimait heureuse d'avoir trouvé à Miami ce poste intéressant et prometteur. Quant à savoir si Jerry Singleton représentait la solution de son problème intime, elle avait sans cesse reculé, par une sorte d'instinct, l'heure de vérité. Maintenant que cette heure sonnait, elle frissonnait à la pensée de ce qui allait se passer et du nouvel échec auquel cette expérience aboutirait. Partagée entre ses aspirations à connaître enfin un bonheur réel et la crainte d'en être incapable, elle prit sur sa table de nuit deux comprimés de somnifère puis se mit au lit, certaine ainsi qu'elle ne souffrirait pas d'y être seule.

5

Ed Vogel était de garde au service de Cardiologie quand le téléphone sonna, peu après minuit.

– On demande le docteur Desmond de l'extérieur, lui dit le standardiste, mais il a quitté Miami. La personne qui est au bout du fil semble assez affolée, et quand je lui ai dit que le docteur Desmond n'était pas chez lui, elle a demandé le docteur Rebecca Dalton.

– C'est bon, passez-la-moi !... Allô ! Ici le docteur

Vogel, assistant du docteur Rebecca Dalton. En quoi puis-je vous être utile ?

— Un instant, je vous prie, répondit une femme, d'un ton sec.

Ed entendit qu'elle discutait avec homme mais ne put comprendre leurs propos, puis elle revint à l'appareil :

— Je suis la gouvernante de M. Ross McKenzie. Il croit qu'il a eu une crise cardiaque et désire savoir si vous pourriez venir l'examiner.

— Est-ce que cette crise est due à un excès de fatigue ?

— Probablement, répondit-elle après un temps.

— Bien. J'envoie tout de suite une ambulance le chercher.

— Mais... il ne veut pas aller à l'hôpital !

— S'il s'agit d'une crise cardiaque grave, répliqua d'un ton ferme le cardiologue, il ne faut pas perdre de temps. L'ambulance sera chez lui dans cinq minutes. Empêchez-le de bouger jusqu'à son arrivée.

— Entendu, Docteur ! fit la femme, manifestement soulagée.

Dès qu'il eut donné les ordres aux pompiers, Ed téléphona à Rebecca Dalton, qu'il réveilla :

— M. Ross McKenzie vient d'avoir une attaque. Une ambulance est partie le chercher.

Après un moment de réflexion, Rebecca répliqua :

— Est-ce qu'il m'a demandée ?

— Sa gouvernante a d'abord voulu parler au docteur Desmond. Or, il a quitté Miami ce soir pour un congrès, alors elle vous a demandée.

— Je viens tout de suite. Mais cet après-midi, il a voté contre ma promotion, en sorte qu'il refusera peut-être d'être soigné par moi.

— Il y a tout de même une justice immanente...

— Je n'ai pas le temps de réfléchir aux aspects philosophiques de cette affaire. Dès son arrivée, faites un ECG, et commencez une injection d'héparine, pour le cas où il s'agirait d'une coronaire. Je serai là dans dix minutes.

Ross McKenzie venait d'être installé dans un compartiment de la salle des Urgences, lorsque Rebecca y pénétra. Elle le trouva pâle et haletant. Une infirmière s'affairait à mettre en marche l'électrocardiographe, tandis qu'Ed Vogel commençait à injecter dans une veine une solution d'héparine, destinée à diluer le caillot de sang qui bloquait peut-être un vaisseau coronaire. L'indicateur de contrôle du pouls révélait que celui-ci était extrêmement rapide. Le malade semblait à demi inconscient.

— Comment va-t-il, Ed ? demanda Rebecca.

— Malgré sa rapidité, le pouls paraît normal en volume. Je lui ai donné du Démerol, mais je n'ai pas encore eu le temps de prendre sa tension. D'après l'ECG, il semble qu'il s'agisse d'un paroxysme atrial.

Prenant un stéthoscope, Rebecca plaça le diaphragme sur le cœur du patient : cette crise pouvait entraîner de graves complications, en particulier un rapide ralentissement des fonctions cardiaques. En effet, les valvules ne se refermant pas convenablement à chaque battement du cœur, il pouvait en résulter un refoulement du sang, en particulier dans les poumons.

— Il n'y a pas de doute, déclara Ed Vogel, qui venait d'examiner attentivement le dessin de l'ECG. Il s'agit bien d'un paroxysme atrial.

Se penchant sur le malade, Rebecca lui dit à l'oreille :

— Je suis le docteur Rebecca Dalton. Souffrez-vous beaucoup ?

McKenzie ouvrit les yeux et murmura :

— Pas beaucoup, mais j'ai l'impression que mon cœur va me sortir de la gorge.

— Nous allons y remédier dans un instant, promit-elle. L'important est de déterminer la cause de cette crise. Avez-vous une objection à ce que je vous soigne ?

— N'y a-t-il personne d'autre disponible ?

— Rien que le docteur Vogel et moi-même.

— Ça veut dire que je suis entre vos mains, grommela le malade, qui referma aussitôt les yeux.

Rebecca procéda à un rapide examen, puis déclara :

— J'ai l'impression qu'il est déjà dans le coma. Il n'y a donc pas une minute à perdre, et je crois que le mieux est de pratiquer tout de suite un massage de la carotide.

— C'est risqué, dit Vogel, et je suis rudement content que vous soyez ici pour le faire.

— Surveillez bien les appareils de contrôle, et prévenez-moi si vous constatez quelque chose d'anormal dans le fonctionnement du cœur.

Maintenant la tête de McKenzie avec sa main gauche, Rebecca palpa le cou avec sa main droite, afin de rechercher par les pulsations la principale artère carotide.

— Ça y est ! dit-elle au bout de quelques secondes. Je la tiens entre mes doigts. Regardez l'écran, Ed. Vous, madame Pearson, ajouta-t-elle, s'adressant à l'infirmière de garde, comptez quatre secondes à partir du moment où je dirai : « Là ! »... Attention !... Là !

A cet instant précis, elle exerça sur l'artère une pression avec son pouce, en l'appuyant contre les vertèbres du cou, puis elle effectua un massage de la carotide, par une légère rotation du doigt.

— Quatre secondes ! annonça Mme Pearson.

— Aucun changement ! ajouta Ed Vogel.

Une seconde tentative se révéla aussi infructueuse au même endroit.

— Je vais maintenant essayer sur l'autre côté du cou, dit Rebecca. Attention !... Là !

Cette fois, le changement indiqué par l'ECG fut immédiat.

— C'est une asystolie ! déclara Ed Vogel, d'une voix soudain plus aiguë.

L'aiguille de l'écran traçait maintenant une ligne continue, indiquant que le cœur avait cessé de battre. Dans le compartiment la tension était grande, mais il n'y eut pas d'affolement, car chacun savait ce qu'il avait à faire en pareil cas.

— Préparez-vous à pratiquer la ranimation cardio-pulmonaire, Ed ! ordonna Rebecca.

Se penchant sur le malade, le cardiologue posa la paume de sa main sur la poitrine de McKenzie, juste en dessous du cœur, afin d'exercer une forte pression sur cet organe entre le sternum et la colonne vertébrale. Toutefois, ce procédé exceptionnel de ranimation ne fut pas nécessaire, car tout à coup Mme Pearson s'écria :

— Il y a une contraction !... Une autre encore !

En effet, l'aiguille de l'appareil, après avoir effectué quelques bonds désordonnés, se remit à dessiner un ECG normal.

— Sensationnel ! dit Vogel. Vous avez réussi. Le rythme est redevenu régulier.

Ce disant, le cardiologue tira un mouchoir de sa poche et essuya son front en sueur. Au même instant, Ross McKenzie ouvrit les yeux, et son visage exprima une agréable surprise.

— Je ne sens plus mon cœur cogner dans ma gorge, déclara-t-il. Qu'est-ce que vous avez fait ?

— Le docteur Dalton a arrêté votre cœur, répondit Vogel.

— Et elle l'a remis en route ensuite ?

— Non, dit Rebecca, c'est vous-même qui l'avez fait redémarrer, Monsieur, mais nous étions prêts à agir, si vous ne nous aviez pas épargné ce soin. Comme vous le voyez, les doctoresses sont parfois bonnes à quelque chose, en dépit de ce que prétendent leurs détracteurs.

— Commandez-moi un taxi ! gronda McKenzie en essayant de s'asseoir. Je rentre chez moi !

— Il n'en est pas question ! répliqua durement Rebecca. Ce que vous venez d'avoir est une crise d'arythmie. C'est un avertissement, et vous avez de la chance, car la plupart des maladies du cœur frappent sans prévenir. Pour cette fois-ci, vous ne vous en tirez pas trop mal, mais la suivante risque de ne pas lui ressembler. C'est pourquoi, je vais vous garder ici plusieurs jours, afin de découvrir la véritable cause de votre mal, et je vais commencer par vous administrer de la digitaline.

— Qu'est-ce que je peux avoir de défectueux ? demanda le politicien, impressionné.

— Oh ! Une quantité de choses, étant donné votre âge ; une diminution de l'afflux du sang au muscle cardiaque, un rhumatisme chronique du cœur, une tension exagérée, une fatigue anormale, et cœtera...

Sans attendre ses commentaires, elle quitta le compartiment.

6

Vers 3 heures du matin, Ed Vogel dut faire face à un autre incident. Un vieillard du quatrième étage, à qui l'on avait donné un somnifère, venait d'avoir un cauchemar : il voyait des bêtes grimper sur son lit pour le dévorer. C'est pourquoi il décida de se lever et, dans une crise de somnambulisme, déambula dans la salle, en traînant avec lui un certain nombre d'appareils accrochés à son corps, avant de s'effondrer aux pieds d'une infirmière effarée. Étant donné que tout malade, quittant son lit sans permission en de telles circonstances, devait être aussitôt examiné par un médecin, afin d'évaluer les dégâts, on avait dû appeler Ed. Regagnant sa chambre, il passa devant la bibliothèque et fut surpris de voir qu'elle était éclairée. Pensant qu'il s'agissait d'un oubli, il y entra pour éteindre l'électricité, et grande fut sa surprise en découvrant que Mike Raburn dormait profondément à la table principale, sur laquelle il avait ouvert une revue médicale.

— Réveillez-vous ! lui dit-il, en le secouant par les épaules.

Mike se redressa, cligna des yeux et demanda :

— Quelle heure est-il ?

— 3 heures du matin. Il y a longtemps que vous êtes ici ?

— Depuis dix heures et demie du soir. Tout ce que je me rappelle, c'est qu'une heure venait de sonner quand j'ai découvert ce que je cherchais.

— Peut-on savoir de quoi il s'agit ?

— D'une méthode pour supprimer le coma hépatique, grâce à une transfusion quasi totale du sang. Elle a été mise au point récemment dans un hôpital de l'Armée de l'Air. Elle consiste à refroidir le corps du patient, au point d'interrompre presque son animation, tout en pompant son sang et en lavant le système circulatoire avec une solution spéciale, avant de le remplir de nouveau avec du sang sain.

— Vous pensez utiliser ce procédé pour soigner la jeune Cubaine ?

— Je suis décidé à m'en servir, si je parviens à convaincre la famille que c'est sa seule chance de salut.

— Ça me paraît très dangereux.

— Il n'y a aucun doute, mais son état vaut la peine de courir le risque. Le type qui a mis cette méthode au point estime que l'opération demande un maximum de neuf minutes, avant que le froid et le manque d'oxygène provoquent des dégâts irrémédiables au cerveau.

— A neuf minutes de la mort ? Ça ferait un bon titre de roman.

— Il est certain que, pour réussir, il ne faut se heurter à aucune anicroche. Or, le docteur Dalton possède une expérience exceptionnelle, grâce à ses opérations à cœur ouvert, dans le domaine de l'hypothermie et de l'utilisation de la pompe à oxygénation. Je ne crois pas que cette opération présente plus de difficultés que toutes celles qu'il a pratiquées avec succès.

— J'ai lu un jour, dit Vogel, un roman intitulé « Sept Minutes », mais il traitait d'amour. Je vous souhaite bonne chance, Mike, car m'est avis que vous en aurez besoin. Et si par malheur vous échouez, pour l'amour du ciel, ne laissez pas la mort de cette jeune fille vous démolir, comme Ken Dalton l'a été par toutes ses transplantations qui ont mal tourné !

CHAPITRE IX

1

Carolyn Payson avait mal dormi, et ce fut avec soulagement qu'elle vit l'aurore se lever. Faisant aussi peu de bruit que possible pour ne pas déranger Helga, elle s'habilla rapidement, sortit et se promena une demi-heure sur le front de mer, avant de gagner l'hôpital. C'était une matinée superbe, surtout pour une femme éprise qui se savait aimée, mais le drame qu'elle vivait et le destin inexorable qu'elle devait affronter l'empêchaient d'en savourer l'incomparable qualité. Elle déjeuna rapidement au café de l'hôpital, puis alla rejoindre sa collègue, Mary Pearson, qui lui fit le compte rendu des événements de la nuit :

— La température de la jeune Cubaine continue de monter. Mike Raburn est venu de bonne heure la voir. Il envisage un nouveau traitement, mais à mon avis il ne réussira pas à la sauver.

— Comment va le petit prématuré ?

— Il est en pleine cure de désintoxication, le pauvre gosse, mais il réagit bien. Il me fait tellement pitié que j'ai envie de pleurer en le regardant. Autre chose : on nous a amené vers minuit M. Ross McKenzie, atteint d'une grave crise cardiaque. Le docteur Rebecca Dalton a pratiqué un massage de la carotide avec succès.

— Ma parole, vous avez eu une nuit agitée !

— Pas beaucoup plus que les autres, fit l'infirmière en haussant les épaules. A plus tard !

Restée seule, Carolyn se rendit au compartiment de son père. Richard Payson avait les yeux ouverts, si bien que sa fille eut l'impression qu'il la reconnaissait. Il remua les lèvres et elle se pencha sur lui, espérant percevoir quelques mots.

— Laisse-moi mourir, murmura-t-il dans un souffle.

Cette fois, il n'y avait aucun doute sur la signification de ses paroles, de cette supplication d'une âme tourmentée, n'aspirant qu'à une mort libératrice. Elle posa la main sur le front du malheureux et répondit :

— Je te le promets. Encore un peu de temps, et tu seras délivré.

En sortant du compartiment, elle trouva Gus Henderson debout, à un mètre du seuil, et dans un geste instinctif elle tendit les bras vers lui, car elle défaillait. Lui prenant les mains, il lui dit :

— Bonjour, chérie. Tu n'es pas souffrante, j'espère ?

— Non, mais chaque fois que je le revois, cela me brise, et il me faut une ou deux minutes pour m'en remettre.

— Es-tu toujours décidée à soumettre son cas à la Commission de Dieu ?

— Oui.

— Cela te demandera beaucoup de courage.

— Non, Gus, simplement de la compassion. Après tout, je ne fais qu'accéder aux désirs de mon père. Si seulement tu l'avais entendu parler à l'instant !

— Je l'ai entendu, répliqua-t-il, d'une voix un peu rauque. Dis-moi, crois-tu que cela t'aiderait, si j'apportais mon témoignage à la commission ?

— Oui, bien sûr.

— Sais-tu quand elle se réunira ?

— J'espère que ce sera aujourd'hui.

— Permets-moi cependant de te mettre en garde, Carolyn. Ne compte pas trop sur cette réunion. Au fond, la commission est un organisme créé très récemment, et je doute que les membres qui n'appartiennent pas au corps médical comprennent qu'un médecin puisse volontairement renoncer à sauver une existence dont il est responsable.

— C'est pourtant ce que papa désire, Gus. Même si je n'étais pas sûre que c'est pour lui la meilleure solution, je serais obligée de tenir compte de sa volonté.

— Tu sais que je te comprends, ma chérie. Je te demande seulement de ne pas te laisser abattre, si les décisions de la commission ne sont pas conformes à ce que tu souhaites. N'oublie pas que ce sont des hommes. Nous avons beau l'appeler la Commission de Dieu, je doute que quiconque ici-bas puisse prendre la place du Tout-Puissant. A ce soir, mon amour !

2

Mike Raburn fut assez heureux pour réunir, peu après le petit déjeuner, Rebecca et Ken Dalton, afin de discuter avec eux du cas de Carmelita Sanchez, et il alla droit au fait :

— J'ai l'intention de pratiquer une perfusion totale hypothermique sur cette malade, autrement dit un lavage complet de son système sanguin, et j'ai voulu vous consulter à ce sujet.

— C'est une méthode mise au point très récemment, fit Ken.

— En effet, et jusqu'à présent on ne l'a tentée, à ma connaissance, que cinq fois. Elle implique un refroidissement du corps à la température de 25 degrés centigrades.

— Ce qui équivaut à la mort clinique.

— Oui, mais on a pu la maintenir durant neuf minutes, puis le cœur de chaque malade s'est remis à battre normalement. Il y a même eu un cas où le tout n'a demandé que sept minutes. L'opération consiste à vider le corps de presque tout son sang, à laver les vaisseaux sanguins avec une solution spéciale et de l'albumine refroidie à environ 5 degrés, ce qui débarrasse le système circulatoire de la plupart des toxines d'hépatite sérique. Quand le lavage est achevé, il ne reste qu'une fraction infime des antigènes mortels dans le corps. On pompe alors du sang nouveau et du plasma contenant un maximum de globules rouges dans l'organisme, en le chauffant au préalable, afin de faire remonter le plus vite possible la température à 35 degrés. Dans tous les cas signalés jusqu'à présent, la remise en marche du cœur s'est faite spontanément, dès que cette température a été atteinte, et le malade a vite repris conscience.

— J'ai lu ce rapport, dit alors Rebecca, et j'avoue que je n'y avais pas cru jusqu'à présent, mais maintenant que je vous ai écouté, Mike, je ne suis plus de cet avis.

— Vous m'avez l'air d'avoir étudié à fond la question, dit Ken un peu sèchement, et je vous crois parfaitement capable d'employer au mieux une telle méthode, Mike. Ce que je ne vois pas, c'est pourquoi vous m'en parlez.

— Docteur Dalton, répliqua le jeune chirurgien, vous avez infiniment plus d'expérience que quiconque ici, dans le domaine cardiaque, en particulier en ce qui concerne l'utilisation de la pompe à oxygénation et de l'hypothermie. C'est pourquoi, je me permets d'exprimer l'espoir que vous voudrez bien m'apporter votre concours en cette circonstance.

— Je n'ai pas obtenu, ces derniers temps, des résultats bien brillants, objecta Ken d'un air sombre.

— Permettez, Docteur ! protesta Mike. Vous avez exécuté quinze transplantations, sans qu'un seul des malades succombât sur la table d'opération, et je ne parle pas de vos innombrables interventions à cœur ouvert. Je vous serais infiniment reconnaissant si vous consentiez à m'aider.

— Avez-vous parlé à la famille de la jeune fille ?

— Ses parents doivent venir à 10 h 30. Ils savent que nous avons épuisé tous les moyens dont nous disposons. C'est pourquoi je ne crois pas qu'ils élèveront des objections.

— Es-tu d'accord, Reb ? demanda Ken.

— Oui, fit-elle en hochant la tête. Je n'aurais peut-être pas été d'accord, si un chirurgien inconnu proposait cette solution, mais j'ai une totale confiance en vous deux.

— Quand comptez-vous opérer, Mike ? demanda Ken.

— Demain matin, si les parents y consentent.

— C'est entendu ! Nous utiliserons la principale salle d'opération vasculaire, de manière à disposer du maximum de moyens techniques.

3

Peu avant 10 h 30, le standardiste informa Mike Raburn que Joe Gates venait d'arriver dans la salle d'attente et demandait à le voir. Il alla aussitôt le retrouver et, voyant que l'athlète noir était très troublé, il se hâta de le rassurer :

— Votre fils est hors de danger, Joe.

— J'aimerais vous parler en tête à tête, Mike.

Les deux hommes étaient de vieux amis, ayant passé plusieurs années au collège dans la même classe, et Mike servait souvent de médecin traitant de la célèbre équipe de basket-ball. Mike conduisit donc son visiteur dans le petit bureau qu'il occupait, entre la salle des Urgences et celle des Services exceptionnels.

— Dites-moi ce qui est arrivé à Joey, demanda Gates dès qu'ils furent seuls.

— Hier, peu après midi, il a eu une grave crise d'anémie falciforme. Maintenant ça va.

— C'est ce que m'a dit Ethel. Mais l'avenir ?...

— Nous pensons empêcher le retour de telles crises, grâce à un nouveau médicament à prendre chaque jour. Ne vous en faites pas.

— Je suis tranquille pour le petit, parce qu'il est entre vos mains, mais je me tracasse à mon sujet, car je sais que l'anémie falciforme est particulière à la race noire.

— Pour vous rassurer, il vous suffit de faire analyser votre sang, et nous saurons si c'est vous qui avez transmis cette hérédité à Joey.

— Le problème n'est pas là. Mon contrat avec l'équipe est valable encore deux ans et ne peut être résilié que si une défectuosité physique chronique m'empêche de continuer à jouer.

— Ah, je comprends ! fit Mike. Pourtant les dirigeants ne chercheront pas à vous expulser, du moment que vous êtes en bonne santé.

— Si vous découvrez que j'ai cette forme d'anémie dans le sang, me conseillerez-vous de continuer à jouer ?

— C'est difficile à dire. Il faudrait d'abord procéder à un examen médical complet. En outre, les personnes atteintes d'anémie falciforme ne manifestent pas toutes les symptômes de la maladie, et vous pourriez fort bien continuer à jouer, même avec des globules rouges en partie défectueux. De toute manière, nous disposons ici de tous les moyens pour vous donner un avis autorisé.

— Nous pourrons toujours prendre ces garanties, le moment venu, dit Gates. Dans l'immédiat, le problème à résoudre est différent. A San Francisco, la question s'est posée de la création d'un syndicat de joueurs professionnels, et j'ai donné mon accord pour en être un des principaux animateurs. Cela m'oppose aux dirigeants de l'équipe, et si jamais le bruit court que je suis atteint d'une maladie incurable, on s'empressera de résilier mon contrat. Il est donc capital qu'on ne trouve pas dans mon sang le moindre globule falciforme, en tout cas pas avant le dernier match de la saison, qui a lieu demain soir.

— Permettez-moi de vous dire deux choses, déclara Mike. Tout d'abord, aucun renseignement relatif à votre état de santé ne sera divulgué par l'hôpital. En second lieu, j'aimerais analyser le sang de votre femme. Si le test est positif, nous aurons une forte raison de penser que le virus provient d'elle et non de vous.

— Pouvez-vous en être sûr ?

— Pas absolument, mais si vous l'aviez tous les deux, ce virus, les symptômes se seraient manifestés beaucoup plus tôt dans le sang de Joey.

— Je ne puis vous dire combien nous vous sommes reconnaissants, Mike, fit Gates en se levant. Pour l'instant, Ethel est très nerveuse, vous le comprenez, et j'aimerais que vous attendiez quelques jours avant de procéder à cette analyse.

— C'est entendu ! Nous la ferons avant que le petit quitte l'hôpital.

— D'accord ! Je vous enverrai deux places de loge pour le match de demain soir. Amenez votre petite amie.

4

Mike Raburn connaissait bien M. et Mme Rodrigo Sanchez, pour les avoir vus souvent au chevet de Carmelita, et il éprouvait une vive sympathie à leur égard. Ils avaient appartenu à la meilleure société de La Havane, s'étaient enfuis de Cuba pour échapper au régime de Castro, et Rodrigo Sanchez dirigeait maintenant une importante entreprise commerciale à Miami. Quand Mike vint les retrouver dans un coin de la salle d'attente de l'hôpital, ils l'interrogèrent anxieusement du regard.

— Je m'excuse d'être en retard, dit-il, mais j'ai trouvé

un nouveau traitement pour Carmelita, et avant de vous en parler, j'ai voulu en discuter avec deux de mes confrères.

La lueur d'espoir qu'il lut dans les yeux des malheureux parents émut profondément Mike.

— S'agit-il d'un traitement nouveau, Docteur ? demanda Mme Sanchez.

— Très nouveau, et comme je vous dois la vérité, j'ajoute qu'il est aussi très dangereux. Je vais essayer de vous l'expliquer.

Il leur décrivit aussi simplement qu'il le put comment il se proposait de débarrasser la malade de ses toxines. Quand il eut terminé, M. Sanchez parut très soucieux.

— Si j'ai bien compris, dit-il, Carmelita sera morte pendant neuf minutes, n'est-ce pas ?

— Pas morte, mais inanimée, et je suis convaincu qu'ensuite elle reprendra connaissance, parce qu'elle sera délivrée du mal qui empoisonne son organisme.

— Pour toujours ?

— Nous y comptons bien.

— Ce serait une sorte de miracle, murmura Mme Sanchez.

— C'en serait un véritablement, déclara son mari. Il faut tout de suite que nous allions dire une neuvaine... Mais j'y pense, Docteur, ajouta-t-il d'une voix soudain rauque, puisque notre fille va se trouver en danger de mort, verriez-vous une objection à ce qu'un prêtre l'administre ?

— Bien sûr que non !

— Ne prenez surtout pas cette demande pour un manque de confiance en vous, Docteur.

— Nous sommes d'accord, dit Mike. Je compte commencer l'opération demain matin à neuf heures.

5

A 11 h 15, ce même mercredi, un signal d'alerte rouge s'alluma au tableau de contrôle devant lequel Carolyn Payson était assise, examinant divers diagrammes. Aussitôt elle tourna le commutateur de l'appareil de télévision, directement relié au compartiment de Ross McKenzie.

Celui-ci était étendu, immobile, et l'infirmière de garde écoutait battre son cœur avec un stéthoscope, tout en regardant sa montre. Or, un des appareils de contrôle de la tension venait de déclencher automatiquement l'alerte, parce que la pression du sang était descendue en dessous de cent millimètres de mercure. Carolyn appuya alors sur un bouton et mit en marche un système compliqué, lui permettant de voir sur un écran le graphique de l'ECG. Il lui suffit de quelques secondes pour évaluer la gravité de la situation. Décrochant le téléphone, elle donna ses instructions au standardiste :

– Veuillez appeler les docteurs Rebecca Dalton et Edward Vogel, « Code Quatre » !

Ce signal, moins urgent que « Code Cinq », n'appelait qu'un ou plusieurs médecins nommément désignés, au lieu d'alerter en même temps tous les services.

Quand elle eut raccroché, Carolyn s'appliqua à interpréter le mieux possible les indications fournies par les différents appareils de contrôle. Malgré la baisse de tension artérielle, le cœur de McKenzie semblait continuer à battre normalement, ce qui était rassurant dans une certaine mesure. Quittant son bureau, la jeune fille se hâta de gagner le compartiment du malade à une dizaine de mètres de là. Il paraissait paisible et ronflait un peu.

– Cette baisse de tension s'est produite tout d'un coup, mademoiselle Payson, dit l'infirmière de garde. Avez-vous une idée de ce qui l'a provoquée ?

– Je crois qu'il s'agit d'un brusque désordre cardiaque. Remarquez comme sa peau commence à pâlir. Cela signifie une alimentation insuffisante du sang dans le système circulatoire. Allez dans mon bureau, et tâchez de savoir si l'on a pu joindre les docteurs Dalton et Vogel. Si ce n'est pas le cas, appelez d'urgence le docteur Raburn !

Tout en parlant, elle avait ouvert un robinet, de manière à accélérer l'injection permanente de la solution que McKenzie recevait depuis son arrivée l'hôpital. Elle prit ensuite une ampoule d'Isoproterenol, un puissant vaso-constricteur des vaisseaux sanguins, et procéda très vite à une injection d'un milligramme de cette drogue. Aussitôt Ross McKenzie bougea et ouvrit les yeux.

— Qu'est-ce qui se passe encore ? grommela-t-il.

— Rien de spécial ! Je viens de vous donner un médicament, répondit Carolyn d'un ton naturel et enjoué.

Le malade referma les yeux et ne tarda pas à ronfler de nouveau. Sur le graphique enregistreur, l'aiguille indiqua une brusque montée, dès que la pression systolique eut augmenté, grâce à l'effet de la puissante drogue. A ce moment, Ed Vogel apparut de l'autre côté du lit. Tirant de sa poche un stéthoscope, il demanda à voix basse ce qui se passait, tout en regardant du coin de l'œil l'écran du contrôleur de tension.

— J'ai l'impression qu'il s'agit d'un sérieux désordre cardiaque, dit Carolyn, et pour accélérer la circulation du sang, je viens de lui faire une injection d'Isoproterenol.

Le cardiologue procéda à un long examen, déplaçant maintes fois le diaphragme sur la poitrine de McKenzie. Quand il eut trouvé le point sensible, il passa l'instrument à Carolyn, qui écouta quelques instants puis le lui rendit.

— Qu'avez-vous entendu ? fit-il.

— Un murmure systolique apical, assez net et caractérisé.

— Vingt sur vingt !

— Quelle peut être la cause, à votre avis ? demanda-t-elle, en sortant avec lui du compartiement.

— Ce murmure signifie que la valvule mitrale ne se

ferme pas complètement, et il en résulte que du sang revient en arrière, refoulé à chaque battement dans l'oreillette gauche.

Comme ils arrivaient au bureau, l'infirmière venait de décrocher le téléphone, qu'elle tendit au cardiologue :

— Le docteur Dalton vous demande, docteur Vogel.

Après s'être entretenu quelques instants avec Rebecca, Ed raccrocha et dit à Carolyn, en retournant avec elle au compartiment :

— Elle ne peut pas venir pour l'instant, parce qu'elle travaille à un document qui doit être discuté cet après-midi, en commission.

— La Commission de Dieu ? demanda tout de suite Carolyn.

— Elle ne me l'a pas dit, mais j'ai l'impression que c'est important... Oh ! S'agirait-il de votre père ?

— Oui.

— Il y a des gens qui vont vous blâmer.

— On a déjà commencé, mais ça m'est égal.

— Je ne suis pas de ceux-là, et j'estime que vous seule pouvez juger de ce qui est préférable. Le docteur Dalton m'a prié de vous dire qu'elle aimerait vous voir dans son bureau, dès que vous aurez fini votre service. Si cela vous est impossible, téléphonez-lui.

— J'irai la voir. Et pour M. McKenzie, que faisons-nous ?

— Vous avez pris les mesures nécessaires, et nous en resterons là pour l'instant. Le docteur Rebecca Dalton m'a prié de faire venir le docteur Kenneth Dalton, pour une consultation chirurgicale.

— Est-ce à dire que M. McKenzie devra être opéré ?

— Cela dépendra du comportement de sa valvule mitrale et de la partie gauche de son cœur, au cours des prochaines vingt-quatre heures. Si l'obturation se fait naturellement, et si l'on cesse d'entendre cette fuite, il ira mieux, à condition de se ménager. Dans le cas contraire, il va falloir lui ouvrir le cœur et mettre une nouvelle valvule à la place de celle qui est devenue défectueuse.

– Croyez-vous qu'il supporterait l'opération ? Cette baisse de tension a été vraiment soudaine.

– Et aussi forte, dit gravement le cardiologue. Si McKenzie doit, pour s'en tirer, être opéré, il ne fait aucun doute qu'il vaut mieux ne pas attendre longtemps. D'autre part, si l'intervention chirurgicale n'est pas indispensable, quiconque l'opérera lui fera courir un risque qui n'est pas rigoureusement nécessaire. C'est vous dire que je suis rudement content de ne pas avoir à prendre moi-même la décision, surtout avec un malade tel que lui.

CHAPITRE X

1

Responsable du bon fonctionnement de la pompe assurant la respiration artificielle, souvent appelée à juste titre pompe à oxygénation, Peggy Tyndall était un élément vital de la remarquable équipe formée par Ken Dalton, pour ses célèbres opérations de chirurgie cardio-vasculaire. Quand Mike Raburn vint la voir, ce même mercredi à 10 h 30, au laboratoire de recherches cardiologiques, elle lui dit aussitôt :

— Le docteur Rebecca Dalton m'a téléphoné tout à l'heure que je devais tout laisser tomber pour travailler avec vous, Docteur. De quoi s'agit-il ?

— De ceci.

Il posa sur une table bien éclairée le schéma du dispositif nécessaire pour un lavage total de l'appareil circulatoire. Peggy l'examina un moment puis, se redressant, elle lui dit, les yeux brillants d'intérêt :

— Le bruit court que vous allez tenter demain une thérapeutique très nouvelle. Est-ce que ce schéma s'y rapporte ?

— Il en est la base. Pouvez-vous mettre au point pour moi un tel dispositif ?

— C'est possible, mais je ne vous cache pas qu'à première vue ça me flanque la frousse.

— A moi aussi, admit Mike, mais il faut réussir.

— Je vais m'y mettre immédiatement. Où dois-je travailler ?

— Le docteur Lemoyne met à notre disposition la salle d'anesthésie contiguë à la salle d'opération principale. Elle vous consacrera autant de temps qu'elle le pourra et moi aussi.

— Entendu, Docteur ! dit Peggy. Je vais mettre sur un chariot tout ce dont je risque d'avoir besoin, et monter au service de chirurgie. Les pompes à oxygène sont déjà là-haut et j'en utiliserai une.

Ils furent interrompus par la voix du standardiste, appelant au haut-parleur : « Le docteur Toler demande le docteur Raburn ! »

— Qu'est-ce qu'il peut bien me vouloir ? dit Mike en haussant les sourcils. Je file. A tout à l'heure.

2

Dès qu'il eut pénétré dans le bureau du directeur de l'hôpital, Mike fut fixé sur le motif de cette convocation.

— Je désire vous parler de Mlle Sanchez, Mike, lui dit sans préambule le vieux médecin. A-t-elle des chances de s'en tirer ?

— Sans lavage total du système circulatoire, aucune.

— Et avec ce lavage ?

— A ma connaissance, on a cinq fois utilisé cette méthode jusqu'à présent. Deux des malades sont morts, mais les trois autres semblent guéris. Craignez-vous que la perte de cette jeune fille n'entache la réputation de l'hôpital, Monsieur ?

— Grand Dieu, non ! Je ne me permettrais pas d'émettre un jugement sur ce que décide un des médecins responsables de cette maison, alors que je ne pratique plus moi-même depuis quinze ans. Je vous ai appelé pour une autre raison. Ce matin, j'ai reçu un coup de téléphone de Marcia Weston.

— Je la connais. Hier, elle a rendu compte de nos interventions relatives au fils de Joe Gates et au bébé Hornsby.

— Oui, et je dois dire que j'ai apprécié ses éloges. Cette fois-ci, Mlle Weston désire faire un reportage sur la journée d'un médecin de l'hôpital, la vie qu'il mène, son travail et ses responsabilités.

— Qu'elle s'entende avec Gus Henderson, puisque c'est lui qui soigne ces deux enfants !

— La partie à jouer est plus importante que cela, Mike, etant donné la position prise à notre égard par la commission des finances du Comté. Pour nous défendre, il faut que nous utilisions au maximum les concours qui s'offrent à nous.

— A quoi pensez-vous, Monsieur ?

— Si cela ne vous gêne pas trop, au cours de l'opération délicate à laquelle vous allez procéder, j'aimerais qu'elle soit télévisée par Mlle Weston. Nous devons tenir compte de ce que M. Sanchez est un des émigrés les plus importants de Cuba. Si nous sommes contraints de provoquer un référendum, lors des élections d'automne, pour obtenir un budget spécial, le vote des Cubains serait précieux et nous aiderait à l'emporter.

— Supposez que j'échoue demain ?

— Chacun sait que c'est un combat livré le dos au mur. Vous pourriez insister auprès de Mlle Weston, avant d'opérer, pour qu'elle souligne la gravité du cas dans ses commentaires. Aux yeux de l'opinion publique, vous êtes déjà un héros, Mike, parce que vous avez sauvé le petit Gates, et si vous réussissez demain matin, vous serez l'homme du jour.

— C'est entendu, Monsieur. Dites à Mlle Weston

qu'elle soit intallée ici à 8 h 30 au plus tard avec son matériel. Je ne veux surtout pas qu'elle dérange mes collaborateurs. Nous commencerons à 9 heures.

3

Rebecca Dalton pénétra dans le compartiment de Ross McKenzie, au moment où Ken achevait d'examiner le malade. Se redressant, le chirurgien glissa son stéthoscope dans la poche de sa longue blouse blanche puis, d'un air grave, quitta la pièce, suivi de Rebecca et de Vogel.

— Avait-il ce murmure systolique, au moment de son admission à l'hôpital ? demanda-t-il.

— Ed l'a entendu pour la première fois ce matin, quand la tension a brusquement baissé, répondit Rebecca. Qu'en penses-tu ?

— Je crois qu'il s'agit d'un fonctionnement défectueux de la valvule mitrale.

— C'est aussi mon avis, dit Rebecca.

— Je suis sûr, déclara Vogel, que le bruit serait encore plus net, si Mlle Payson n'avait pas eu la présence d'esprit de lui donner immédiatement de l'Isoproterenol.

Après avoir hésité un instant, Rebecca posa la question qui la hantait :

— Crois-tu qu'il faille l'opérer, Ken ?

— Pas pour l'instant, mais c'est une sérieuse alerte. Je voudrais voir comment il va se comporter pendant les six ou huit prochaines heures. Pour cela, Ed va pouvoir placer les cathéters nécessaires, et nous saurons dans quel état se trouve la valvule mitrale.

— Ne crois-tu pas risqué d'attendre si longtemps ? insista Rebecca.

— J'espère que non. Bien entendu, s'il faut l'opérer pour lui mettre une valvule mitrale artificielle, il vaudrait mieux agir tout de suite, avant que les tissus intérieurs ne se dilatent ; mais je ne suis pas convaincu qu'une telle opération soit inévitable.

Ed Vogel les ayant quittés pour donner des instructions, Rebecca put enfin poser la question cruciale :

— Aurais-tu des scrupules à opérer McKenzie ?

— Des scrupules ? Pourquoi donc ?

— A cause de ce qu'il a dit hier à ton sujet.

— Te figures-tu, Reb, que cela pourrait influer sur ma décision ou ma technique ?

— Pas le moins du monde, mais je voulais être sûre que tu partages mon opinion sur ce point.

— La manière dont vous autres femmes nous manœuvrez, sans que nous nous en doutions, ne cessera jamais de me stupéfier ! grommela-t-il. Dis-moi, félicitations pour ta promotion ! Elle est bien méritée.

— Je ne l'ai pas sollicitée.

— Certes non ! Nous en connaissons la raison l'un et l'autre : tu ne veux pas me devancer. Mais retarder ton avancement professionnel, alors que tu le mérites, ne modifierait en rien la situation, Reb. Nous sommes tous deux des médecins, naturellement concurrents, et notre carrière représente une partie importante de notre existence, que nous soyons ensemble ou séparés.

— C'est toujours ce que j'ai pensé. Tu as réussi beaucoup de transplantations d'organes divers, et ce n'est pas parce que nous n'avons pas résolu encore le problème du rejet que tu dois renoncer à poursuivre ton travail, Ken.

— Tu as raison, comme toujours. Je ne te cache pas qu'hier, lorsque je n'ai pas réussi à sauver cette toxicomane, j'ai failli tout plaquer. Et puis, Karen m'a prouvé qu'elle était perdue, de toute façon.

— C'est une chance, fit sèchement Rebecca, qu'elle ait procédé à ces analyses aussitôt après la mort de cette femme.

— En effet. Je le dois à une demande du procureur, car il voulait savoir s'il fallait arrêter pour meurtre son amant qui la battait. J'ai commis une faute tactique, en quittant la Commission exécutive après les attaques de McKenzie. Je m'en suis rendu compte dès que j'ai pu y réfléchir. Finalement, je suis arrivé à une conclusion : puisque tu m'as dépassé déjà dans notre carrière, il faut que je te rattrape, si nous voulons résoudre le problème de notre vie commune.

En l'entendant, Rebecca perdit son calme, et ce fut presque avec hargne qu'elle riposta :

— En somme, tu avoues qu'il n'y avait pas un mot de vrai dans ce que tu disais tout à l'heure, quand tu prétendais que nous devions rester des égaux sur le plan professionnel !

— Qu'est-ce qui te prend ? fit Ken, stupéfait.

— La véritable cause de discorde entre nous, poursuivit Rebecca d'un ton furieux, je vais te le dire : c'est ton orgueil de mâle. Tu ne seras satisfait que le jour où tu m'auras ramenée sur le plan inférieur que j'occupais, alors que tu étais considéré par tous comme un dieu. Cette situation-là, la plupart des hommes veillent à ce qu'elle reste celle de leur femme !

— Ce que tu dis est absurde, Reb...

— Ah, vraiment ? Écoute-moi bien, Ken ! Je suis allée aussi loin que j'ai pu, mais à partir de maintenant, je ne veux plus rester en arrière, à attendre que tu te décides à me rattraper !

Elle s'éloigna, la tête haute, les joues en feu, raide d'indignation, et il se dit qu'elle était ainsi plus ravissante et désirable que jamais. Il dut cependant s'avouer qu'elle avait mis le doigt sur le point le plus sensible, sur l'écharde qu'il fallait extirper, car elle empoisonnait leurs rapports. Il alla retrouver Ed Vogel dans le bureau, et son jeune collègue se garda de montrer qu'il avait vu partir Rebecca en colère.

— Peggy Tyndall, expliqua-t-il, est occupée à mettre au point une pompe spéciale à oxygénation pour Mike, mais

Mlle Sundberg prépare tout ce qu'il faut, et nous transporterons M. McKenzie au service des Traitements exceptionnels, dès que tout sera prêt.

— Parfait ! dit Ken. Cependant, je viens de penser à quelque chose : c'est l'occasion rêvée, pour utiliser le cathéter optique que j'ai rapporté de Boston.

— Sans doute, mais il n'est pas stérilisé. Or, il faut pour cela une solution d'oxyde d'éthylène à 60 degrés, et ça demande au moins deux heures.

— J'attendrai le temps nécessaire. Ça en vaut la peine. A Boston, on m'a affirmé que ce nouveau cathéter permet de prédire ce que sera le comportement d'un cœur, jusqu'à douze heures à l'avance.

— Dans ce cas, c'est bien ce qu'il nous faut, dit Vogel. Je vais m'en occuper tout de suite.

4

Mike Raburn travaillait avec Val Lemoyne et Peggy Tyndall à la préparation de l'opération du lendemain, quand on l'informa au téléphone que M. Sanchez désirait le voir. Descendu dans la salle d'attente, il y trouva les parents de Carmelita, en compagnie d'un prêtre catholique, de haute taille et d'aspect sévère dans sa soutane.

— Je vous présente le Père Cortez, Docteur, dit Mme Sanchez. Il désire s'entretenir avec vous.

— Si vous voulez bien venir dans mon bureau, nous y serons plus tranquilles.

Ils eurent un peu de peine à se caser tous les quatre dans la petite pièce, et le prêtre aborda tout de suite le but de sa démarche :

— M. et Mme Sanchez m'ont demandé d'administrer leur fille, Docteur. Je crois comprendre que vous avez l'intention de pratiquer sur elle demain une opération, au cours de laquelle elle ne sera plus en vie pendant neuf minutes, n'est-ce pas ?

— Je peux vous assurer qu'elle sera en vie et que je compte bien la guérir, mon Père, sinon je n'entreprendrais pas une telle transfusion.

— Je sais en quoi consistent les transfusions qu'on pratique, par exemple, sur les nouveau-nés atteints de jaunisse. Est-ce une opération de ce genre que vous envisagez ?

— Pas tout à fait, mais la différence est une question de proportions. Le lavage complet de l'appareil circulatoire implique qu'on fasse disparaître pratiquement tout le sang contenu par les vaisseaux, qu'on élimine ainsi les antigènes et les toxines, et qu'on remplace enfin le sang vicié par du sang neuf et sain.

— Comment peut-on maintenir un corps en vie pendant ce temps ?

— Pour réduire les besoins en oxygène des tissus, nous devons les refroidir, de manière que tous les processus vitaux du corps soient réduits au degré minimum absolu de métabolisme compatible avec la vie.

— Elle sera donc cliniquement morte ?

— Je n'estime pas que le fait d'interrompre, pendant une courte période, l'animation puisse être comparé à la mort clinique.

— C'est une opinion, insista le prêtre. Est-ce une certitude ?

— Non. En cette matière, je ne peux pas vous l'affirmer.

— Docteur Raburn, si demain Carmelita est physiologiquement morte durant neuf minutes, que va-t-il advenir de son âme pendant cette période ?

— Permettez-moi de vous dire, mon Père, que cela est votre domaine et non le mien.

— Malheureusement, il n'existe pas en théologie de précédent à une telle situation, en sorte qu'il est d'autant plus difficile de juger. D'ailleurs, il semble que ce traitement médical soit aussi sans précédent.

— Excusez-moi, mais il a déjà été appliqué avec succès à plusieurs reprises.

— La guérison a été totale ?

— Oui, pour autant que nous le sachions à l'heure actuelle, dans trois cas sur cinq. Mais au point où nous en sommes, je crois bon de préciser ce qui sans doute rend difficile à vos yeux la compréhension de cette situation. Avant de décider de soigner Carmelita par un procédé aussi nouveau et éventuellement dangereux, je me suis demandé si, en tant que médecin, j'avais le droit de l'appliquer.

— Je serais curieux de savoir ce qui vous a amené à prendre une telle responsabilité, dit sèchement le prêtre.

— En toute franchise, je vous avoue qu'il ne m'est jamais venu à l'esprit de regarder sous l'angle métaphysique l'opération que je me propose d'effectuer. Pourtant, je crois pouvoir vous répondre. Personne ne peut dire comment un organisme réagira à tel ou tel traitement médical ou chirurgical. La mort subite sous anesthésie ne survient pas souvent, mais c'est un risque, et il arrive que le malade meure avant même que l'opération ait commencé, sans que nous ayons eu le moindre moyen de la prévoir sur le plan médical. Il en résulte que, chaque fois que j'ordonne d'anesthésier un malade en vue d'une opération, j'assume une responsabilité totale sur cette vie humaine. Il en est de même pour des opérations pendant lesquelles, malgré toutes les précautions, aucun moyen technique ne parvient à arrêter une hémorragie et à maintenir la vie.

— Cela, je le sais et je le comprends.

— Ce que je compte faire pour Carmelita demain est certainement une exception, mon Père, mais c'est un traitement qui appartient à la même catégorie.

— Sous cet angle, j'admets votre raisonnement.

— Acceptez-vous la nécessité d'agir ainsi pour Carmelita ?

— Oui.

— Dans ce cas, nous sommes, si j'ose dire, des associés. En lui donnant l'Extrême-onction, vous la préparez pour la mort selon les dogmes de votre foi, et vous lui garantissez de continuer à vivre au ciel après la mort. Moi, d'une autre manière mais dans le même but, je cherche à la maintenir en vie ici-bas.

— Vous êtes très persuasif, Docteur, fit le prêtre en souriant, et aussi très éloquent. Excusez-moi de vous le dire, mais on trouve dans votre profession trop peu de vrais philosophes, et je suis heureux d'en avoir rencontré un.

— Vous êtes donc d'accord avec moi, mon Père, pour estimer que les avantages à retirer, sur le plan physique, d'une telle opération justifient les risques, sur le plan théologique ?

— J'en suis sûr, Docteur, et pourtant je vous avoue que j'en doutais fort avant cet entretien. Demain je prierai pour vous, et comme nous disons dans notre pays : « Vaya con Dios ! »

Lorsque Mike remonta dans la salle d'anesthésie, Val Lemoyne lui demanda aussitôt :

— Est-ce que la famille est toujours d'accord ?

— Vous aurez peut-être du mal à me croire, mais je viens d'avoir une intéressante discussion théologique avec un remarquable prêtre catholique.

— Qui a gagné le match ? demanda Peggy.

— Ni l'un ni l'autre. Il est préoccupé, parce que Carmelita sera physiologiquement morte pendant neuf minutes, mais nous sommes tombés d'accord sur la nécessité de l'opération. Cependant il m'a été donné, pendant une vingtaine de minutes, de voir tout ce problème avec les yeux d'autrui, et l'expérience a sans aucun doute été enrichissante.

– J'espère qu'il n'a pas ébranlé vos convictions ? dit Val.

– Non, bien sûr ! Tout chirurgien apprend de bonne heure qu'il doit y avoir en lui deux hommes : celui qui manie le scalpel, et celui qui parfois doit faire face à l'adversité, ou courir des risques souvent graves.

Un peu plus tard, quittant avec Val la salle d'anesthésie, il ne put s'empêcher de lui dire :

– Rares sont les femmes anesthésistes qui acceptent de participer à des opérations à cœur ouvert. Elles représentent une véritable épreuve pour vous, à cause de la tension et de la durée, sans parler des risques d'échecs. Comment faites-vous pour tenir si bien le coup ?

– C'est simple. Il y a longtemps que j'ai décidé de dresser une cloison étanche entre ma vie privée et ma vie professionnelle.

– Ah ! soupira-t-il. Si je pouvais faire de même, je m'en trouverais certainement mieux, mais jusqu'à présent j'ai toujours été tout d'une pièce.

– Je vous en prie, restez comme ça, Mike ! Tous et toutes ici, nous avons besoin de quelqu'un à qui nous accrocher, quand un de nos deux mondes s'écroule tout à coup. Il est agréable de savoir qu'il y a au moins un rocher inébranlable, appelé Mike Raburn, à proximité.

5

– J'espère que vous n'avez pas déjeuné, dit Jeffry Toler, quand Rebecca pénétra dans son bureau, peu après midi.

– Je me rendais au restaurant lorsqu'on m'a transmis votre appel. Je venais d'avoir une consultation avec Ken et Vogel, au chevet de M. McKenzie.

– Comment va-t-il, ce vieux grippe-sous ?

– Il dort presque tout le temps. Ed est en train de

placer des cathéters, pour mieux surveiller l'évolution de la crise.

— Est-ce que McKenzie vous a acceptée comme médecin traitant ?

— Il en a l'air. En tout cas, il a grommelé hier soir qu'il n'avait pas le choix.

— Que pensez-vous de son état ?

— Il semble qu'il souffre d'une détérioration de la valvule mitrale : elle se ferme mal, et l'on entend un net murmure systolique.

— Quels sont les pronostics ?

— Personne ne peut en faire pour l'instant. Si la valvule cesse de fonctionner complètement, tout le sang du côté gauche du cœur refluera dans l'oreillette et la veine pulmonaire, à chaque contraction du ventricule, ce qui entraînerait les plus graves conséquences dans tout le système circulatoire. Par bonheur, Carolyn Payson a agi très vite, et nous sommes arrivés à le tirer d'affaire pour l'instant, mais la situation peut empirer à tout moment.

— Alors pourquoi ne pas l'opérer sur-le-champ ?

— Si M. McKenzie a vraiment un infarctus dû à une coronaire bouchée, une opération risque de fatiguer beaucoup son cœur. D'autre part, il est possible que le fonctionnement de celui-ci se stabilise, tout au moins en partie. Il semble que Ken compte là-dessus.

— Et je sens bien que vous n'êtes pas d'accord avec lui sur ce point.

— Ah ! fit-elle en haussant les épaules. Espérons qu'il a raison, dans son propre intérêt comme dans celui du malade. Il est certain que je ne l'envie pas d'avoir à prendre cette responsabilité, et nul autre que lui ne peut en décider.

— Estimez-vous que, dans l'état moral où il se trouve, il soit qualifié pour cela ?

Dès qu'il la vit hésiter à répondre, Toler fut inquiet.

— Je... je n'en suis pas sûre, Jeffry, murmura-t-elle.

J'estime qu'il devrait opérer, mais il n'en a pas envie, et malheureusement je viens de me fâcher à ce sujet avec lui, ce qui n'arrange rien.

Une serveuse du café de l'hôpital entra à ce moment, apportant un plateau qu'elle posa sur la table.

— J'espère que vous aimez les sandwichs au jambon et du café, dit le directeur. J'ai pensé que nous gagnerions du temps de cette manière.

Il plaça devant elle une assiette de sandwichs, tandis qu'elle versait le café d'une bouteille Thermos dans les tasses.

— Et dites-moi, reprit-il, où en êtes-vous avec Ken, mon petit ?

— Je ne sais que vous répondre, Jeff. Hier soir, je lui ai fait tellement honte qu'il s'est mis en colère et m'a presque violée. Le premier signe de rupture entre nous a été la disparition de notre vie sexuelle, mais hier soir il s'est montré un amant aussi passionné que pendant notre lune de miel.

— A la bonne heure ! Ça prouve au moins qu'il n'est pas impuissant. Mais vous ne pouvez pas prétendre qu'en couchant avec vous de temps en temps il se guérira de son idée fixe, qui est de vous être désormais inférieur sur le plan professionnel ?

— Non, bien sûr ! Je compte sur M. McKenzie pour le guérir.

— Ah ! fit Toler, surpris. Expliquez-moi ça.

— Tout à l'heure, dès que Ken a pris connaissance des éléments que nous lui avons fournis, Ed et moi, sur l'état du malade, il a fait un diagnostic.

— Exact, à votre avis ?

— J'en suis certaine. Pour l'instant, nous utilisons tous nos moyens pour stabiliser la situation, mais je crois que médicalement nous échouerons. Si Ken est obligé d'opérer, cela signifiera que je n'ai pas réussi à guérir

M. McKenzie, et si celui-ci s'en tire, notre mariage pourrait être sauvé.

— Supposez que Ken opère et que McKenzie meure ?

— Je joue toutes mes chances de bonheur sur le succès de cette opération, Jeffry. Cependant, je crains d'avoir été un peu trop brutale ce matin.

— Ah ! fit Toler en souriant. Les rousses ont la réputation de ne pas avoir bon caractère. Vous avez pris un gros risque, Reb, mais sans doute les situations désespérées exigent des mesures radicales. Je ne peux que vous souhaiter bonne chance.

— Merci, Jeffry. Est-ce pour cela que vous m'avez fait venir ?

— Oh, mon Dieu ! Je me fais tellement de bile pour vous deux que j'oubliais le principal. Le Père Hagan m'a informé que vous allez plaider le dossier de Carolyn Payson devant la Commission de Dieu, cet après-midi. C'est pourquoi, j'ai pensé que je devais vous avertir d'un fait important : le juge Robie est en voyage, et il a prié Anthony Broadhurst de le remplacer à cette séance.

Rebecca comprit vite la préoccupation de Jeffry Toler. Un des aspects les plus délicats de la Commission de Dieu était qu'elle n'avait pas de statut légal : par conséquent, selon les lois de beaucoup d'États, les membres de la commission risquaient d'être tenus pour complices d'un meurtre, s'ils accédaient au désir exprimé par les parents d'un malade de mettre fin à ses souffrances. Or, Anthony Broadhurst était un magistrat brillant et ambitieux, connu pour s'en tenir strictement à la loi, à l'égard des plaignants comme des défendeurs. Jusqu'à ce jour, en siégeant à la Commission, le juge Robie lui avait donné un statut légal, mais son remplaçant n'apporterait certainement pas, dans les délibérations, la largeur de vues et la compréhension humaine qui le caractérisaient.

— Voulez-vous que je remette la séance à plus tard ? proposa Toler.

– Je ne puis vous répondre sans en avoir parlé à Carolyn. Je l'ai priée de passer à mon bureau, dès que son service serait terminé, à 15 heures.

– Soyez assez gentille pour m'informer sans délai de sa décision. La réunion est prévue pour 18 heures, par conséquent nous avons peu de temps.

– Je ferai pour le mieux, je vous le promets. Merci pour le déjeuner, Jeffry.

CHAPITRE XI

1

A 13 h 30, ce jour-là, la sonnerie avertisseuse du télétype médical régional retentit au laboratoire de recherches cardiologiques. Peggy Tyndall s'approcha vivement de l'appareil et lut le message suivant :

« Le docteur Harvey Boldt, de l'hôpital de Marathon, en Floride, demande au docteur Rebecca Dalton une consultation, à propos de l'état d'un malade, M. Kevin McCartnay. Sauf contrordre, nous transmettrons son ECG à 13 h 45. »

Peggy décrocha aussitôt le téléphone. De toute évidence, le barman du Salon des Dauphins commençait une nouvelle crise de rejet, vraisemblablement la dernière.

– Appelez d'urgence le docteur Rebecca Dalton ! dit-elle au standardiste.

Quelques instants plus tard, la voix de Rebecca retentit au téléphone :

– Qu'y a-t-il, Peggy ?

– Un message télétypé du docteur Boldt. Il veut transmettre à 13 h 45 un ECG de Kevin McCartnay, qui a été hospitalisé à Marathon.

– Je viens tout de suite. Appelez aussi le docteur

Vogel, et veillez à ce que l'écran fonctionne bien. Il nous faudra une image très nette.

Deux ans plus tôt, Rebecca avait organisé personnellement le service cardiologique de Floride. Financé par le Gouvernement fédéral, un réseau de télévision privé reliait le Centre de Biscayne à huit hôpitaux moins importants, ce qui permettait à ceux-ci de bénéficier des meilleures techniques et des diagnostics les plus sûrs. Dans ces hôpitaux régionaux, un amplificateur électrocardiographique et un oscilloscope enregistraient les ECG des malades et les transmettaient à Biscayne. En même temps, les médecins pouvaient s'entretenir directement et discuter de chaque cas.

A 13 h 45, Rebecca et Vogel étaient assis devant l'écran de télévision, quand une lampe se mit à clignoter. Appuyant aussitôt sur un bouton, la jeune femme déclara au micro :

— Ici, le docteur Rebecca Dalton, à Miami !

— Ici, le docteur Boldt, à Marathon ! Bonjour, Docteur ! Un de vos clients, nommé Kevin McCartney, a été amené ici il y a une heure, après s'être évanoui, alors qu'il était en train de pêcher. Son ECG nous tracasse.

— Je suis prête à l'examiner quand vous voudrez le transmetttre, Docteur. Comment va M. McCartney, en général ?

— Il dit qu'il a une crise de rejet.

— Il sait de quoi il retourne : il en a déjà eu quatre !

— Il déclare que celle-ci sera la dernière. Nous sommes prêts pour la transmission. Je commence !

Quelques secondes plus tard, le tracé d'un diagramme apparut sur l'écran, indiquant les mouvements du cœur de Kevin McCartney, à 150 kilomètres de là. Quoique l'amplitude des oscillations fût relativement faible, révélant une baisse de voltage des ondes produites par le muscle cardiaque, les pulsations demeuraient assez fortes. Le dessin parut d'abord normal, malgré un rythme un peu trop rapide – près de 120 pulsations, au lieu de 70 à 80 à la minute. Cependant, à mesure qu'ils observaient le tracé, Rebecca et Vogel commencèrent à discerner de subtils changements.

– Enregistrez dix pulsations, Peggy, je vous prie ! ordonna Rebecca.

Appuyant sur un bouton, la jeune laborantine provoqua aussitôt la sortie d'une bande de papier, sur laquelle l'ECG était imprimé. Elle la tendit à Rebecca, qui l'examina attentivement puis demanda au micro :

– Docteur Boldt, combien s'est-il écoulé de temps, entre d'admission du malade à votre hôpital et le premier ECG ?

– J'y ai procédé dès qu'il m'a informé qu'il avait un cœur transplanté. Que pensez-vous de son état ?

– J'ai le sentiment qu'il s'agit bien d'une crise de rejet.

– Nous avons radiographié sa poitrine : le cœur semble très gonflé.

– Regardez ! s'écria Vogel, interrompant l'entretien. Ce doit être un début de fibrillation. On dirait que l'oreillette gauche est devenue folle pendant un instant.

– Docteur Boldt, demanda aussitôt Rebecca, avez-vous remarqué une anomalie dans le rythme cardiaque ?

– Oui, et c'est une des raisons pour lesquelles je vous ai aussitôt appelée par télétype. Il y a eu des brusques poussées de fibrillation de l'oreillette.

– Ça recommence ! dit encore Vogel.

Très préoccupée, Rebecca observa le déroulement de l'ECG. La phase désordonnée dura environ 20 secondes, puis le rythme redevint normal.

– Je n'aime pas du tout ces changements, docteur Boldt ! dit-elle. Pouvez-vous injecter tout de suite de la Lidocaïne, 50 milligrammes intraveineux et 150 milligrammes intramusculaires ?

– Rien de plus facile, docteur Dalton ! Mais permettez-moi de vous dire que je préférerais beaucoup qu'il soit à Biscayne, sous votre surveillance directe.

– Nous ne demandons pas mieux que de le recevoir, si vous jugez que son état général permet le transport.

– Il faudrait qu'il ait lieu par hélicoptère. Pouvez-vous en envoyer un, quoique nous ne soyons pas dans le même Comté ?

– Je vais me renseigner. Gardez l'appareil !

Peu après, elle put annoncer à son collègue :

– Un hélicoptère spécialement équipé en ambulance sera chez vous dans une heure. Dites à M. McCartney que, même durant son transport, nous surveillerons constamment son cœur et qu'il ne doit pas se faire de souci. Merci de m'avoir informée si vite, docteur Boldt. Je vous tiendrai au courant.

Quand l'écran de télévision s'éteignit, Rebecca coupa la communication téléphonique et dit à ses collaborateurs :

– Cette fois, j'ai idée que non seulement Kevin mais nous aussi allons avoir à livrer une dure bataille.

Sans l'exprimer, ils avaient à l'esprit la même pensée : la carrière du brillant chirurgien qui, deux ans auparavant, avait donné un cœur neuf à Kevin McCartney, risquait fort de sombrer, si ce cœur cessait à jamais de battre.

2

– Pourquoi ne rentres-tu pas te reposer à la maison ? demanda Helga Sundberg à Carolyn Payson, qui venait de lui passer les consignes à 15 heures.

– Je ne pourrais pas dormir, et si je prends un cachet, je risquerais de ne pas me réveiller à temps pour la séance.

– Je t'appellerai à 5 heures. Crois-moi, il faut que tu sois en forme, car on va te poser un tas de questions...

– Ce que je crains le plus, répliqua tristement Carolyn, c'est de ne pas réussir à les persuader que je ne cherche pas à me débarrasser du fardeau financier et moral que représente la maladie de papa. Et puis, je ne peux pas rentrer à la maison, parce que je dois voir le docteur Dalton dans un instant. Elle veut m'expliquer sa tactique. Encore un mot. Tout est prêt pour la pose de cathéters sur M. McKenzie. Ed Vogel voulait le faire il y a une heure, mais il a dû attendre la stérilisation d'un nouvel instrument.

Carolyn se trouvait depuis un quart d'heure dans le bureau de Rebecca Dalton quand celle-ci arriva, visiblement soucieuse.

— Excusez-moi d'être en retard, Carolyn, dit-elle. Mais il a fallu tout préparer pour recevoir Kevin McCartnay. Un hélicoptère le ramène de Marathon.

— Une autre crise de rejet ?

— Oui, et il semble qu'elle soit grave.

— Quel dommage !

— Comme vous le dites, et à tous les points de vue ! répliqua sèchement Rebecca. Parlons maintenant de la réunion de cet après-midi. Elle est prévue pour 18 heures, mais le docteur Toler m'a priée de vous prévenir que le juge Robie n'y participera pas, car il est absent. Il sera remplacé sur sa demande par M. Anthony Broadhurst, le procureur. Je préfère vous avouer franchement que ni le docteur Toler ni moi-même ne croyons qu'il approuvera votre demande. Le docteur Toler a tenu à vous avertir, pour que vous puissiez, si vous le désirez, retirer votre requête.

— Si je le faisais, cela tendrait à prouver que mes convictions ne sont guère solides, ne croyez-vous pas ?

— Sans doute, mais êtes-vous certaine qu'elles le soient ?

— J'en suis absolument sûre. Maintenant, docteur Dalton, permettez-moi de vous demander votre opinion, car après tout, c'est vous qui allez me représenter.

— Si vous êtes convaincue d'agir vraiment d'une manière conforme aux vœux de votre père, si peu qu'il puisse les exprimer, il faut continuer. Dans le cas contraire, mieux vaudrait attendre et reconsidérer le problème.

— Je n'ai aucun doute sur ce que mon père souhaite, répliqua Carolyn sans hésiter. Bien plus, je considère que j'ai le devoir de satisfaire ses désirs, par tous les moyens en mon pouvoir.

— Dans ce cas, nous irons jusqu'au bout. J'ai élaboré un plan que j'aimerais discuter un instant avec vous. Si vous êtes d'accord, je suivrai cette tactique pour présenter ce cas à la commission.

— Je vous fais pleine confiance, Docteur, et me conformerai à vos instructions. Il n'y a qu'une chose à laquelle je me refuserai dans tous les cas, c'est retirer ma requête.

3

Ross McKenzie avait été transporté de son compartiment dans la salle d'opération du service des Traitements exceptionnels. Là, Ed Vogel commençait à introduire des cathéters de contrôle dans les veines du malade, lorsque Helga vint le rejoindre. Le politicien dormait tranquillement, sous le coup d'une injection de Démerol.

— Bienvenue à bord ! dit Vogel.

Helga donna l'ordre à l'infirmière de garde d'aller la remplacer à la salle de contrôle et entreprit d'aider le cardiologue. Celui-ci venait d'injecter de la novocaïne dans le coude du patient. A l'aide d'un scalpel, il fit une petite incision, puis dégagea avec une pince environ trois centimètres de veine et glissa sous celle-ci une petite sonde, de manière à la faire saillir le plus possible. Helga, remarquant sur la table stérilisée un cathéter différent de ceux généralement utilisés, remarqua :

— Je n'en avais pas encore vu de pareil. L'étiquette de l'emballage indique qu'il s'agit d'une « sonde fibroptique ».

— Oui, expliqua Vogel. A l'intérieur de ce petit cylindre, il n'y a pas moins d'une centaine de fibres de verre. En réalité, ce cathéter contient trois systèmes séparés. L'un est une électrode, transmettant les pulsations à l'ECG et stimulant au besoin le cœur, s'il venait à faiblir. Le second est un cathéter ordinaire servant à mesurer la tension, à injecter des médicaments, à faire des prises de sang, et cetera. Le troisième est plus compliqué. Il consiste en une paire de fibres optiques torsadées. L'un des torons envoie des rayons lumineux dans le cœur et dans la principale artère pulmonaire ; l'autre renvoie la lumière réfléchie par les globules rouges, préalablement injectés d'un colorant vert.

— Ça me paraît compliqué.

— En réalité, c'est simple, et cela permet d'obtenir très vite des renseignements précieux sur l'état et la marche du cœur.

Lorsqu'il eut introduit le cathéter optique jusqu'à l'oreillette droite, le cardiologue procéda à une vérification aux rayons X, puis il plaça un autre cathéter ordinaire dans la veine cave supérieure.

— Quand le docteur Rebecca a-t-elle eu l'idée d'utiliser ce cathéter optique ? demanda Helga.

— Elle n'y est pour rien, répondit Vogel. C'est Ken Dalton qui l'a rapporté de Boston, mais il ne s'en est pas servi, puisqu'il a cessé d'opérer depuis quelque temps.

— Ah ! Est-ce que ça signifie, à votre avis, qu'il va s'y remettre ?

— Difficile à dire ! Rebecca sent qu'il cherche à éviter d'opérer, et je parierais qu'ils se sont disputés à cause de cela.

— Selon vous, elle pense qu'il faut opérer M. McKenzie.

— Oui, mais je reconnais que c'est une décision difficile

à prendre. Si elle estime officiellement, en tant que chef du service de cardiologie, qu'une opération est nécessaire, et s'il refuse de la pratiquer, ce sera entre eux l'ultime bagarre et la rupture définitive.

— Pourtant, remarqua Helga, quand il s'est agi de transplantations, il lui a toujours laissé le soin de choisir les malades qui en feraient l'objet.

— Oui, mais maintenant il lui reproche, plus ou moins consciemment, les échecs qui se sont produits par la suite.

Ils furent interrompus par l'arrivée de la laborantine qui apportait les radios, et ils les examinèrent ensemble, devant la lampe.

— L'extrémité du cathéter principal est bien dans l'oreillette droite, dit Vogel. La question qui se pose est de savoir s'il faut l'enfoncer davantage.

— Laissez-moi regarder ça un instant, je vous prie.

Ni l'un ni l'autre n'avaient entendu Ken Dalton entrer dans la salle d'opération. Quand il eut examiné le cliché encore humide, il demanda :

— Avez-vous remarqué un changement quelconque dans l'ECG, pendant que vous introduisiez le cathéter, Ed ?

— Aucun.

— Dans ce cas, j'aimerais l'enfoncer dans la partie droite du cœur, et si possible dans l'artère pulmonaire. Nous saurions ainsi dans quelle mesure la pression croît dans la circulation pulmonaire, à cause de la fuite due à la valvule mitrale défectueuse.

— Je ne crois pas qu'il soit difficile de l'enfoncer dans l'artère, docteur Dalton.

— Alors, faites-le, et je vais rester ici, pour le cas où un incident se produirait.

Tout se passa bien, et une nouvelle radio montra l'extrémité du cathéter parvenue en excellente position.

— Parfait, Ed ! dit alors Ken Dalton. A Boston, on m'a affirmé qu'avec ce cathéter les signes de danger sont révélés en général vingt-quatre heures avant qu'un examen clinique puisse les déceler. Notez bien les indices de saturation d'oxygène et de pression dans l'artère pulmonaire toutes les heures. Avec tous les renseignements que cet instrument va nous fournir, je pense que nous pouvons continuer à observer l'évolution de l'état de McKenzie, sans lui faire courir de risques. Pour l'instant, je ne vois guère de changement, et les six ou huit heures suivantes devraient nous fixer sur une éventuelle nécessité de l'opérer.

CHAPITRE XII

1

Une forte brise marine faisait moutonner la baie de Biscayne, lorsque Rebecca Dalton et Ed Vogel sortirent de l'ascenseur sur l'aire d'atterrissage des hélicoptères, au sommet de la tour centrale de l'hôpital. Il avait été onéreux de créer cette installation, mais déjà plusieurs vies humaines devaient leur salut à la vitesse avec laquelle des malades ou blessés, transportés par la voie des airs, avaient pu être directement descendus dans une salle d'opération. Après deux passages difficiles, l'appareil finit par se poser sur la dalle cimentée. Dès que les pales se furent arrêtées, un jeune homme bondit de la carlingue et vint rendre compte à Rebecca :

— Son ECG a été très désordonné tout à l'heure, mais maintenant il est redevenu normal, Docteur.

Cet infirmier, frais émoulu d'un service de deux ans dans l'Armée de l'Air, appartenait maintenant à l'équipe spéciale des pompiers qui, travaillant en liaison étroite avec l'hôpital, accroisait beaucoup l'efficacité et la rapidité des soins donnés aux malades dans toute la région. Descendu à son tour, le pilote l'aida à sortir le brancard sur lequel gisait Kevin McCartney.

— Bonjour, docteur Dalton ! dit celui-ci en s'efforçant

de sourire, malgré sa pâleur extrême et ses souffrances. Excusez-moi, mais je ne vous rapporte pas de poisson.

— Celui que je vois, répliqua-t-elle en plaisantant, me semble avoir été un peu trop hors de l'eau, mais ne vous en faites pas ! Nous allons vite vous remettre en forme.

— Nous avons été un peu retardés par un orage, dit le pilote.

— Tout est bien ainsi, répliqua Rebecca, et je vous remercie d'avoir été le chercher si rapidement. Kevin est le seul barman au monde qui ait dans sa poitrine un cœur de jeune fille, et nous tenons à le garder comme une curiosité.

Marchant à côté du brancard, elle tenait dans sa main droite le poignet du malade : son pouls était fort et régulier.

— Il semble que le voyage vous ait fait du bien, Kevin, remarqua-t-elle en lâchant son bras. Votre cœur va mieux qu'avant votre départ de Marathon.

— Ça, dit-il avec une grimace de douleur, je le dois à la Lidocaïne. J'en ai assez pris pour en reconnaître les effets.

Quand les deux hommes eurent déposé le brancard dans l'ascenseur, le pilote tendit à Rebecca un bordereau :

— Soyez assez aimable pour me signer ce papier, Docteur. Je voudrais repartir au plus tôt, sinon je crains qu'un coup de vent nous jette dans la baie.

— Remerciez le lieutenant Bates pour moi, dit-elle en griffonnant son nom au bas de la feuille.

— Il vous demandera probablement de témoigner devant la Commission des Finances de la ville, parce qu'on veut diminuer notre budget. A propos, est-il exact que Ross McKenzie a eu une attaque ?

— Nous le soignons en effet, mais le diagnostic est encore réservé.

— Ah ! Rendez-nous service et mettez-le à l'ombre ! Pendant ce temps-là, il ne pourra plus faire de mal.

Pensez donc, il a déjà obtenu une telle réduction de salaire de nos gars que leur moral est complètement démoli, et nous avons du mal à trouver de nouvelles recrues.

Rebecca et Vogel descendirent avec leur malade dans l'ascenseur rapide, tandis que l'hélicoptère, ce moderne ange sauveteur, s'envolait à grand fracas dans les airs.

2

Helga Sundberg, ayant achevé de visiter ses malades, relisait dans son bureau les consignes laissées par Carolyn lorsque Mike Raburn parut sur le seuil.

– Dites-moi, fit-elle d'un ton moqueur, vous allez être bouffi d'orgueil demain, en opérant sous les feux de la télévision.

– Pour l'instant, répliqua-t-il, j'en suis à me demander si l'opération pourra avoir lieu, car j'ai toutes les peines du monde à me procurer du sang. Il m'en faut une grande quantité, et Carmelita appartient au groupe A négatif.

– Malheureusement je suis du groupe O, dit Helga.

– Moi aussi. Encore quelque chose que nous avons en commun, ma chère !

– Ne disposerez-vous vraiment que de neuf minutes pour effectuer ce lavage complet de l'appareil circulatoire ?

– Jusqu'à présent personne n'a mis plus longtemps, que je sache, et pour ma première expérience je ne vais certainement pas prendre de risques supplémentaires.

– Je suis sûre que vous réussirez.

– Je voudrais bien avoir votre confiance. Plus j'y pense, plus j'ai le trac.

– Un chirurgien capable de citer Shakespeare à 11 heures du soir, après une dure journée de travail, doit être un numéro peu ordinaire. Je ne vous ai jamais vu échouer, quand vous avez décidé de faire quelque chose.

— C'est gentil, mais il y a toujours une première fois... Regardez ce qui est arrivé à Ken Dalton : il y a un an, on n'aurait jamais imaginé qu'il perdrait un malade, et maintenant il a pratiquement renoncé à opérer.

— Si le malheur voulait que vous ne réussissiez pas demain à sauver Carmelita, en seriez-vous démoli, vous aussi ?

— Je ne sais pas. Je suis sur la corde raide, cette fois-ci. Si précieuse que soit la vie de cette jeune fille, il y a plus encore en jeu. En outre, si je commets une erreur demain devant les caméras, tout le monde le saura.

— Il n'est pas trop tard pour les décommander.

— Impossible ! Je ne peux pas laisser tomber le docteur Toler et l'hôpital : cette opération va représenter pour lui le coup publicitaire le plus sensationnel qu'il puisse imaginer.

— Eh bien, moi, dit Helga avec feu, je persiste à parier sur votre succès.

— Et si je gagne, m'aiderez-vous à fêter ça pendant le week-end ?

— Oui, à condition que vous me laissiez choisir l'endroit.

— Dites-le tout de suite.

— Non, pas avant demain soir, quand vous serez sûr d'avoir triomphé.

— Et si je perds ?

— Comme prix de consolation, je vous laisserai pleurer sur mon épaule.

— A la bonne heure ! Quelle que soit l'issue, j'aurai de belles perspectives.

3

Dans le compartiment spécial du service de cardiologie où il était installé, de manière qu'on pût surveiller sans cesse l'évolution de son état, Kevin McCartney fit la grimace quand Peggy Tyndall enfonça dans une de ses veines une longue aiguille : Rebecca Dalton désirait en effet procéder à un certain nombre d'examens du sang du malade. Ensuite, la jeune laborantine prépara le dispositif nécessaire en vue de la prise d'un ECG, et au moment où elle mettait la machine en marche, elle dit au barman :

— Le docteur Fletcher partage votre opinion et estime que Dale est plus essoufflé ces jours-ci. J'ai peut-être tort, mais j'ai pris cette remarque comme un léger reproche, parce que je ne surveille pas assez le petit. Il est vrai que je suis si fatiguée, le soir en rentrant, que je n'ai peut-être pas observé sa respiration avec assez d'attention. En tout cas le docteur Rebecca va l'examiner à fond la semaine prochaine.

— Ne vous en faites pas, et soyez sûre qu'elle agira pour le mieux. A propos, où en sont les recherches sur le cœur artificiel ?

— Pour l'instant, le projet paraît abandonné, depuis que les docteurs Ken et Rebecca n'y travaillent plus ensemble.

— C'est bien ma veine ! grommela Kevin. Il y a six mois, il allait mettre un cœur artificiel, animé par une pile atomique, dans la poitrine d'un veau. Chaque fois que j'allais à la messe, je faisais une prière pour qu'il réussisse, avant que ces maudits lymphocytes ne bouffent mes globules rouges. Et maintenant que je suis à moitié mort, voici que vous me dites que le projet est tombé à l'eau.

— J'en suis aussi désolée que vous, Kevin. N'oubliez pas que mon petit garçon a un cœur défectueux depuis sa naissance, et qu'un jour il aura sans doute besoin, lui aussi, de cette pompe.

— Je le sais bien, et si vous voulez mon avis, le docteur

Ken a vraiment une drôle de manière de traiter ses clients, alors que pour moi c'est une question de vie ou de mort.

— Lui avez-vous dit cela ?

— Ma foi, non ! J'ai idée qu'il est bien assez emmerdé comme ça.

— Eh bien, je crois que vous avez tort ! A mon avis, vous lui rendriez au contraire service, en lui rappelant qu'il a le devoir de vous soigner avec tous les moyens dont il dispose.

— Vous avez peut-être raison, ma beauté. Dites-moi, comment marche-t-elle, ma pendule ?

— J'en ai vu de pire. Allez, allez ! Vous me survivrez, surtout étant donné que vous ne buvez pas le poison que vous vendez. Maintenant, je vais vous laisser aux tendres soins de votre amie, Mlle Sundberg. Et surtout, n'oubliez pas de rappeler au docteur Ken que vous comptez sur lui, pour mettre le plus vite possible au point le cœur artificiel !

4

Ce fut seulement à 16 heures qu'Ed Vogel et Helga Sundberg achevèrent de relier Kevin McCartney à tous les instruments qui donneraient désormais un tableau continu de l'évolution de son état, dans la salle de contrôle. On avait administré au malade un puissant narcotique, si bien qu'il ne souffrait plus et somnolait. Cependant sa respiration était malaisée, et le tracé de l'ECG indiquait un ralentissement sensible de la fonction cardiaque.

— C'est la plus mauvaise crise de rejet qu'il ait eue, n'est-ce pas ? demanda Helga. Quand on regarde cet ECG, on dirait que son cœur est coincé.

— En fait, c'est bien ce qui se passe, répliqua le jeune cardiologue. Avec les lymphocytes qui attaquent de l'intérieur le système circulatoire ainsi que le muscle cardiaque, et en plus la masse de sérosité de son péricarde qui comprime le cœur à l'extérieur, il est évident que celui-ci ne peut pas fonctionner correctement.

— Comme nous avons besoin du maximum de renseignements sur l'état de Kevin et de M. McKenzie, déclara alors Helga, je crois qu'il serait bon d'utiliser tous nos appareils pour ces deux malades, car nous n'en aurons pas de trop. C'est pourquoi, je serais d'avis de supprimer provisoirement les contrôles de M. Payson. Sur le plan cardiaque, il n'y a rien à signaler à son sujet, et nous pourrons rétablir les liaisons dès que nous n'en aurons plus l'utilisation.

— D'accord ! Rédigez l'ordre, et je le signerai.

Un peu plus tard, Vogel allait quitter la salle de contrôle lorsque Rebecca Dalton y arriva.

— Avez-vous trouvé quelque chose de nouveau dans l'état de Kevin, Ed ? demanda-t-elle.

— Sa rate est plus enflée et il a des sérosités dans l'abdomen, en plus de celles du péricarde. Croyez-vous qu'il y aurait intérêt à les pomper ?

— A mon avis, il vaut mieux le laisser tranquille pour l'instant, et l'on peut attendre jusqu'à demain pour cela. D'autre part, je vais être immobilisée toute la fin de l'après-midi par une séance de commission, et je préférerais ne pas être dérangée, à moins d'extrême urgence. Comment va M. McKenzie ?

— Il se maintient à peu près, répondit Ed, en lui tendant la feuille où étaient consignées les données techniques le concernant.

— Pourvu qu'un nouveau changement ne survienne pas...

— Est-ce que le docteur Dalton va venir voir Kevin ? demanda Vogel, sans avoir l'air d'insister.

— Je l'ai fait prévenir, et je pense qu'il viendra dès qu'il sera libre. Il est de garde en ce moment.

Examinant avec son collaborateur l'ECG du politicien,

elle ne dissimula pas son anxiété mais s'interdit d'exprimer leur commune opinion. Si les fonctions cardiaques de McKenzie continuaient de décliner, chaque heure qui passait rendrait plus difficile et aléatoire un remplacement chirurgical de la valvule mitrale défectueuse. Bien plus, si, en tant que chef du service de médecine cardio-vasculaire, Rebecca demandait officiellement qu'une opération fût pratiquée, elle provoquerait un conflit sans doute irrémédiable entre elle et Ken.

5

— Je ne t'avais pas vue arriver, Carolyn, dit Helga à son amie qui, penchée sur le lit de son père, lui caressait tendrement le front.

— Tu étais occupée avec les docteurs Dalton et Vogel. Je voulais encore passer un moment avec lui, avant de me rendre à la séance de la Commission de Dieu.

— Tout l'hôpital attend la décision qui sera prise.

— Pas plus impatiemment que moi, encore que je ne me fasse aucune illusion sur ce point.

Helga changea brusquement de sujet :

— Les médecins viennent d'examiner le cas de M. McKenzie. Rebecca pense qu'on ne peut pas retarder l'opération, sans compromettre gravement ses chances de guérison.

— Il n'y a pas que moi qui aie des problèmes.

— Tout le monde en a ! fit Helga en haussant les épaules. Demain, Mike Raburn va risquer d'être accusé d'avoir fait mourir Carmelita Sanchez, si l'opération délicate qu'il projette ne réussit pas.

— Il ne la tenterait pas, s'il n'avait pas la conviction que c'est la seule issue possible.

— D'accord, mais c'est tout de même un gros risque.

— Dis-moi, fit Carolyn en la scrutant, es-tu toujours du même avis à son sujet, après une nuit de réflexion ?

— Plus que jamais, et je vais lui faire manger la pomme dimanche prochain. Autre chose : j'ai demandé à Ed Vogel son accord pour que ton père ne soit pas de nouveau relié aux appareils de contrôle, quand on le redescendra tout à l'heure de la salle de la commission.

— Ah ! Pourquoi cela ?

— Nous avons besoin du maximum de connexions pour surveiller M. McKenzie et Kevin. L'état cardiaque de ton père demeure stationnaire, par conséquent il n'y a pas besoin de le contrôler d'une manière constante dans l'immédiat. D'ailleurs, avec le cathéter installé en permanence, l'infirmière de garde peut lui administrer sans difficulté les médicaments.

— Merci, Helga. Tu es vraiment une amie. Je me demande par contre ce que le personnel de l'hôpital doit penser de moi en ce moment.

— Qu'est-ce que ça peut te faire ? Tu agis comme tu le crois juste et bon pour ton père, et c'est cela seul qui compte. Quelle que soit la décision que prendra la commission, je t'en supplie, ne te laisse pas démolir. Sais-tu ce que tu devrais faire ? Sors avec Gus ce soir, et oublie tout le reste ! Tiens, j'y pense tout d'un coup ! J'irai coucher chez Magda Gatton. Sa camarade de chambre est à l'hôpital avec une sérieuse grippe. Comme ça, tu auras l'appartement pour toi toute seule. Crois-moi, il y a des moments où une femme a besoin d'un amant qui la serre dans ses bras durant les heures noires de la nuit. C'est le seul remède.

— Tu es vraiment trop gentille, Helga. Merci beaucoup, et peut-être que demain je verrai les choses sous un jour différent.

Lorsque Carolyn traversa la salle des Traitements exceptionnels, elle y trouva Gus Henderson au chevet du bébé Hornsby.

— Regarde-moi ce petit bonhomme ! lui dit-il. Il dort comme un chérubin. Je pense que cette fois il est hors de danger. Et toi, ma chérie, comment te sens-tu ? Crois-tu que tu tiendras le coup ?

— Il le faudra bien. Helga vient de me rappeler que, même si ma requête est repoussée, ce ne sera pas la fin du monde.

— A la bonne heure ! Tu sortiras avec moi, ce soir ?

— Si tu veux bien de moi.

— Ne sais-tu pas que je ne cesserai jamais de te désirer ?

— C'est agréable à entendre, répliqua-t-elle d'une voix un peu rauque, mais je te promets de ne pas t'obliger à tenir parole. A tout à l'heure ! Helga ira passer la nuit chez Magda Gatton. Nous aurons donc l'appartement pour nous seuls.

— Ça alors, quelle chance !

— Je te préparerai même ton petit déjeuner. Maintenant laisse-moi filer. Le docteur Rebecca Dalton m'attend pour m'accompagner à la commission.

Gus Henderson dicta quelques instructions relatives à son petit malade puis, l'air pensif, alla voir Helga Sundberg, qui mettait au net quelques documents administratifs.

— J'aimerais vous dire un mot, Helga. Puis-je vous offrir une tasse de café ?

— D'accord, mais rien qu'un instant. Allons dans le salon du personnel.

Elle remplit deux tasses de café au distributeur et sucra la sienne abondamment.

— N'avez-vous jamais peur d'engraisser ? demanda-t-il.

— Non. Je suis grande, forte, et toujours très active, soit au travail, soit ailleurs. Il faut beaucoup de calories pour faire marcher la machine.

— Je ne vous vois jamais préoccupée. Quel est votre secret ?

— Quoi que je fasse, je m'y adonne complètement. Cela signifie que j'en tire le maximum. Alors, pourquoi s'en faire ?

— Moi, si je m'en fais, c'est a cause de Carolyn. Elle vient de me dire quelque chose d'étrange. Comme je lui demandais de sortir avec moi ce soir, elle a accepté en ajoutant : « Si tu veux bien de moi. »

— Et vous voulez bien d'elle ?

— Naturellement, et je lui ai dit que je ne cesserai jamais de la désirer. Là-dessus, elle m'a répliqué : « Je te promets de ne pas t'obliger à tenir parole ! » Qu'est-ce que ça signifie, à votre avis ?

— Carolyn ne peut s'empêcher de se demander si elle a vraiment eu raison de soumettre le cas de son père à la Commission de Dieu, afin qu'un terme soit mis à ses épreuves. Elle redoute que certaines personnes ne lui donnent tort et ne lui tournent le dos.

— Elle ne peut pas penser ça de moi, voyons !

— Je ne sais pas ce qui va se passer tout à l'heure, à cette séance de la commission, Gus, mais je sais une chose : Carolyn va avoir besoin de toute la compréhension et de tout l'amour que vous êtes capable de lui donner. Le mieux que vous ayez à faire, ce soir, est de vous accrocher l'un à l'autre et d'essayer d'oublier le monde extérieur.

CHAPITRE XIII

1

Un certain nombre de personnages graves avaient pris place autour de la grande table ovale du conseil d'administration, à l'avant-dernier étage de l'hôpital, lorsqu'à 17 h 30 le docteur Jeffry Toler déclara ouverte la séance de la Commission de Dieu. Peu auparavant, un infirmier et une infirmière avaient poussé dans la pièce le chariot sur lequel gisait Richard Payson. On lui avait injecté, une demi-heure plus tôt, une dose supplémentaire de calmant, si bien que les contorsions incoercibles de ses muscles étaient un peu moins prononcées que d'habitude, mais il ne donnait pas le moindre signe de connaissance.

A la droite de Jeffry Toler était assis le procureur, qui remplaçait le juge Robie. Anthony Broadhurst était un homme trapu d'environ quarante-cinq ans, à la mâchoire carrée et à l'air sévère. Lorsque Carolyn, assise dans l'antichambre, l'avait vu passer, ses derniers espoirs en une décision favorable, déjà fort minces, s'étaient évanouis.

Les membres de la commission, répartis autour de la table, étaient tous d'éminents spécialistes. Le docteur Desmond dirigeait les services médicaux et le docteur McHale était professeur de pédiatrie. La chirurgie avait pour représentant le docteur Karnes, professeur d'urologie. De l'autre côté de la table, la secrétaire du conseil d'administration, Helen Gaynor, s'apprêtait à prendre en sténotypie le compte rendu des débats. A sa gauche, siégeaient le docteur Katz, psychiatre, le Père Hagan, aumônier, le professeur Thorne, généticien, le docteur Gross, neurologue et médecin personnel de Richard Payson, enfin Rebecca Dalton qui représentait Carolyn Payson.

– Je déclare ouverte la séance du « Comité Moriturus », dit Jeffry Toler. Comme d'habitude, Mlle Gaynor notera tout ce qui sera dit. Étant donné que M. Broadhurst participe pour la première fois à nos débats, je crois bon de lui donner quelques explications sur ce qu'est cette commission. Elle a été constituée, à cause du très vif intérêt manifesté par le public pour un problème aussi grave que délicat : comment permettre à des malades incurables de voir leurs épreuves parvenir à un terme, alors qu'ils n'ont plus la possibilité de s'exprimer eux-mêmes, et que cependant leurs proches désirent faire appel aux plus hautes autorités médicales, en vue de la cessation de leurs souffrances ?

« Un des cas qui mirent en lumière ce problème eut pour théâtre la région de Miami : une femme en traitement dans un hôpital local, et souffrant d'un mal incurable, demanda à ses médecins de prendre des mesures pour mettre fin à ses jours. Désireux de se protéger contre d'éventuelles poursuites, pour négligence ou faute professionnelle, s'ils accédaient à cette requête, les dirigeants de cet hôpital intentèrent une action légale contre cette malade, afin d'obliger un tribunal à juger si une personne avait le droit de décider de ne plus se faire soigner et de laisser la mort faire son œuvre. Or, le tribunal a jugé dans ce cas que le vœu de la malade pouvait être exaucé par les médecins et l'hôpital, sans risque de blâme ultérieur.

Cette personne ne reçut donc plus de soins et mourut peu de temps après.

« Le nom même que nous avons choisi pour cette commission est à lui seul le symbole du principe qui a présidé à sa constitution. " Moriturus " est en effet le mot latin que prononçaient les gladiateurs en saluant César, à leur entrée dans l'arène : " Ceux qui vont mourir te saluent ! " Quelqu'un désire-t-il poser une question ?

— Dois-je comprendre, demanda le procureur, que tous les malades dont les cas sont présentés à cette commission sont sur le point de mourir ?

— C'est le premier des critères, répondit Toler. J'ajoute que des commissions semblables ont été depuis quelque temps créées dans beaucoup d'hôpitaux de ce pays, par suite du développement des techniques de transplantation du cœur. Pour qu'une transplantation cardiaque réussisse, il faut conserver le corps du donneur dans ce que j'ose appeler un état de fonctionnement automatique, même lorsque la mort est inévitable.

— Mais dites-moi, demanda Broadhurst, est-ce que la science médicale est arrivée à prédire la mort d'une manière absolue ?

— Cela dépend de ce que vous appelez la mort, répondit le docteur Katz. Au point de vue philosophique, les médecins ont toujours considéré la mort comme survenant lorsque le cœur cesse de battre, les poumons de respirer, et l'organisme de répondre à n'importe quel stimulant. Plus récemment, on a pu déterminer la mort cérébrale par le moyen de l'électroencéphalographe, et c'est ce qui est aujourd'hui considéré comme le critère définitif.

— En quoi consiste-t-il exactement, Docteur ?

— C'est la cessation du passage, dans les tissus cérébraux, des courants qui caractérisent la vie. Il faut pourtant ajouter ceci : beaucoup de chercheurs estiment que la vie cesse vraiment lorsqu'une personne n'est plus capable de penser, de sentir, de raisonner, de contrôler ses fonctions, bref quand la perte permanente de la conscience marque la fin de la vie.

— Mais pouvez-vous mesurer cette perte de conscience, tout comme vous mesurez les ondes qui agissent sur le cerveau ?

— Pas aussi bien, admit le docteur Katz, et c'est ce qui nous ramène au véritable dilemme : qu'est-ce au juste que la mort ?

— Récemment, déclara Toler, un tribunal de Richmond a eu à juger une affaire de faute professionnelle, dont étaient accusés plusieurs médecins ayant effectué une transplantation cardiaque. Dans son jugement, le tribunal a précisé que la mort survient lorsque cessent les fonctions cérébrales, quand bien même le cœur continue de battre et le patient de respirer.

— Et hier encore, ajouta aussitôt le docteur Katz, un procès intenté au docteur Kenneth Dalton s'est terminé de la même manière.

— Il ressort de tout ce qui vient d'être dit, déclara alors le docteur Desmond, qu'il faut en revenir à la vérité fondamentale, à savoir que tout médecin doit être laissé juge de ce qui vaut le mieux pour son malade. Étant donné le grand nombre de facteurs qui peuvent influer sur des décisions dont dépend la vie ou la mort du patient, il n'y a pas de formule toute faite qui puisse convenir à tous les cas. Le critère capital est qu'il faut s'en remettre au bon sens et à l'humanité du praticien, comme cela s'est toujours fait.

— C'est bien beau, répliqua le docteur Karnes. Ce que vous dites là était sans doute vrai avant que les procès intentés à des médecins pour faute professionnelle se soient multipliés. Pour ma part, en tant que chirurgien, je dois désormais garder sans cesse à l'esprit la règle suivante : je suis responsable aux yeux de la loi de toutes les mesures que je pourrais prendre, pour maintenir un malade en vie le plus longtemps possible, et pour user des méthodes les plus précises afin de déterminer s'il est mort. Malgré tout le respect que je dois aux hommes de loi, Monsieur le Procureur, je suis obligé de vous rappeler qu'il y a maintenant des avoués, dans toutes nos villes, prêts à nous intenter des procès et à ruiner nos carrières.

— Messieurs, dit Jeffry Toler d'un ton ferme, j'estime que cette discussion est sans utilité. Notre commission, comme beaucoup d'autres semblables, a été créée pour décharger du souci de leurs responsabilités certains malades et praticiens, dans les cas où les patients sont forcés de vivre dans des conditions intolérables, si bien qu'on est en droit de se demander s'il ne vaut pas mieux les laisser mourir. Or, l'homme qu'on nous présente aujourd'hui est un exemple caractéristique d'une telle situation. Il s'agit de M. Richard Payson, en traitement depuis un mois au service de neurologie du professeur Gross. Docteur Gross, je vous laisse la parole.

Le neurologue se leva et, d'un signe, pria l'infirmier de rouler le lit du malade jusqu'à la table de la commission.

— M. Payson a cinquante ans, déclara-t-il. Jusqu'au début de sa maladie, il exerça avec succès la profession d'architecte. Je connais sa famille depuis des années, mais la nature de son mal ne put être diagnostiquée qu'il y a six mois, lors d'une première consultation. Cependant, les symptômes de la maladie de Huntington se manifestaient depuis près de cinq ans.

— Êtes-vous absolument sûr qu'il en soit atteint ? demanda Jeffry Toler.

— Cela ne fait aucun doute. Au surplus, son cas a été l'objet d'un examen approfondi, au cours d'une réunion des dirigeants de cet hôpital, la semaine dernière, et tous ont partagé ma conviction. Monsieur Broadhurst, ajouta-t-il en se tournant vers le magistrat, j'ai demandé au docteur Cecil Thorne, généticien de réputation mondiale, de bien vouloir participer à nos débats. J'estime qu'il est mieux qualifié que quiconque pour vous expliquer les éléments essentiels de la maladie de Huntington.

— Cette maladie, exposa l'expert, est une dégénérescence du cerveau et du système nerveux. Elle est uniquement transmise par hérédité. Le premier gène est apparu dans ce pays à l'époque de la révolution américaine, quand plusieurs membres d'une seule famille — leur nombre varie, selon les rapports, entre trois et six — émigrèrent aux États-Unis.

— Dois-je comprendre qu'un si petit groupe de personnes est à l'origine de tous les cas relevés depuis lors dans notre pays ? demanda Broadhurst.

— C'est l'opinion des chercheurs les plus qualifiés. Le gène de Huntington est essentiellement mandélien. Il se transmet de génération en génération, sans distinction de sexe, si bien qu'il y a cinquante pour cent de chances pour qu'un parent le communique à sa descendance. Ce qui rend ce mal si redoutable, c'est que tout individu possédant ce gène aura des symptômes de la maladie s'il vit suffisamment longtemps.

— Est-ce que les maladies héréditaires ne se manifestent pas dès l'enfance ?

— Oui, pour la plupart, mais dans la cas qui nous occupe, les symptômes de détérioration ne commencent à apparaître que vers l'âge de trente-cinq ans, et souvent plus tard. Ainsi, une personne ignorant qu'elle a hérité du gène aura le temps de se marier et d'avoir des enfants, avant que le mal ne se déclare.

— Et cinquante pour cent de ces enfants seront certains de devenir un jour des malades semblables ?

— Oui.

— Oh, mon Dieu ! s'écria l'homme de loi. Quelle épée de Damoclès suspendue au-dessus de ces malheureux !

— M. Payson n'a qu'une fille, dit alors Rebecca Dalton, et c'est sur sa demande que cette commission examine aujourd'hui son cas.

— Quand a-t-elle su la vérité ?

— Il y a quelques mois, répondit le docteur Gross. Son père habitait Atlanta et a réussi à lui cacher son état.

— Elle est résolue à ne pas avoir d'enfants, ajouta Rebecca, afin que ce gène mortel disparaisse à jamais avec son père et avec elle.

— N'y a-t-il aucune possibilité de guérison, docteur Thorne ? demanda Broadhurst.

— Des maladies héréditaires comme celle-là sont incurables. Tout ce que nous pouvons faire, c'est essayer de les déceler, assez tôt pour qu'elles ne soient pas transmises aux générations futures. Heureusement, on a découvert ces temps-ci une méthode de détection, mais beaucoup trop tard pour la famille Payson.

— Richard Payson, déclara le docteur Gross, savait ce qui l'attendait, et c'est pourquoi il a légué son corps à la Faculté de Médecine.

— Quelqu'un désire-t-il poser des questions au professeur Thorne ? demanda le docteur Toler... Continuez, je vous prie, docteur Gross.

— Je n'ai pas d'autre commentaire à ajouter, dit celui-ci, et il me reste à vous montrer le malade.

Retirant le drap sous lequel gisait Richard Payson, il laissa un long moment ses collègues examiner le malheureux. En dépit des tranquillisants, tout son corps était agité de contorsions.

— A certains moments, reprit le neurologue, il paraît conscient, mais depuis quelques jours nous n'en avons même plus la certitude.

— Êtes-vous sûr, demanda l'aumônier, qu'il ne se rende pas compte de ce qui se passe, Docteur ?

— Sa fille est convaincue que, par instants, il reprend connaissance, mais personnellement j'en doute.

— Sur quoi fonde-t-elle sa conviction ? demanda le procureur.

— Il arrive, quand elle est avec lui, que le malade

profère des sons qui ressemblent à des mots. Ces mots, affirme-t-elle, sont toujours les mêmes : il la supplie de le laisser mourir.

Personne ne posant plus de questions, le docteur Gross pria l'infirmier d'emporter le malade, puis il alla chercher Carolyn, qui attendait dans l'antichambre.

2

Peu avant 18 heures, le signal d'alerte retentit dans la salle de contrôle du service des Traitements exceptionnels, et une demi-douzaine de lampes rouges s'allumèrent. Il suffit d'un bref coup d'œil à l'écran de télévision pour que Helga comprît ce qui se passait : le tracé de l'ECG de Kevin McCartney était brusquement devenu rectiligne, indiquant par conséquent que le cœur du barman avait cessé de battre. Aussitôt, la jeune fille appuya sur le bouton rouge placé devant elle et, avant même que le haut-parleur eût commencé de diffuser l'appel « Code Cinq », elle courut au compartiment du malade.

— Préparez une seringue avec un centimètre cube d'adrénaline et une longue aiguille ! dit-elle à l'infirmière de garde.

Mettant à nu la poitrine de Kevin, elle se pencha sur lui et se mit à le frapper, à l'endroit où la longue cicatrice marquait la trace de la transplantation cardiaque, en espaçant les coups de seconde en seconde. Tout en agissant avec la sûreté acquise par une longue expérience, elle continua de donner ses instructions à sa collègue :

— Posez tout de suite un masque sur son visage, et commencez à lui faire respirer de l'oxygène.

La jeune fille, qui venait d'achever la préparation de la seringue, se hâta d'exécuter l'ordre. Si un médecin ne survenait pas dans quelques secondes, Helga n'hésiterait pas à enfoncer elle-même la longue aiguille dans la poitrine de Kevin. Au sixième coup de poing, et alors que la peau du malade commençait à prendre la teinte caractérisant un début de cyanose, le tracé de l'ECG révéla enfin un léger redémarrage du cœur. Puis, le masque ayant été fixé sur son visage, Kevin put respirer un peu d'oxygène pur, tandis que l'ECG indiquait la lente remise en marche du cœur.

— Y a-t-il eu un symptôme avertisseur, mademoiselle Sundberg ? demanda Ken Dalton, qui venait d'arriver.

— Non, Docteur. D'une seconde à l'autre, le tracé de l'ECG est devenu rectiligne.

Prenant la seringue pleine d'adrénaline, Ken enfonça la longue aiguille entre deux côtes. Ensuite il tira sur le piston, si bien qu'un peu de sang apparut dans le tube, lui confirmant que l'aiguille avait atteint l'intérieur du cœur. Il y injecta alors une partie de la drogue puis, retirant un peu l'aiguille, vida le reste dans le muscle cardiaque.

Sur l'écran de contrôle, le tracé de l'ECG décrivit des zigzags désordonnés, et très vite la couleur de la peau du malade redevint plus normale. Ken Dalton lui pinça la joue, et celle-ci rougit un instant : ce simple geste suffisait à montrer que l'oxygène aspiré par les poumons passait de nouveau à travers les capillaires.

Cependant, beaucoup de personnes s'étaient rassemblées à la porte du compartiment, chacune sachant exactement ce qu'elle avait à faire. Ed Vogel poussait un chariot de ranimation artificielle. Un interne apportait un plateau stérilisé, sur lequel se trouvaient plusieurs cathéters et les instruments nécessaires pour les poser éventuellement. Val Lemoyne se glissa sans bruit dans la pièce, pour remplacer l'infirmière et procéder elle-même aux opérations de respiration.

— Une autre victoire à l'actif de Mlle Sundberg ! dit Ken à ses collègues. Décidément, les infirmières réussissent plus vite que nous à remettre en marche les cœurs déficients !

— C'est seulement au sixième coup de poing que j'ai obtenu la première contraction, déclara Helga, qui ajouta en riant : Heureusement que je suis costaude !

— Et intelligente ! fit Ken. Un de ces jours, ces accidents finiront par me donner une crise cardiaque, à moi aussi, et je vous retiens d'avance pour me soigner.

Il resta un long moment devant l'écran et, constatant que le tracé de l'ECG était redevenu régulier, dit à Vogel :

— Vous pouvez renvoyer l'équipe d'urgence, Ed, mais il va falloir que nous prenions nos dispositions pour empêcher que ça recommence.

3

— Veuillez prendre place à la table, mademoiselle Payson, dit aimablement Jeffry Toler, quand celle-ci pénétra dans la salle, après le départ des infirmiers emportant son père. Je crois que vous connaissez tout le monde, sauf sans doute M. Broadhurst et le professeur Thorne.

— J'ai consulté le professeur Thorne, sur le conseil du docteur Gross, quand il m'a appris la vérité sur l'état de mon père, répliqua Carolyn. Comment allez-vous, monsieur Broadhurst ?

— Très bien, merci.

— J'aimerais, dit alors Toler, que vous nous expliquiez pourquoi vous avez prié notre commission d'examiner le cas de votre père.

Un peu intimidée tout d'abord par ces personnages sévères, qui ressemblaient un peu à des juges, Carolyn s'était vite ressaisie, et c'est d'une voix ferme qu'elle répondit :

— J'ai estimé que je n'avais pas le choix, Docteur.

— Pourquoi cela, Mademoiselle ? demanda le procureur.

— Parce que, presque chaque fois que je vois mon père maintenant, il me supplie de le laisser mourir.

— Êtes-vous certaine qu'il se rende vraiment compte de ce qui se passe ?

— Seulement par intervalles, Monsieur. Ces jours derniers, c'est à peine si j'ai pu distinguer les mots qu'il prononce, parce qu'il perd de plus en plus le contrôle musculaire de la parole.

— C'est un symptôme caractéristique de sa maladie, dit le docteur Gross.

— Êtes-vous bien sûre qu'il désire mourir ? insista Broadhurst ?

— Ne le souhaiteriez-vous pas, si vous étiez à sa place, Monsieur ?

— Nous ne sommes pas ici, Mademoiselle, pour nous demander ce que nous ferions en de telles circonstances. Ce que nous désirons connaître, ce sont vos propres motifs. Votre père représente-t-il une charge financière, pour vous ou pour d'autres membres de votre famille ?

— Il n'y a pas d'autre membre de ma famille, et il n'y en aura jamais.

— Il est donc une charge pour vous ?

— Pas encore, Monsieur. Les ressources personnelles de papa suffiront à couvrir les frais de son hospitalisation pendant une semaine encore. Ensuite, je consacrerai les quelques milliers de dollars que j'ai économisés à le soigner.

— Et après ?

— Si la commission ne décide pas qu'il convient de le délivrer, alors qu'il subit un véritable enfer, il faudra que j'emprunte.

— N'avez-vous pas envisagé de le faire admettre dans une institution nationale ?

— Monsieur Broadhurst, j'ai ramené mon père d'Atlanta, où il se faisait soigner dans une clinique, parce que je désirais le placer dans les meilleures conditions possibles pendant le temps qu'il avait encore à vivre, et parce que je voulais demeurer auprès de lui.

— Je suis sûr, insista le magistrat, qu'un établissement de l'État consentirait tout de suite à le recevoir, et dans ces conditions vous seriez déchargée de tout souci financier. J'ajoute que je serais heureux de vous aider à régler cette affaire.

— Le souci financier n'est rien à côté du souci moral, répliqua Carolyn avec calme. Voyez-vous, Monsieur, quand j'étais une petite fille, on m'a appris à l'École du Dimanche à honorer mon père et ma mère. Or, ma mère est morte alors que j'étais encore très jeune, et c'est mon père qui m'a élevée. Il a beaucoup de fierté, et je sais ce qu'il doit éprouver, à la pensée que d'autres, même moi, le voient dans cet état effroyable.

— S'il en est conscient.

— Il doit s'en rendre compte, sinon pourquoi me demanderait-il sans cesse de le laisser mourir ?

— Je reconnais la valeur de votre argument. Néanmoins, d'après ce qu'on vient de m'expliquer, cette maladie est caractérisée par une dégénérescence autant morale que physique. Tout porte donc à croire, en admettant qu'aujourd'hui il se rende encore compte de la situation, ce dont je doute, que cela ne saurait se prolonger longtemps.

— Avez-vous visité récemment un asile, monsieur Broadhurst ?

— Non.

— Au cours de mes études à l'Université de Floride, j'ai passé plusieurs semaines de stage dans un des principaux asiles de ce pays. Étant donné ce que j'y ai vu, je suis résolue à ce que jamais mon père ne soit abandonné dans un tel endroit.

— Je comprends votre réaction, Mademoiselle, et les sentiments qui vous animent, fit Broadhurst avec bonté.

Mais vous ne m'empêcherez pas de penser qu'une solution plus pragmatique de votre problème serait préférable.

— Pour moi ou pour mon père ?

— Je doute qu'elle puisse le faire souffrir davantage, s'il n'a plus sa connaissance.

— Je tiens à ce que vous sachiez, mademoiselle Payson, dit alors le docteur Toler avec beaucoup de douceur, combien nous éprouvons tous de sympathie pour vous, mais je me demande si vous comprenez réellement ce que vous exigez de nous.

— Je désire, répliqua aussitôt Carolyn, que la commission prenne les mesures nécessaires, afin de mettre un terme aux souffrances de mon père, aussi vite et paisiblement que possible.

— En cessant de l'alimenter, Mademoiselle ? répliqua le docteur McHale.

— Je crois bon de préciser pour M. Broadhurst, dit alors Rebecca Dalton, que M. Payson ne peut plus avaler, sans risque de s'étrangler. Il est uniquement alimenté par un tube qui passe par une narine.

— Le laisser mourir de faim serait encore plus cruel que le laisser vivre ! protesta le magistrat.

— Nous sommes certainement tous d'accord avec vous à ce sujet, dit Rebecca. C'est pourquoi le problème ne peut être résolu que de deux manières. La première consiste à utiliser une drogue assez puissante pour provoquer la mort. Celle-ci surviendrait sans douleur, dans un délai qui pourrait être de quelques heures. La seconde consiste à injecter directement dans une veine une certaine quantité d'air : la circulation du sang est ainsi bloquée vers les poumons et le cerveau, en sorte que la mort survient rapidement.

— Pour moi, répliqua le procureur, l'utilisation des deux méthodes correspond techniquement à un meurtre.

— Sur le plan légal, vous avez sans doute raison. Je

préfère les considérer, ainsi que Mlle Payson le fait, comme des actes de charité.

– Je regrette, riposta Broadhurst, mais en pratiquant l'euthanasie, la commission usurperait un droit que Dieu seul possède.

– C'est bien pour cela, dit Jeffry Toler, que les étudiants nous appellent la Commission de Dieu. Quelqu'un a-t-il d'autres questions à poser à Mlle Payson ? Tout cela doit être très pénible pour elle... Merci, Mademoiselle, ajouta-t-il quand personne ne prit la parole. Le docteur Dalton répondra en votre nom à toutes les demandes que pourrait susciter le cas de votre père, et elle vous communiquera la décision de la commission. Vous pouvez vous retirer.

Carolyn quitta la pièce à pas lents. Elle n'avait jamais compté sur une réponse favorable de cette assemblée, et maintenant elle était convaincue de l'échec de sa démarche. Celle-ci avait donc été futile, mais elle représentait l'ultime recours légal qu'il convenait d'épuiser.

CHAPITRE XIV

1

— Je vais essayer une méthode différente, Ed, dit Ken Dalton après le départ de l'équipe d'urgence. La présence d'une si grande quantité de sérosité à l'intérieur du péricarde signifie que le cœur est sans doute trop comprimé.

— Nous pouvons le pomper, répliqua Vogel, mais croyez-vous que l'amélioration ainsi produite sera durable ?

— Il ne s'agit pas seulement d'enlever ce liquide. Nous nous trouvons en présence, ne l'oubliez pas, d'une invasion de lymphocytes, provoquée par le mécanisme protecteur du corps, réagissant contre ce qu'il considère comme une menace étrangère à l'organisme, en l'occurrence les protéines du cœur transplanté. Or, nous savons que, dans certains cas de métastase cancéreuse de la région cardiaque, il est possible d'injecter dans le péricarde certaines drogues destructrices de cellules, avec des résultats satisfaisants.

— Ça pourrait réussir, admit Vogel, et de toute manière ça vaut la peine d'essayer.

— Comme vous le dites, fit Ken d'un air sombre. En outre, cette chimiothérapie est sans doute la seule arme qui nous reste.

— A quels agents chimiques pensez-vous ?

— Pour commencer, au Thiotepa et à la Prednisone. Bien entendu, il faudra d'abord pomper la sérosité, puis injecter dans le péricarde une forte dose de drogue.

— Dois-je préparer le dispositif de pompage, Docteur ? demanda Helga, qui avait écouté la discussion avec grand intérêt.

— Oui, s'il vous plaît. Dites à la pharmacie de nous envoyer une dose de 60 milligrammes de Thiotepa, en solution de 2 % dans du chlorhydrate de procaïne, ainsi que quelques ampoules de Prednisone.

Helga se hâta de quitter le compartiment pour remplir sa mission, et Ken revint examiner le tracé de l'ECG sur l'écran.

— Il n'y a guère de changement, remarqua-t-il, et je ne pense pas qu'à l'heure actuelle le cœur ait été gravement endommagé par cette crise de rejet. Je veux croire que celle-ci est surtout due à l'excès de sérosité dans le péricarde. Avez-vous reçu les résultats des analyses du sang ?

— Pas encore, répondit Vogel. Je vais téléphoner à Peggy Tyndall.

Il se rendit à la salle de contrôle et informa aussitôt la laborantine de ce qui venait de se passer :

— Kevin McCartney a eu un arrêt du cœur, mais Mlle Sundberg a réussi à le refaire démarrer. Avez-vous trouvé quelque chose d'intéressant dans vos analyses ?

— Il n'y a pas d'augmentation sensible des enzymes.

— Voilà qui est bon signe, au moins ! Le docteur Dalton va injecter dans le péricarde du Thiotepa et de la Prednisone. Nous attendons les drogues de la pharmacie.

— Enfin, il se décide à faire quelque chose ! dit Peggy.

2

— Docteur Dalton, demanda Jeffry Toler, lorsque Carolyn eut quitté la salle de délibération de la commission, avez-vous une déclaration à faire avant que nous votions ?

— Oui, j'aimerais préciser les aspects philosophiques de ce cas, à la fois pour vous, Messieurs, et pour moi-même.

— Je vous en prie. Je suis sûr que votre analyse nous sera précieuse.

— A mon avis, la question qui se pose aujourd'hui s'est posée à beaucoup de nos confrères, depuis l'origine de la science médicale : dans quelle mesure un médecin a-t-il le droit d'assumer la pleine responsabilité de la vie ou de la mort de son malade ? Certes, nous sommes tous familiarisés avec les fondements de l'éthique contenue dans le Serment d'Hippocrate, puisque nous l'avons tous prêté. La médecine ayant pour but essentiel de lutter contre la mort, il est naturel que tout praticien tende à considérer la perte de son malade comme une défaite personnelle. Ainsi, nous en sommes arrivés à élever le principe de la continuité biologique de l'individu, au point de lui donner un caractère absolu.

— Estimez-vous, Docteur, demanda Broadhurst, que les médecins considèrent leurs efforts comme toujours bénéfiques envers les malades ?

— Ce n'est pas seulement une question d'opinion, monsieur Broadhurst. A tout moment, nous devons être certains que nos efforts ne nuiront en aucun cas à ceux que nous soignons. C'est le principe fondamental de l'éthique médicale : « Nolle Nocere », c'est-à-dire ne faire aucun mal, et ce principe passe même avant celui de donner de bons soins. Dans ces conditions, nous devons nous demander si en fait nous ne ferons pas du mal à Richard Payson, en le laissant vivre plus longtemps dans l'état où il se trouve.

— J'admire votre éloquence et, dans une certaine mesure, je reconnais la valeur de votre logique, Docteur, mais je ne suis pas sûr qu'elle puisse s'appliquer au cas que nous discutons.

— J'y arrive, Monsieur le Procureur. La première transplantation d'un cœur humain fut exécutée avec succès en décembre 1967. Vous le savez, on a beaucoup critiqué mon mari, parce qu'il a continué de faire des transplantations, alors que dans beaucoup de cas on voyait le processus de rejet réduire considérablement les chances de succès de cette opération. Comme l'a dit tout à l'heure le docteur Toler, un long et douloureux procès, relatif à une transplantation, s'est terminé avant-hier par la mise hors de cause de mon mari, accusé de faute professionnelle.

— Je crois savoir qu'il a refusé de se défendre.

— En effet, car c'était pour lui une question de conscience. Mon mari et moi, nous avons travaillé en équipe à toutes ces transplantations et, en tant que cardiologue, j'ai eu en majeure partie la responsabilité du choix des opérés. La plupart, pour ne pas dire la totalité, de ces malades n'auraient pu survivre que quelques mois au maximum sans opération, car ils étaient des invalides, endurant souvent de grandes souffrances. Or, après la transplantation d'un autre cœur, certains d'entre eux ont vécu jusqu'à dix-huit mois, d'une manière relativement agréable, alors qu'auparavant ils n'aspiraient qu'à la mort.

— Par euthanasie ?

— C'est le terme technique avec lequel le public est aujourd'hui familiarisé, mais il y a deux formes d'euthanasie. Dans la forme active, on administre au malade une drogue qui provoque une mort rapide et sans douleur, ou encore une injection d'air, comme on l'a dit tout à l'heure. Dans la forme passive, on se borne à supprimer les douleurs par les médicaments, et l'on cesse de pratiquer les soins qui permettent de prolonger la vie, plus ou moins artificiellement. Un récent sondage, publié par un magazine, a révélé que 91 % des personnes interrogées estiment qu'un malade incurable doit avoir le droit de refuser des soins prolongeant artificiellement son existence.

— Je suis au courant de ce sondage, Docteur, répliqua Broadhurst, mais permettez-moi de vous en rappeler un autre. Il concernait les parents d'enfants gravement handicapés : à une énorme majorité, ils se sont prononcés contre l'euthanasie. De toute évidence, la forme passive doit être rejetée en ce qui concerne M. Payson, puisqu'elle consisterait à le faire lentement mourir de faim. Par conséquent, je vous pose la question, puisque vous représentez Mlle Payson devant nous : vous prononcez-vous pour l'emploi de la forme active d'euthanasie ?

— C'est bien ce qu'elle demande, monsieur Broadhurst.

— Et vous ?

— Je ne le sais pas. Si j'avais vu certains malades, que mon mari a opérés avec succès, avant que la transplantation cardiaque fût entrée dans les faits, j'aurais été fortement tentée de proposer qu'on cessât de les soigner. Mais comme je vous l'ai dit, plusieurs d'entre eux ont survécu à l'opération, dans de bonnes conditions, douze à dix-huit mois, et il y en a encore un en vie.

— Je crois, dit alors le docteur Desmond, que ce que nous venons d'entendre met davantage en lumière les questions éthiques qu'un médecin doit se poser, surtout lorsqu'il soigne de grands malades, peut-être incurables. Je désire cependant ajouter, au bénéfice du docteur Dalton et de son mari, que même leurs échecs ont représenté une contribution considérable au progrès de la science médicale, parce que nous comprenons mieux aujourd'hui comment combattre le phénomène de rejet, dans les cas de transplantations d'autres organes, plus faciles à traiter que le cœur, en particulier le rein.

— Vous ne prétendez tout de même pas, répliqua le magistrat, que la mort de M. Payson contribuerait au progrès de la science ?

— C'est pourtant très probable, Monsieur, déclara le

professeur Thorne. La maladie de Huntington est relativement rare, et l'occasion d'étudier à fond les cellules de ce malade pourrait être précieuse. Je suis d'ailleurs convaincu que Mlle Payson consentirait...

— J'ai déjà informé la commission, coupa le docteur Gross, que le malade a légué son corps à la Faculté de Médecine.

— Ce que je tiens à souligner, dit Rebecca d'un ton ferme, c'est que la maladie dont souffre M. Payson est incurable et qu'inexorablement elle lui sera fatale.

— Dans combien de temps, Docteur ?

— Dans la plupart des cas, répondit le docteur Gross, la mort survient en quelques années, mais il est arrivé que certains malades mettent dix ans et plus à mourir.

— Sans la moindre possibilité de guérison ?

— Sans la moindre, répéta le professeur Thorne.

— Par conséquent, dit Rebecca, s'il y a jamais eu un cas où l'euthanasie active est justifiée, c'est bien celui-ci.

— Pourtant, vous venez de refuser de vous prononcer, docteur Dalton, répliqua aussitôt Broadhurst.

— Il semble que nous soyons dans une impasse, dit Jeffry Toler. Avez-vous quelque chose à ajouter, Rebecca ?

— Je veux encore rappeler à la commission que Carolyn Payson a le sentiment de demander quelque chose de raisonnable. Car elle est absolument sincère dans sa conviction qu'en organisant, si possible avec notre concours, la fin des épreuves de son père, elle exaucera les désirs de ce malheureux.

— Quelqu'un met-il en doute l'exactitude de cette déclaration ? demanda Toler.

— Je suis convaincu, répliqua le procureur, que Mlle Payson croit agir pour le mieux dans l'intérêt de son père. Cependant, le jugement du tribunal qu'on a évoqué tout à l'heure ne constitue pas un précédent d'euthanasie, et tout spécialement n'autorise pas la mise à mort délibérée d'un malade, par un médecin ou un hôpital. Pour ma part, je dois vous avertir que, si vous approuvez par votre vote, et malgré moi, la mise à mort de ce malade, vous ouvrirez une boîte de Pandore, vous compromettrez gravement la réputation de cet hôpital et de vous-mêmes, en tant que praticiens et professeurs, à une époque où votre établissement fait déjà l'objet de sévères critiques dans la région.

— Merci, monsieur Broadhurst, dit Jeffry Toler. Avant de procéder au vote, je désirerais que nous entendions monsieur l'aumônier Hagan.

Le vieux prêtre se leva et déclara, d'une voix chargée de tristesse :

— J'éprouve la plus vive sympathie tant pour Mlle Payson que pour son père, et c'est à la demande de cette jeune fille que j'ai proposé l'examen de ce cas douloureux par la commission. Cependant, je suis d'accord avec M. Broadhurst, pour estimer que nous n'avons pas le droit d'approuver officiellement un acte d'euthanasie.

— Autrement dit, un meurtre, fit sèchement le magistrat.

— Je crois que nous allons pouvoir passer au vote. Veuillez écrire « Oui » ou « Non » sur la feuille placée devant vous et la plier en quatre. Mlle Gaynor ramassera les bulletins et les collationnera.

La secrétaire s'exécuta, et quand elle eut achevé le dépouillement, sur une table dans un coin de la pièce, elle annonça :

— Il y a un seul bulletin « Oui », docteur Toler, et tous les autres sont « Non ».

— La commission refuse d'accéder à la requête de Mlle Payson, déclara Jeffry Toler. Les bulletins seront détruits, et je rappelle à tous les membres que rien de ce qui a été dit ici ne doit être divulgué. Seul, le docteur Dalton est autorisé à informer Mlle Payson de notre décision. La séance est levée !

3

Helga Sundberg poussa un petit chariot roulant dans le compartiment de Kevin McCartney : c'était le dispositif d'aspiration que Ken Dalton avait décidé d'utiliser. Il comportait une seringue de 50 centimètres cubes, munie d'un robinet par lequel le liquide aspiré pouvait s'écouler dans un bocal, placé contre le buste de Kevin, sur le lit. Lorsque l'infirmière eut badigeonné la poitrine avec de l'antiseptique, elle s'écarta pour laisser Ken disposer un linge dans lequel un trou avait été découpé. Il le plaça un peu à gauche de la cicatrice, après avoir tâté les côtes, et annonça :

— Je vais aller le plus bas possible du péricarde, afin de le vider entièrement. Surveillez bien l'écran, Ed, et avertissez-moi, au moindre changement !

D'une main ferme, le chirurgien enfonça l'aiguille dans la poitrine, puis pompa environ 20 centimètres cubes de sérosité, avant de l'enfoncer davantage. Le liquide, un peu trouble, s'écoula aisément, et le niveau dans le bocal tenu par Helga ne cessa de monter.

— Ma parole, remarqua Vogel, il en a près d'un litre ! Pas étonnant que son cœur ait eu du mal à battre !

— Oui, fit Ken, et nous avons eu tort de penser que cette crise de rejet avait endommagé le cœur lui-même, alors qu'il s'agissait d'un excès de sérosité qui le faisait paraître plus gonflé à la radio. Cela prouve une fois de plus qu'il ne faut jamais juger trop vite.

L'aspiration achevée, il injecta avec soin les drogues dans le péricarde, sans se hâter, afin d'éviter toute action irritante.

— Aucun changement de l'ECG ! déclara Vogel.

Quand il eut terminé, Ken se redressa, laissa Helga mettre un pansement sur la petite blessure de la piqûre, et grommela :

— Espérons que les drogues vont ralentir l'attaque des

lymphocytes ! Si oui, nous aurons au moins gagné cette manche.

– Et ça vous permettra peut-être de gagner définitivement la partie, Docteur, dit Helga. L'hôpital ne serait plus le même, si Kevin ne reprenait pas sa place derrière le bar !

4

Carolyn Payson attendait patiemment dans l'antichambre du conseil d'administration, lorsque Rebecca Dalton sortit de la salle. Il suffit à la jeune fille de la regarder pour comprendre le résultat de la séance.

– Je suis désolée, dit la doctoresse, mais c'est un refus.

– Je le savais d'avance, dès que j'ai vu M. Broadhurst.

– Ne lui en veuillez pas, Carolyn. En tant que magistrat, il voit les choses nécessairement sous un autre angle que nous. D'ailleurs, ajouta-t-elle après un instant d'hésitation, la discussion a mis en relief le véritable obstacle. Nous ne demandions pas seulement que votre père eût le droit de mourir en paix ; nous désirions que quelqu'un prît la responsabilité d'agir pour mettre fin à ses jours, ce qui est exactement une euthanasie. Or, ni le corps médical ni le public ne sont encore prêts à admettre l'euthanasie, et c'est pourquoi on ne pouvait pas s'attendre à une autre décision.

– Je n'en veux à personne, docteur Dalton.

– Ne vous tourmentez pas, mon petit, dit Rebecca avec beaucoup de douceur. Le docteur Gross estime que votre père ne peut pas survivre plus de quelques mois.

– Merci d'avoir plaidé ma cause, Docteur.

– Je regrette de ne pas avoir mieux réussi. Le docteur Toler a demandé que la décision de la commission reste secrète, et je l'ai assuré de votre discrétion.

– Vous avez bien fait. Merci encore...

Rebecca regarda s'éloigner la jeune fille, qui gagna l'ascenseur d'une démarche un peu raide et ne se retourna pas. Un instant plus tard, le docteur Gross sortit à son tour de la salle et demanda :

— Comment a-t-elle pris ça, Reb ?

— Très calmement. A mon avis, elle était sûre dès le début de ce qui se passerait, mais elle a tenu à faire cette démarche, ne fût-ce que pour avoir sa conscience en repos.

— En de telles circonstances, c'est bien naturel. Tout à l'heure, quand vous tiriez la morale de cette situation, je n'ai pu m'empêcher de me rappeler cette phrase du Serment d'Hippocrate : « Je ne donnerai à personne un médicament mortel, même si on me le demande, et je ne conseillerai à personne de l'utiliser. » Ce serment a été, depuis plus de deux mille ans, le principe directeur de notre profession. Voilà pourquoi, lorsqu'on nous pose la question de savoir si nous devons provoquer la mort d'un être humain, ça nous bouleverse.

— Oui, et je me demande si je regrette de n'avoir pas eu le droit de participer au vote. Vous êtes le seul, n'est-ce pas, à avoir voté « Oui » ? Pourquoi l'avez-vous fait ?

— C'est difficile à dire. Lorsque je regarde Richard Payson, je sais que, si je me trouvais dans la même situation, je désirerais que quelqu'un m'injecte dans les veines une bonne dose de morphine.

— Auriez-vous le courage de la faire vous-même ?

— J'en doute. Et vous ?

— Quand nous nous sommes séparés, Ken et moi, répondit-elle avec tristesse, j'ai été si déprimée que j'ai souhaité mourir.

— Allons donc ! Vous êtes trop jeune et vos perspectives d'avenir sont trop riches pour nourrir de telles pensées ! Vos connaissances, votre expérience et vos dons sont nécessaires à vos malades, et vous n'avez pas le droit de les détruire volontairement, pour un motif égoïste.

— C'est ce que j'ai fini par comprendre. Pourtant, je m'interroge aujourd'hui sur la valeur du serment que j'ai prêté il y a dix ans, car je sais maintenant ce que c'est que souhaiter mourir.

5

En redescendant de l'étage supérieur vers les salles de traitement, Rebecca Dalton fut fortement tentée d'aller voir Kevin et McKenzie, afin de savoir ce que Ken avait décidé à leur sujet. Mais elle résista à cette envie et se rendit droit au restaurant. Elle se heurta, presque sur le seuil, à Ed Vogel, qui en sortait.

— Ça y est ! lui dit-il, l'air enchanté. Je l'ai introduit et il marche !

— De quoi parlez-vous donc ?

Interloqué, il répliqua :

— N'avez-vous pas décidé avec le docteur Dalton d'utiliser le cathéter fibroptique ? Je vous ai vus discuter dans le couloir, puis il est revenu et m'a dit de préparer l'instrument. Cela a demandé deux heures, parce qu'il fallait une stérilisation spéciale. J'ai achevé de le poser il y a peu de temps.

— Il a dû y penser après m'avoir quittée, dit Rebecca d'un ton sec. Comment fonctionne-t-il, ce cathéter ?

— Comme une horloge.

— Parfait ! Merci de m'avoir informée.

Sans un mot de plus, elle lui tourna le dos et entra dans le restaurant, raide comme un piquet. Ed Vogel la suivit un instant des yeux puis, secouant la tête, gagna l'ascenseur.

Rebecca était irritée contre Ken, qui ne lui avait pas parlé de ce nouvel instrument, mais elle s'en voulait aussi de sa colère, car même si Ken avait voulu la mettre au courant de ses intentions, il ne pouvait pas le faire, puisqu'elle était enfermée depuis deux heures dans la salle de la Commission de Dieu. Sans appétit, elle s'apprêtait à choisir un plat, quand une voix amie l'appela :

— Puis-je me permettre de vous tenir compagnie, Rebecca ?

C'était Jerry Singleton, qui se dirigeait vers une table, son plateau à la main.

— Certainement, Jerry ! dit-elle. Je vous rejoins tout de suite.

Dès qu'ils furent installés, le gynécologue lui dit :

— Félicitations pour votre promotion !

— Merci. Elle me ferait davantage plaisir, Jerry, si je ne me trouvais pas dans une situation tellement pénible.

— Ça ne s'arrange pas avec Ken ?

— Cela va de mal en pis. Nous sommes devenus des adversaires, et je ne sais plus quoi faire.

— Peut-être pourriez-vous m'en parler. Vous savez que je vous aime beaucoup tous les deux, et il y a longtemps, j'ai envisagé d'opter pour la psychiatrie.

— Imaginez que vous soyez marié à une doctoresse qui essaie de vous contraindre à pratiquer une opération que vous redoutez.

— Oh ! Voilà une accusation grave, Reb !

— Oui, surtout quand on la porte contre quelqu'un qu'on aime.

— Expliquez-vous, je vous prie ! Vous êtes tous deux non seulement des amis mais des confrères très estimés. Si une controverse venait à vous opposer l'un à l'autre, les gens voudront prendre parti, et ce serait déplorable pour la cohésion du corps médical.

En quelques phrases concises, Rebecca résuma le cas de Ross McKenzie.

— Dans quelle mesure, demanda alors Jerry, pouvez-vous être certaine que le malade décline ?

— En tout cas, son état ne s'améliore pas.

— Est-ce que votre conviction de son aggravation n'est

pas surtout fondée sur le fait que vous n'avez pas confiance en ce nouveau cathéter que Ken utilise ?

— Qu'est-ce qui vous fait croire cela ? protesta-t-elle.

— Je l'ai senti, rien qu'au timbre de votre voix. J'ai l'impression que, peut-être inconsciemment, vous en voulez à Ken d'avoir pris cette décision sans vous en parler au préalable. Est-ce que je me trompe ?

— Je ne sais pas, Jerry. Je suis tellement préoccupée de ce qui pourrait arriver à Ken, si je le mettais au pied du mur, en exigeant une opération de ce malade, que je n'analyse plus mes motifs.

— Je lis avec soin les revues spécialisées, et je suis au courant de ce nouveau cathéter. Permettez-moi de vous dire que, s'il constitue un réel progrès, en évitant de faire courir à un malade les risques d'une opération, il faut l'adopter sans hésiter.

— Il n'empêche que, plus on attend, plus les chances de remplacer la valvule mitrale défectueuse s'amenuisent. En tant que chef responsable du service de cardiologie, je ne peux tout de même pas rester passive, et avoir ensuite sur la conscience la mort de McKenzie !

Singleton secoua tristement la tête et répliqua :

— Ah ! Il semble qu'en voulant aider deux amis très chers je n'ai fait qu'aggraver la situation. Pourtant, au risque de commettre une nouvelle erreur, j'ose vous donner encore un conseil, Reb : soyez patiente. En dépit de tous nos appareils et instruments ultraperfectionnés, les chirurgiens sont parfois obligés de se fier uniquement à leur instinct pour prendre une décision, surtout quand ils ne sont pas sûrs d'eux-mêmes. Dans un nombre surprenant de cas, je constate que l'instinct fondé sur une longue expérience se révèle plus efficace que l'ordinateur le plus sensationnel. Maintenant, vous allez m'excuser, mais il faut que je file, car le riche directeur d'un casino des Bahamas m'envoie sa fille, qui a des ennuis avec ses ovaires.

6

Avant d'aller dîner, Mike Raburn voulut voir encore une fois Carmelita Sanchez. En passant devant le salon de repos des docteurs, il remarqua que le poste de télévision diffusait les nouvelles de 18 heures, et il s'arrêta un instant pour les écouter. Il allait s'éloigner, lorsque le nom de Joe Gates fut prononcé par le reporter sportif. Dès les premiers mots, il comprit que la campagne à laquelle l'athlète noir s'attendait venait d'être déclenchée, et il entendit les propos suivants :

« Les supporters de l'équipe professionnelle de basket-ball de Miami se demandent aujourd'hui si son meilleur joueur, Joe Gaters, a été tout à fait franc à leur égard. Pendant qu'il se trouvait à San Francisco, où il contribuait à l'élaboration d'un syndicat de joueurs professionnels, son fils, Joey, a failli mourir à l'hôpital de Biscayne d'une crise d'anémie falciforme. Chacun sait que cette maladie héréditaire est particulière à la race noire. La question qui se pose est donc celle-ci : Joe Gates était-il au courant de cette tendance héréditaire dans sa famille ? Si tel est le cas, on est en droit de lui reprocher de ne pas en avoir averti les commanditaires et supporters de l'équipe, car il risquerait à tout moment de se trouver dans l'incapacité de jouer. Nous estimons donc qu'il doit au public la vérité, et nous lui posons la question : Êtes-vous, oui ou non, menacé vous-même d'une crise d'anémie falciforme ? »

— Les salauds ! grommela Mike.

Un instant plus tard, il vit arriver Helga Sundberg, qui soutenait Ethel Gates en larmes.

— Elle vient d'entendre ce qui a été dit à la télévision, expliqua la jeune fille, et elle en est toute chavirée. Il faut que je m'occupe tout de suite d'un malade qui vient d'arriver. Docteur Raburn, voulez-vous prendre soin d'elle ?

— Oui, bien sûr ! dit Mike, qui fit asseoir Ethel dans le salon.

— Excusez-moi, Docteur, dit-elle en reniflant, mais c'est plus fort que moi.

— Votre réaction est normale, car vous êtes en ce moment très tendue, d'une part à cause de Joey, d'autre part à cause de ces attaques déclenchées contre votre mari. Ne vous avait-il pas prévenue qu'il fallait s'y attendre ?

— Non, mais il est très nerveux depuis son retour de San Francisco. Qu'est-ce que ça signifie, Mike ?

— C'est très simple. Les commanditaires de l'équipe sont opposés à la constitution d'un syndicat de joueurs professionnels. Ils savent que l'influence de votre mari est grande dans ce milieu, alors ils essayent de lui clouer le bec.

— Est-ce que Joe a vraiment pu transmettre cette maladie à son fils ?

— C'est possible. Quel âge a-t-il ?

— Trente ans.

— S'il est porteur de ce gène, j'aurais cru que les symptômes se seraient déjà manifestés, sans être aussi virulents que ceux de Joey. Avant que nous disposions des nouveaux traitements, les Noirs souffrant d'anémie falciforme héréditaire ne dépasaient guère vingt ans sans que le mal se révélât, et la plupart en mouraient très vite.

— Quelle reconnaissance nous vous devons, Docteur !

— Ne parlons pas de ça ! Nous faisons notre métier, tout simplement, et de plus vous êtes mes amis. Ne vous laissez pas déprimer par cette campagne, Ethel ! Dites-vous bien que, du jour où Joe s'est lancé dans la politique syndicale, il s'exposait à des attaques.

— Je peux endurer tout ça, Mike, à condition de savoir de quoi il s'agit. Pour l'instant, j'aimerais surtout que Joe ne soit pas si nerveux.

— Soyez gentille, Ethel, et permettez-moi de prélever un peu de sang sur votre doigt.

— Joe m'a interdit de vous laisser faire, si vous me le demandiez.

— Il me suffit d'une goutte, et la piqûre ne se verra pas,

par conséquent Joe n'en saura rien. Si je constate que vous êtes porteuse du gène de l'anémie falciforme, je serai beaucoup plus fort pour défendre votre mari dans la campagne menée contre lui.

— Dans ce cas, je suis d'accord.

Dans le laboratoire où il la conduisit, Mike préleva une goutte de sang sur l'index de la jeune femme et procéda aussitôt à son examen au microscope. Il ne lui fallut que quelques minutes pour découvrir ce qu'il cherchait : plusieurs globules présentaient un contour dentelé et quelques-uns avaient la forme d'un croissant de lune. C'était la caractéristique du gène de la maladie, mais celle-ci ne pouvait se déclarer que si des masses de globules falciformes s'agglomératient, pour bloquer des vaisseaux sanguins.

— Sans aucun doute, déclara Mike, vous êtes porteuse au gène, Ethel, et il est presque certain que votre fils l'a hérité de vous. Bien entendu, Joe peut l'avoir aussi, mais si tel était le cas, je doute que votre enfant aurait pu vivre plus de deux ou trois ans.

— Au point où nous en sommes, répliqua la jeune femme, je peux bien vous dire que Joe n'est pas absolument certain de ne pas avoir la maladie. Il n'en parle pas souvent mais je le connais trop pour ne pas savoir qu'il est préoccupé, et je suis sûre qu'il s'inquiète à la pensée qu'un jour il pourrait, lui aussi, tomber malade.

— Dans ce cas, il prend un gros risque, en laissant ses adversaires lancer cette campagne contre lui.

— Ah ! fit Ethel en secouant la tête. Tout cela est bien compliqué, mais je vous remercie plus que je ne puis le dire, pour toute la peine que vous vous donnez... Mon Dieu ! s'écria-t-elle. J'oubliais de vous remettre ceci.

Fouillant dans son sac, elle en retira une enveloppe qu'elle lui tendit. Elle contenait deux places de loge, pour le grand match qui devait avoir lieu le lendemain soir.

CHAPITRE XV

1

Carolyn Payson ouvrit la porte de l'appartement qu'elle partageait avec Helga, dès le premier coup de sonnette de Gus Henderson. Elle portait une jolie robe et s'était maquillée plus que d'habitude.

— J'aimerais que nous allions prendre un verre au bar avant le dîner, dit-elle. J'ai eu une dure journée.

— C'est ce qu'on m'a dit. Je suis désolé que les choses n'aient pas tourné comme tu le désirais, ma chérie.

— Ne parlons pas de ça ! Helga dit que le meilleur remède, en pareil cas, est de nous accrocher l'un à l'autre, et pour une fois j'ai envie de noyer mes soucis.

Au Salon des Dauphins, ils se firent servir des whiskys, et Gus fut surpris lorsque Carolyn en demanda un second. D'ordinaire, elle n'en prenait qu'un seul, mais il sentit que, ce soir-là, elle était d'une humeur différente. C'est en pleine forme qu'ils sortirent du bar, et en gagnant la voiture Gus remarqua :

— Cet endroit n'est plus le même sans Kevin. Quand on était déprimé, il suffisait d'y passer un moment pour se sentir privilégié, en compagnie de ce brave type qui a dans la poitrine une bombe à retardement.

— Sais-tu comment il va ce soir ?

— Pas trop bien. Il a eu un arrêt complet du cœur dans l'après-midi, et Helga a réussi à le faire redémarrer, avant même l'arrivée du docteur Ken et de Vogel.

— Elle est merveilleuse ! Ces derniers jours, elle a été pour moi un véritable roc, et je ne sais pas ce que je ferais sans elle.

— Permets-moi de te rappeler que tu m'as, mon amour. As-tu décidé où nous allons dîner ?

— N'importe où, pourvu que ce soit gai et joli. J'aimerais aussi qu'on puisse danser.

— Il y a un restaurant polynésien, au bord de l'eau. On pourrait l'essayer.

C'est par un beau clair de lune qu'ils prirent la route longeant la mer, qui brillait comme une immense surface argentée. Ils confièrent la voiture à un chasseur vêtu d'un paréo pittoresque et entrèrent au restaurant par une allée plantée de bambous et de palmiers. Le décor était assez exotique pour donner aux clients l'illusion qu'ils se trouvaient dans le Pacifique, surtout quand ils eurent absorbé quelques cocktails à la mode de Tahiti. Le repas fut épicé à souhait, des danseuses se trémoussèrent, invitant l'assistance à participer à leurs exhibitions, et un artificier lança bientôt des fusées, qui illuminèrent le ciel avant de plonger dans les flots. Carolyn parut s'amuser, mais d'une manière fiévreuse que Gus ne lui avait jamais connue. Il s'en réjouit, car elle semblait avoir pris son parti d'une situation irrémédiable : la Commission de Dieu ayant refusé de mettre un terme aux souffrances de son père, elle entendait sans doute profiter au maximum de son bonheur présent, sans penser aux horreurs que l'avenir risquait de lui réserver...

2

Rebecca finissait de dîner au restaurant de l'hôpital, quand elle aperçut Ken à l'autre bout de la salle. La voyant se lever pour sortir, il lui fit signe de venir le rejoindre.

— Que dirais-tu d'un morceau de tarte et d'une tasse de café ? proposa-t-il. J'allais les commander.

— Je viens de dîner... avec Jerry Singleton.

— Ah ? Je me suis souvent demandé quand il commencerait à te faire la cour

— Il est très seul, Ken.

— Aussi seul qu'un taureau au pre, au milieu de belles génisses. Il se donne du bon temps.

— Tu le pourrais aussi, si tu le voulais.

— Pas question ! répliqua-t-il d'un air sombre. Quand on a entrevu le ciel, on n'a même plus envie du Paradis Terrestre.

— Assez ! Tu vas me faire pleurer.

— Maggie ! commanda-t-il à la serveuse. Apportez-nous deux tartes aux cerises et du café, je vous prie !

— Il paraît, dit Rebecca quand on les eut servis, que tu as été très occupé, pendant que j'étais retenue à la réunion de la Commission de Dieu.

— Tu fais sans doute allusion au cathéter fibroptique ?

— A cela, entre autres choses.

— Oui, Kevin a failli nous glisser entre les doigts, mais Helga a réussi à remettre son cœur en marche avant l'arrivée de l'équipe d'urgence. Cette fille est vraiment un pilier d'énergie dans cette maison.

— C'est vrai, rien ne peut la démonter.

— C'est grâce à toi, car tu l'as formée plus qu'aucun d'entre nous. J'ai longtemps pensé que tu étais la personne la plus équilibrée que je connaisse, Reb, mais je crois bien que notre Helga te bat à ce point de vue. Dis-moi, qu'a décidé la commission ?

— Nous avons perdu, Carolyn et moi.

— Que va-t-elle faire maintenant ?

— Elle ne peut qu'en prendre son parti et espérer que son père ne continuera pas trop longtemps à souffrir.

— Parlons d'autre chose, veux-tu ? Tu m'as fait réfléchir, en me pressant de reprendre mes recherches sur le cœur artificiel. Je me suis remis à étudier des documents, et je viens de découvrir un fait que j'ignorais. Sais-tu qu'un Français vit depuis presque quatre ans avec un cœur transplanté ?

— Où as-tu appris cela ?

— Un éditeur parisien, les Presses de la Cité, vient de publier un livre à son sujet, et il est à la bibliothèque. Il s'appelle : *« C'est pour ce soir. »* Mon français est déplorable, mais j'ai pu comprendre que ce malade se porte fort bien.

— L'ouvrage explique-t-il avec précision pourquoi c'est un succès ?

— Je ne peux pas te répondre, mais j'ai l'impression que cet homme appartient à une catégorie d'individus particulièrement équilibrés, comme Helga. Ces personnes-là peuvent supporter n'importe quoi et retombent toujours sur leurs pieds.

— Comme elles sont rares, il y a peu de chances pour qu'on puisse choisir parmi elles les malades à opérer.

— C'est bien pour cela que les chirurgiens connaîtront toujours des échecs. Ce que nous pouvons faire, pourtant, c'est apporter plus de discernement à ce choix.

— Dois-je comprendre que tu vas reprendre tes recherches ?

— C'est possible, mais je ne déciderai rien avant d'avoir étudié à fond les résultats obtenus par mes confrères.

— Entre-temps, rien ne t'empêche de poursuivre d'autres genres d'opérations, par exemple celle qui concerne Ross McKenzie.

— Estimes-tu qu'elle est indispensable ?

— Tout paraît l'indiquer.

— Ce n'est pas mon avis.

— Que te faut-il de plus, pour t'en convaincre, que cette valvule mitrale qui bat comme une voile fouettée par le vent ? Si tu la remplaces par un organe artificiel, il est à peu près certain qu'il sortira guéri de l'opération.

— Rien n'est certain, Reb, quand on opère à cœur ouvert un homme de soixante ans, qui en paraît beaucoup plus. J'ai examiné ses artères, et elles sont très sclérosées. En outre, combien as-tu diagnostiqué, ces dernières années, de valvules mitrales défectueuses congénitalement ?

— Beaucoup plus que je ne l'aurais imaginé, admit Rebecca de mauvaise grâce.

— Eh bien, lorsque McKenzie a été amené ici, tu as tout de suite diagnostiqué un mauvais fonctionnement de cette valvule mitrale, et j'ai été d'accord avec toi sur ce point. Or, je te connais bien, Reb, et j'ai vite compris ta réaction : ta première pensée a été que, si tu parvenais à me persuader de l'opérer, tu me rendrais confiance en moi-même.

— Il n'y a pas de mal à ça, me semble-t-il.

— Je ne suis pas tout à fait d'accord : en agissant ainsi, tu risques de ne pas faire ce qui est préférable pour le malade. Or, quand un médecin perd de vue cette obligation, il va au-devant de graves ennuis.

— As-tu pensé que tu t'exagères peut-être les risques de cette opération, parce que tu n'as plus la certitude d'être capable de l'exécuter avec succès ?

Dès qu'elle le vit faire la grimace, elle comprit combien elle se montrait injuste à son égard, mais les paroles étaient lancées et elle ne pouvait plus les retirer. Se levant, il répliqua gravement :

— Je crois que je me suis longtemps fait des illusions, en me refusant à admettre la vérité sur ce que tu penses de moi. Si tu estimes que Ross McKenzie ne peut être sauvé que par le remplacement de cette valvule mitrale, fais un rapport officiel à la direction dans ce sens, et un autre chirurgien sera désigné pour opérer. Pour ma part, je m'y refuse, tant que je ne serai pas convaincu qu'il n'y a pas d'autre solution.

— Personne ne m'a jamais accusée, riposta-t-elle avec feu, de me laisser influencer par mes sentiments personnels, quand il s'agit de prendre une décision médicale.

— Je ne t'accuse de rien, Reb, sauf de désirer m'aider. Je te remercie d'avoir essayé, mais il m'appartient de résoudre ce problème de la seule manière qui me paraît bonne, avec le maximum d'obstination. Vas-tu exiger une intervention chirurgicale ?

Se rendant compte qu'elle était enfin parvenue au bord du désastre, en ce qui concernait leur union, elle hésita un instant avant de répondre :

— Je ne sais pas. La seule chose que je puisse faire maintenant, c'est de reprendre l'étude du dossier depuis le début. Après, j'agirai selon ma conscience.

3

Mike Raburn se disposait à aller enfin dîner, quand le standardiste l'appela par haut-parleur. Rentrant dans son bureau de la salle des Urgences, il décrocha le téléphone.

— M. Joe Gates demande à vous parler, Docteur, dit l'employé.

— Passez-le-moi ! J'ai de bonnes nouvelles à vous donner de votre fils, dit-il à l'athlète. On vient de lui enlever son cathéter, il prend ses médicaments par la bouche, et il demande à rentrer chez lui.

— A la bonne heure ! Avez-vous reçu les places ?

— Ethel me les a données, mais je ne pourrai pas venir, car j'ai trop à faire.

— Quel dommage ! Je voulais vous demander d'apporter votre trousse, car le médecin de l'équipe est souffrant.

— Je vais pouvoir vous dépanner. Ed Vogel n'est pas de service demain soir. Sauf incident imprévu, il me remplacera.

4

Kevin McCartney ouvrit les yeux et essaya de reconnaître la silhouette blanche près de son lit, mais le masque d'oxygène l'en empêcha.

— Qu'est-ce qui s'est passé ? grommela-t-il.

Helga Sundberg alla fermer le robinet d'alimentation en oxygène puis, ayant enlevé le masque, demanda au malade :

— Croyez-vous que vous puissiez respirer tout seul, ou vous sentez-vous encore trop paresseux ?

— Bonjour, beauté ! J'ai cru un instant que j'étais au ciel et qu'un ange veillait sur moi. Qu'est-ce qui m'est arrivé ?

— Vous avez essayé de quitter ce monde, et j'ai dû vous en empêcher en vous flanquant une raclée.

— Voilà donc pourquoi j'ai l'impression qu'un éléphant a piétiné ma poitrine ?

— J'ai fini par faire redémarrer votre cœur, et ensuite le docteur Dalton a pompé près d'un litre de sérosités de votre péricarde.

— Ah ! C'est pour ça que je ne sens plus mon cœur comprimé à mort ?

— Pour tout vous dire, on vous a injecté dans le péricarde des drogues pour empêcher la formation de nouvelles sérosités, et dans vos veines vous en avez d'autres, pour lutter contre le rejet.

— Alors, je vais m'en tirer ?

— Oui, bien sûr ! Maintenant, je vais vous laisser aux soins de l'infirmière de garde, parce que j'ai à faire.

– D'accord ! Un mot encore, je vous prie ! Croyez-vous que le docteur Ken va venir ce soir ?

– C'est possible, mais beaucoup plus tard, parce que nous devons surveiller de près un autre malade.

– Dans ce cas, je vais faire un petit somme. Promettez-moi de me réveiller quand il viendra. J'ai absolument besoin de lui parler. C'est très important.

– Entendu ! Reposez-vous et soyez tranquille : je continuerai à vous observer, de la salle de contrôle.

CHAPITRE XVI

1

Rentrée dans son bureau du service de Cardiologie, Rebecca Dalton téléphona vers 21 heures à Ed Vogel :

— Pouvez-vous me rejoindre tout de suite dans la salle des Traitements exceptionnels, Ed ?

— Oui, Docteur. Qu'est-ce qui ne va pas ?

— J'envisage d'exiger qu'on opère tout de suite M. McKenzie.

— Ah !... Est-ce que le docteur Kenneth Dalton sera là ?

— Je ne le pense pas. Il m'a déclaré il y a une heure qu'il refuse d'opérer le malade. Dans ces conditions, il faudra qu'un autre chirurgien soit désigné. On ne peut tout de même pas laisser M. McKenzie mourir comme ça !

— C'est entendu, Docteur, je viens tout de suite.

— Si vous arrivez avant moi, commencez à collationner les paramètres, pour que je fasse mon rapport.

— Compris ! Demandez-vous tout de suite une réunion du conseil de direction ?

— Maintenant ou tout à l'heure, peu importe ! fit-elle sèchement avant de raccrocher.

Dans la salle de contrôle, où il était arrivé en courant,

le jeune cardiologue s'empressa de se renseigner sur l'état de Ross McKenzie au cours des dernières heures. Tout indiquait une légère amélioration, depuis le moment où l'on avait introduit le cathéter spécial. Quand il s'approcha du lit du malade, celui-ci ouvrit les yeux et bougonna :

– Quand allez-vous enlever ce maudit tube de mon bras ? Je suis ficelé sur cette table comme si vous vouliez me crucifier !

– Continuez à vous comporter comme maintenant, et je vous promets que ça ne durera plus longtemps. Vous sentez-vous mieux ?

– Comment voulez-vous qu'on se sente mieux, avec toutes ces saloperies que vous m'avez collées dans le corps ? Pas étonnant qu'il coûte si cher, ce fichu hôpital !

– Je suis en tout cas content, Monsieur, que vous ayez eu l'occasion de voir à quoi sert l'argent qu'on nous donne.

– Quelles nouvelles de McCartney ? J'ai entendu une des infirmières raconter qu'il avait failli mourir cet après-midi.

– Il l'a échappé belle, mais maintenant il va beaucoup mieux. Son cœur s'était arrêté, et Mlle Sundberg l'a fait redémarrer.

– Je vais vous dire une bonne chose : ici, les infirmières en savent plus que les médecins !

– C'est possible, Monsieur, c'est très possible...

2

Lorsque Rebecca Dalton arriva, dix minutes plus tard, Helga travaillait devant le panneau de contrôle, et Ed Vogel se trouvait dans le bureau des médecins qui lui était contigu, une grande glace vitrée séparant les deux pièces.

– Le docteur Kenneth Dalton, dit Helga à Rebecca, m'a donné pour instruction de faire toutes les heures le point, concernant l'état de M. McKenzie. Voici la dernière feuille.

Rebecca y jeta à peine un coup d'œil et répliqua d'un ton sec :

— Je désire procéder moi-même à l'examen.

— Entendu, Docteur ! fit Helga, sans se laisser troubler par cette attitude. Je vous accompagne avec le panier.

Dans chaque service de l'hôpital, l'infirmière de garde disposait d'un panier, dans lequel se trouvaient les instruments nécessaires aux médecins, lors de leurs visites. Helga emboîta donc le pas à la doctoresse et, dès qu'elles eurent pénétré dans le compartiment de McKenzie, la jeune fille enleva le drap recouvrant la poitrine du malade. Utilisant son stéthoscope personnel, Rebecca écouta longtemps, en promenant le diaphragme de l'instrument sur tout le torse. Cela fait, elle se coiffa de l'ophtalmoscope, l'alluma et dit au politicien :

— Regardez vers le plafond, je vous prie ! Je désire examiner vos yeux.

Il ne lui fallut pas longtemps pour constater que Ken avait dit vrai : les signes d'artériosclérose étaient manifestes. Cela agaça d'autant plus Rebecca que, de toute évidence, le patient non seulement ne déclinait pas mais allait mieux. Durant tout l'examen, il était resté silencieux, mais quand Helga l'eut de nouveau couvert de son drap, il déclara, à la stupéfaction des trois assistants :

— Il y a douze heures, je croyais que vous me cacheriez entièrement sous ce drap et pour toujours. Maintenant, je pense que je vais pouvoir rentrer à la maison demain, n'est-ce pas, Docteur ?

— Oui, si vous tenez absolument à vous suicider. Vous n'avez pas l'air de vous rendre compte que vous revenez de loin, Monsieur.

— Ça, je le sais ! Si votre infirmière n'avait pas été à la page ce matin, je serais à l'heure actuelle à la morgue.

— Je vous verrai demain matin. Bonsoir, Monsieur.

– Bonsoir, Docteur.

Avant de regagner la salle de contrôle, Rebecca passa un instant auprès de Kevin McCartney, qui dormait tranquillement. Dans le bureau, elle étudia en détail les renseignements fournis par Helga puis, se redressant, déclara :

– Vous venez d'assister à quelque chose qui, je l'espère, ne se reproduira jamais : une doctoresse a failli laisser ses sentiments personnels prédominer sur son devoir professionnel et se rendre ainsi ridicule.

Helga et Ed, bouche bée, restèrent un moment sans répondre, puis Helga demanda, avec une très légère ironie :

– Allez-vous le lui dire ?

– Non, si vous n'en parlez pas, l'un et l'autre.

– Nous autres femmes devons nous tenir les coudes, répliqua aussitôt la jeune fille.

– Pour ma part, fit Ed, je vous dois mon poste, docteur Dalton, et vous êtes mon chef. Il faudrait vraiment que je sois un imbécile pour vous nuire.

3

Rebecca et Ed étaient partis depuis une demi-heure, quand Helga vit arriver Ken Dalton.

– Comment va Kevin ? demanda-t-il.

– Bien, fit-elle en tournant aussitôt le commutateur, afin de faire apparaître sur l'écran l'ECG du malade. Il a dormi toute la soirée.

– Tout me paraît normal, par conséquent inutile de le déranger.

– Votre épouse est partie il y a une demi-heure.

– J'imagine qu'elle a examiné M. McKenzie.

– Elle a longuement discuté de son cas avec le docteur Vogel, et avec le malade lui-même. Il demande à rentrer chez lui.

— Ah ! fit Ken en riant. C'est un dur, Dieu merci ! Vous a-t-elle donné des instructions ?

— Non, Docteur, mais elle a rédigé une note à inscrire au dossier. La voici.

Impassible, Ken lut ce qui suit : « L'état du malade s'améliore. Continuer le traitement en cours. R.D. »

— Voilà déjà un set gagné, Docteur, dit Helga avec un sourire, et je crois que vous remporterez le match.

Vers 22 h 30, ce fut Mike Raburn qui vint la rejoindre, alors qu'elle collationnait les consignes à passer à la brigade de nuit. Elle lui rendit compte :

— Le docteur Lemoyne est venu en fin d'après-midi et a prescrit un certain nombre de médicaments, afin de préparer Carmelita pour l'opération de demain, en particulier une injection d'atropine. Avez-vous quelque chose à ajouter ?

— Non. Je voulais seulement voir s'il y avait un changement dans son état. La famille est-elle venue ?

— Oui, ils sont restés jusqu'à 9 heures, puis ils ont emmené Miguel, qui avait passé toute la journée ici.

— J'avoue qu'il commence à m'agacer. Quand il me regarde, il a l'air de me reprocher de ne pas être capable de la sauver.

— C'est bien la première fois que je vous entends admettre que quelque chose vous agace.

— Vous ne m'avez pas beaucoup observé.

— Non, c'est vrai, puisque j'ai seulement commencé à le faire hier après-midi à trois heures. Pourtant, j'ai l'impression d'avoir été liée avec vous toute ma vie.

Il posa affectueusement la main sur le bras de la jeune fille et répliqua doucement :

— Attention, Helga ! Ne devenez pas sentimentale ! Pourtant, si vous voulez le savoir, je vous rends la pareille.

— Dites-moi, Mike, êtes-vous inquiet pour demain matin ? Je vous le demande, parce que vous n'en avez pas l'air.

— Je me fais autant de bile qu'un interne qui va faire sa première appendicectomie, pour ne rien vous cacher.

— Le Père Junipero est venu, après le départ de la famille de Carmelita. Il l'a administrée, sans qu'elle se rendre compte de quoi que ce soit.

— C'est un peu ce qui me tracasse. Il a de la chance, lui ! Avec l'Extrême-onction, il l'a préparée à entrer au Paradis. Moi, je ne peux que compter sur mes deux grosses pattes et, quand je les regarde, elles me paraissent bien maladroites.

— Allons donc ! Je les ai vues opérer trop souvent pour partager votre scepticisme. Est-ce que ça vous gênera, si j'assiste à l'opération, du haut de la tribune, demain matin ?

— Non seulement ça ne me gênera pas, mais j'espérais que vous viendriez. Je vous assure que cela m'aidera.

— Alors, c'est entendu, je serai là. Maintenant, allez vous coucher. Il faut que vous ayez une bonne nuit de sommeil pour être en forme.

Il la quitta, mais s'arrêta sur le seuil pour lui demander :

— Il paraît que la commission a repoussé la requête de votre camarade de chambre. Comment va-t-elle ?

— Je ne l'ai pas vue depuis 17 heures. Au fond, elle n'a jamais eu grand espoir sur un succès de sa démarche. Elle l'a accomplie, à mon avis, pour user de tous les movens légaux...

4

— Rentrons par le front de mer, Gus ! dit Carolyn en sortant du restaurant polynésien. Je n'ai plus fait cette promenade depuis des mois.

— Volontiers, ma chérie, si ça te fait plaisir.

Durant le trajet, elle ne parla presque pas et parut

contempler le célèbre paysage, comme si elle le voyait pour la première ou la dernière fois. Lorsqu'enfin ils se retrouvèrent seuls dans le petit appartement, Carolyn manifesta une hâte et une ardeur amoureuses auxquelles il n'était pas habitué. Ce fut pour lui une joie intense, et il répondit de toutes ses forces à cette explosion de désir. Quand leur soif d'amour fut enfin apaisée, ils restèrent longtemps enlacés dans la pénombre de la chambre, et Carolyn demeura collée contre lui, comme si elle ne pouvait supporter le moindre instant d'éloignement.

— Jamais tu ne t'es donnée à moi comme ce soir, ma chérie, dit-il. On aurait pu croire que tu redoutais une décision du Congrès, rendant l'amour illégal !

— Est-ce que tu en as été choqué ?

— Quelle question ! C'est une merveilleuse surprise. J'ai le sentiment d'être un enfant qui reçoit plusieurs cadeaux, alors qu'il n'en espérait qu'un seul.

— C'est bien ainsi que je t'aime.

Bientôt elle reprit ses lèvres et se donna de nouveau, jusqu'à ce que la fatigue les fît sombrer dans le sommeil. Pendant la nuit, la sirène d'une ambulance réveilla Gus. Il avait une crampe dans le bras, parce que la tête de Carolyn reposait sur son épaule. Comme il le dégageait, il fut surpris de constater que sa peau était humide : Carolyn avait pleuré. Il mit le compte de son attitude un peu étrange sur la réaction provoquée par l'épreuve de l'après-midi précédent. Il aurait voulu pouvoir l'aider autrement que par l'union de leurs corps. Malheureusement il n'en voyait pas la possibilité, car même au cours de leurs étreintes passionnées, il avait senti qu'elle cherchait en lui quelque chose d'indéfinissable, qu'il n'était pas capable de lui donner.

CHAPITRE XVII

1

Dès que le réveille-matin sonna, peu avant 7 heures, Carolyn bondit hors du lit.

— Flemmarde encore quelques minutes ! dit-elle à Gus. Je vais prendre ma douche et préparer le déjeuner.

— Comme tu me gâtes, mon amour ! Est-ce que tu te sens bien ?

— Oui, en pleine forme, fit-elle, ouvrant les volets. Pourquoi cette question ?

— Parce que tu as pleuré cette nuit.

— A tout de suite ! dit-elle en gagnant la salle de bains.

Comme elle ne lui avait pas donné d'explications, il resta immobile dans le lit, préoccupé et hésitant à insister pour en obtenir. Elle ne passa que quelques minutes sous la douche et, quand elle en sortit, rayonnante, il se dit qu'il n'avait jamais rien vu d'aussi beau. Il voulut se lever, mais elle l'en empêcha, revêtit un déshabillé et lui dit :

— Attends un peu !

— Je préférerais me passer de déjeuner et te garder dans mes bras.

— Pas question ! J'ai un tas de courses à faire, et toi, tu dois aller retrouver le docteur McHale pour visiter les malades. Va te raser et prendre ta douche, pendant que je prépare tout !

Le repas était prêt quand il eut fini de s'habiller : du jus d'orange, des œufs au bacon, du café et des toasts. Ils déjeunèrent sur une petite table, devant la fenêtre inondée de soleil, tandis qu'à la télévision les journalistes donnaient des nouvelles du matin. Il eut l'impression merveilleuse qu'ils étaient déjà un jeune ménage vivant une existence normale, et l'émotion fut si forte qu'elle lui coupa un peu l'appétit.

— Est-ce que je te verrai aujourd'hui ? demanda-t-il avant de partir.

— J'en doute, car il faut que je profite de cette journée de liberté pour faire beaucoup de courses.

En l'embrassant, elle le serra si fort dans ses bras qu'elle lui fit presque mal.

— Sauve-toi maintenant et va travailler ! dit-elle en s'écartant enfin et le poussant vers la porte. Nous avons l'éternité devant nous.

Quand il fut parti, elle alla à la fenêtre et le regarda s'éloigner. Il se retourna un instant pour lui faire un signe d'adieu, et elle y répondit en levant la main. A ce moment, elle fut incapable de retenir plus longtemps des larmes qui se mirent à ruisseler sur ses joues.

2

En arrivant dans la salle des Traitements exceptionnels. Kenneth Dalton y trouva Vogel.

— Vous avez les yeux bouffis, Ed. Vous avez fait la bringue ?

— J'ai fait bien pire que cela : j'ai été de garde. Étant donné l'opération de ce matin, j'ai estimé que Mike avait besoin de dormir tranquillement, et je l'ai remplacé.

— Des ennuis avec Kevin ou M. McKenzie ?

— Non. Les grands malades ont été tranquilles, mais il y a eu quantité d'arythmies, plus une trombose coronaire à trois heures du matin, qu'il a fallu que je traite à l'héparine. Ah ! J'y pense ! Kevin désire beaucoup vous parler.

— Je n'ai guère de temps, mais je vais le voir.

Il trouva le barman assis dans son lit et avalant des œufs brouillés, d'un air dégoûté.

— Pourquoi diable me donne-t-on si peu à manger, Docteur ? demanda-t-il. J'ai besoin d'un bon steak, pour compenser toutes les cochonneries que vous m'injectez, et qui boulottent mes cellules.

— Pour l'instant, ça doit suffire, Kevin. N'oubliez pas qu'hier encore, on vous alimentait par des injections de glucose.

— Helga dit que, si vous ne vous étiez pas dépêché d'intervenir, hier après-midi, j'aurais passé l'arme à gauche.

— Vous a-t-elle raconté qu'elle a fait redémarrer votre cœur avant notre arrivée ?

— Oui, je le sais. Je lui avais demandé de me réveiller hier soir, quand vous viendriez, mais elle a dû oublier.

— Je peux vous accorder cinq minutes, car il faut que je monte à la salle d'opération. Est-ce que ça ne peut pas attendre à plus tard ?

— Non, je préfère vous le dire tout de suite, et ce ne sera pas long, Docteur. Vous m'avez déjà sauvé la vie deux fois, par conséquent il ne vous reste sans doute qu'une seule occasion de le faire. Je voulais seulement que vous sachiez qu'à mon avis vous avez renoncé à vous préoccuper de mon avenir, en cessant de poursuivre vos recherches sur le cœur artificiel.

— Elles ne m'avaient pas mené très loin, Kevin.

— Je regrette, Docteur, mais Peggy Tyndall m'a dit que vous étiez sur le point de mettre dans un veau un cœur artificiel, actionné par une pile atomique, quand vous vous êtes arrêté, il y a six mois. Maintenant, je veux savoir quand vous allez reprendre vos travaux à ce sujet !

— J'y ai réfléchi...

— Ça ne suffit pas ! Moi, j'ai perdu six mois et peut-être ma dernière chance de vivre, pendant que vous vous tourniez les pouces ! Pourquoi diable ne pas vous remettre au travail, avant qu'il ne soit trop tard ?

Ken regarda son malade d'un air sévère.

— Est-ce ma femme, demanda-t-il, qui vous a prié de me morigéner, Kevin ?

— Absolument pas ! Je vous en donne ma parole.

— Il se peut que vous ayez raison, au sujet de ce cœur artificiel. Je vais voir ce que je peux faire.

— Vous ne m'en voulez pas de vous en avoir parlé ?

— Personne ne doit en vouloir à quelqu'un qui vous dit la vérité, Kevin. Je reconnais que, dans un certain sens, je me suis montré égoïste, en ne pensant qu'à mes propres sentiments. Maintenant, excusez-moi, mais il faut que je file. Nous reparlerons de cela un de ces jours...

— Peut-être en dégustant bientôt une bonne bouteille... avec le docteur Rebecca ? Si ça continue comme aujourd'hui, je ne tarderai pas à reprendre ma place au bar.

— Je souhaite que vous ayez raison, aux deux points de vue, répliqua Ken. On ne sait jamais...

3

Mike Raburn avait presque achevé de se stériliser, lorsque Ken Dalton entra dans le cabinet de toilette des chirurgiens, contigu à la salle d'opération. Il avait déjà revêtu la tenue et la toque, mais tenait son masque à la main. Cette salle d'opération, la plus moderne de l'hôpital, était dotée de tous les appareils de contrôle imaginables, ainsi que d'un petit laboratoire, où l'on pouvait effectuer sur place des analyses diverses dans le minimum de temps. Dernier cri de la technique, elle était réservée à la chirurgie cardio-vasculaire. Tout en mettant son masque, Ken remarqua :

— Ma parole, on se croirait dans un studio de télévision et non à Biscayne, Mike !

— Croyez bien que ça ne m'enchante pas, Docteur, mais le docteur Toler tient à donner le maximum de publicité à ce que nous allons tenter.

— Il est certain que cela ne pourra qu'améliorer l'idée que le public se fait de l'hôpital.

— Heureusement, répliqua le jeune chirurgien, nous n'aurons à pratiquer que deux incisions, ni larges ni profondes, ce qui réduira les risques d'infection.

— Je vous félicite, Mike, car il faut beaucoup de cran et de valeur pour tenter une telle opération, et je vous souhaite bonne chance.

— Puis-je commencer tout de suite, pendant que vous vous stérilisez ?

— C'est vous qui commandez, mon vieux, et je ne fais que vous assister.

— Je ne peux pas vous dire à quel point je vous en suis reconnaissant, Docteur.

— Comment avez-vous organisé votre affaire avec la télévision ? demanda Ken, tout en commençant à se frictionner les mains et les avant-bras avec de l'antiseptique.

— Ils ont mis deux caméras, la plus élevée braquée sur la malade, la seconde centrée sur le panneau des instruments de contrôle. En même temps, les films seront enregistrés et diffusés à l'extérieur. De plus, je dispose d'un compteur à rebours, qui nous a été fourni par la NASA.

— En somme, rien ne manque à cette grande première, fit Ken. On est toujours assez nerveux en pareil cas. C'est comme le comédien qui a le trac avant d'entrer en scène, mais on prétend que plus il l'a, mieux il joue ensuite. Je suis sûr que vous serez en pleine forme, dès que la pompe commencera à ronronner.

— Il faut l'espérer, sinon c'est à vous qu'il appartiendra d'effectuer le premier lavage d'appareil circulatoire réalisé à l'hôpital de Biscayne.

Par la porte de communication, Ken vit que la tribune aménagée au-dessus de la salle d'opération, dont elle était séparée par une cloison de verre, contenait de nombreux spectateurs.

— En tout cas, vous avez attiré du monde, Mike.

— Les gens de la télévision et Mlle Weston tiennent déjà beaucoup de place. Je lui ai remis une sorte de scénario, pour qu'elle sache d'avance ce qui va se passer. Elle ajoutera ses propres commentaires à mes explications, tout cela sera enregistré sur bande magnétique et séparément, de manière qu'ensuite on puisse synchroniser les images et les paroles.

Ayant pénétré dans la salle d'opération, il se sécha soigneusement les mains et les bras avec une serviette stérilisée qu'il jeta dans un container, puis mit ses gants, tandis qu'une infirmière achevait de nouer le tablier derrière son dos. Quand il approcha de la table où gisait Carmelita, dont le corps était couvert de nombreux appareils reliés par des fils au tableau de contrôle, une instrumentiste brancha le fil du microphone accroché à son cou : il pourrait ainsi expliquer les diverses phases de l'opération aux spectateurs, et ses propos seraient enregistrés au magnétophone.

Val Lemoyne était installée à la tête de la table, assise à côté de sa machine anesthésique. Elle avait déjà introduit dans le larynx de la malade un tube pénétrant jusqu'à la trachée-artère, et permettant de l'alimenter en oxygène. Le ballon de la machine se gonflait et se vidait tour à tour, à un rythme régulier mais un peu rapide.

— Avez-vous eu des difficultés pour placer le tube dans la trachée, docteur Lemoyne ? demanda Mike, tout en prenant des mains d'une instrumentiste une longue pince stérilisée.

— J'ai constaté, répondit Val, un léger réflexe pharyngien, mais il a suffi d'une anesthésie locale pour y remédier. Je ne désire pas pratiquer d'anesthésie générale, à moins d'y être obligée, et je me borne à lui administrer de l'oxygène.

— Je ne crois pas qu'une anesthésie générale soit nécessaire, déclara le chirurgien. Je vais infiltrer de la xylocaïne dans la peau, avant de faire les incisions pour l'introduction des cathéters, et je pense que ça suffira.

De l'autre côté de la table, Mike pouvait voir la pompe cœur-poumons, que Peggy et son assistant achevaient de mettre au point. A la différence des opérations à cœur ouvert, dans lesquelles cette pompe remplaçait à la fois le cœur et les poumons au cours de l'intervention — elle était alors remplie du sang d'un donneur —, le réservoir contenait maintenant une solution presque aussi claire que de l'eau, avec une légère opalescence due à une petite quantité d'albumine. A côté, dans un grand bocal, il y avait un mélange de sang et de globules rouges concentrés, réchauffé et prêt pour le moment où, le lavage du système circulatoire terminé, on remplacerait le sang éliminé par ce sang neuf et sain.

Tout en se préparant à introduire deux des trois cathéters qui relieraient le corps de Carmelita à la pompe, Mike regarda un instant vers la tribune. Son extrême tension s'apaisa en voyant Helga, assise au premier rang. Levant la main droite et écartant deux doigts, elle lui fit le signe de la victoire. Aussitôt, ce fut d'un ton calme qu'il commença à donner des explications :

— Cette malade, âgée de vingt-deux ans, était une laborantine, quand elle a contracté une hépatite sérique en faisant un prélèvement de sang sur un patient porteur de ce virus. Son état a progressivement empiré au cours des deux dernières semaines, en particulier à cause d'une jaunisse qu'il n'a pas été possible d'enrayer. L'hépatite sérique est une maladie beaucoup plus grave que l'hépatite infectieuse, généralement guérissable aujourd'hui. Dans ces conditions, nous avons informé la famille que nous estimions indispensable de procéder à un lavage complet de son appareil circulatoire.

« Jusqu'à une époque récente, un tel lavage n'était effectué que d'une manière expérimentale, et la méthode n'a été utilisée que sur un petit nombre de malades. Elle implique en effet une réduction de la température du corps, à tel point que les processus ordinaires de la vie ne peuvent plus être enregistrés, cependant qu'on vide le plus de sang possible de tout l'appareil circulatoire.

« Quand le sang vicié a été enlevé, on lave l'appareil circulatoire avec une solution réfrigérée à cinq degrés, qui contient du sodium, du potassium, du calcium, des chlorures et des lactates, dans une concentration correspondant à peu près à celle du plasma sanguin, avec en plus de l'héparine pour empêcher la coagulation. Le but de l'opération est naturellement de débarrasser les vaisseaux sanguins, autant que faire se peut, des antigènes de l'hépatite, après quoi l'on remplace le sang vicié par un sang sain et des globules rouges chauffés au préalable.

« Jusqu'à présent, le temps maximum durant lequel on peut priver le corps humain d'animation a été de neuf minutes. On considère en général que les cellules cérébrales ne peuvent vivre plus de quatre minutes sans oxygène, mais en abaissant la température du corps, y compris celle du cerveau, à un très bas niveau, on constate que le besoin en oxygène de toutes les cellules du corps diminue considérablement. Nous ignorons encore si l'on peut interrompre sans danger l'animation d'un corps humain plus de neuf minutes, même avec réfrigération, mais nous espérons atteindre notre but en moins de temps que cela.

« Étant donné que le cœur de la malade ne battra pas pendant cette période et qu'elle ne respirera pas, la pompe cœur-poumons y suppléera, dès que l'enlèvement du sang et l'abaissement de la température du corps commenceront. Le docteur Lemoyne a déjà introduit un certain nombre de petits cathéters dans les veines de la malade, ce qui permettra de mesurer constamment la pression du sang et de l'oxygène pendant notre opération. Les appareils du tableau de contrôle montreront à chaque instant l'évolution des divers paramètres, et leurs indications seront complétées par les tracés des électrocardiographe et encéphalographe. J'ajoute que le docteur Lemoyne a introduit un thermomètre électronique dans l'œsophage de la malade, en sorte que, grâce à un microphone, nous pouvons entendre les battements du cœur dans un phonocardioscope, sans que cela nous gêne dans notre travail. Un autre thermomètre électronique a été placé à la base du tube digestif, ce qui nous donnera la température dite rectale.

Tout en parlant, Mike avait pratiqué une anesthésie locale à l'aine et au cou de Carmelita. Ces injections terminées, il tendit la seringue à une infirmière et prit un scalpel. D'un geste vif, il fendit l'aine sur une longueur d'environ dix centimètres, découvrant les tissus sous-cutanés, puis la couche luisante et fibreuse du fascia enveloppant les muscles. Lâchant ensuite le bistouri, il se mit à poser des drains sous la peau, tandis que l'interne qui l'assistait ligaturait les petits vaisseaux, soit avec du catgut, soit avec des pinces hémostatiques. Cela fait, Mike introduisit dans la plaie un rétracteur à ressort, c'est-à-dire un instrument dont les deux bras, en forme de râteau, maintenaient la plaie ouverte, pour permettre au chirurgien d'accéder plus profondément aux structures internes. Avec des ciseaux incurvés, il fendit le fascia, si bien qu'une grosse veine ne tarda pas à être visible.

— Ce que vous voyez, annonça-t-il, c'est la grosse veine saphène. Elle va nous conduire à la veine fémorale, qui se trouve plus bas.

Procédant avec soin, il dégagea bientôt un vaisseau bleu foncé et isola cette veine, de manière qu'on pût facilement la manipuler. Puis il procéda de la même manière pour l'artère fémorale, un tube blanchâtre et plus ferme, ayant à peu près la grosseur de son petit doigt et longeant la veine.

Dès lors, tout était prêt pour l'introduction des cathéters, à travers lesquels le sang de Carmelita allait être évacué. Quand ils furent en place dans l'artère et la veine fémorales, il laissa un peu de sang les remplir, puis obtura le conduit extérieur. Pendant ce temps, Ken Dalton opérait de la même manière le cou de la jeune fille, exposant sa veine jugulaire et y introduisant un cathéter. Il ne fallut que peu de temps pour relier les conduits des trois cathéters aux tubes de la pompe cœur-poumons. Lorsque ce fut fini, seules les pinces bloquant les conduits séparaient le système circulatoire de la malade, de la pompe et du récipient contenant la solution destinée à laver tous ses vaisseaux sanguins.

— Comme vous venez de le voir, expliqua alors Mike, nous avons achevé de relier la malade à la pompe, qui sert d'ordinaire aux opérations à cœur ouvert. Vous noterez cependant une différence. Un robinet d'écoulement a été placé sur le circuit provenant des veines fémorale et jugulaire, et c'est par là que tout le sang sera d'abord évacué. Ensuite, la solution réfrigérée sera pompée dans l'artère fémorale. Dès que le système circulatoire sera vide de sang, nous ferons donc passer la solution destinée à le nettoyer complètement, puis nous pomperons le sang neuf et chaud.

S'interrompant un instant, il jeta un coup d'œil autour de lui pour s'assurer que tout était en ordre, et demanda à Val :

— Les paramètres, s'il vous plaît, docteur Lemoyne !

Aussitôt, les données relatives à l'état de la malade

apparurent sur une visionneuse électronique. Quand il les eut examinées, Mike déclara :

– L'état général de la malade est satisfaisant. Nous pouvons commencer.

Il regarda Ken Dalton, qui acquiesça d'un signe de tête, sans quitter des yeux la pompe. D'un geste vif, il enleva les trois pinces bloquant les cathéters et ordonna :

– Ouvrez le robinet d'écoulement !

Peggy exécuta aussitôt l'ordre, et le sang se mit à couler dans le bocal placé à côté de la pompe.

– Commencez à pomper ! ajouta Mike. La vitesse d'écoulement est de 300 centilitres à la minute.

Il s'exprimait d'une voix calme, mais chacun des assistants s'imaginait sans peine combien il lui fallait de maîtrise pour résister à sa tension nerveuse. Tandis que le sang coulait lentement, l'aiguille indiquant la pression sur le manomètre commença de descendre.

CHAPITRE XVIII

1

Ed Vogel, qui s'était glissé à côté de Helga Sundberg au premier rang de la tribune, ne manqua pas de remarquer le signe de victoire qu'elle fit au jeune chirurgien. Se penchant à son oreille, il murmura :

— Ma parole, vous paraissez très émue. Est-ce à cause de Mike ?

Elle se borna à un bref signe d'affirmation, sans le regarder, et il grommela :

— Ça, par exemple !... Il y a longtemps que ça dure ?

— Exactement quarante-deux heures et demie.

— Est-ce que Mike sait la chance qu'il a ?

— Pas tout à fait, mais ça ne tardera pas.

Ed réfléchit un moment puis, le visage soudain plus grave, déclara :

— Ne jouez pas avec lui, Helga ! Mike n'est pas homme à prendre quelqu'un d'aussi exceptionnel que vous à la légère. C'est un grand gaillard, mais à beaucoup de points de vue il a une candeur d'enfant. Il a toujours tendance à faire confiance aux gens, et il est facilement blessé quand il constate qu'ils n'en sont pas dignes.

— Je peux vous assurer que je m'en préoccupe autant que vous.

— Je vous aime bien, Helga, mais je vous préviens : si vous le faites marcher, pour le laisser tomber ensuite, je tordrai votre joli cou, de mes propres mains !

— Ce ne sera pas la peine, car si je ne réussissais pas, je le ferais moi-même.

En lui disant cela, elle s'était redressée et tournée vers lui. Soudain il la vit tressaillir.

— Miguel Quintera est derrière nous, murmura-t-elle. Il a une mine effrayante, et j'ai bien peur qu'il ne tienne pas le coup.

— Voulez-vous que je l'emmène ?

— Pas tout de suite, mais soyez prêt à le faire, si jamais il tourne de l'œil !

2

Maria Alvarez était de garde à la salle de contrôle du service des Traitements exceptionnels, quand Rebecca Dalton y vint, comme tous les matins à 9 h 30.

— Est-ce le jour de congé de Mlle Payson ? demanda la doctoresse.

— Oui, et elle en avait vraiment besoin. Je l'ai vue hier, juste après que la Commission de Dieu eut repoussé sa demande, et elle avait l'air bien déprimé.

— Les décisions de la Commission sont secrètes.

— Si vous trouvez quelque chose qui reste secret dans cette maison, Docteur, vous me surprendrez. Il arrive même qu'on sache d'avance ce qui va se passer. Pour l'instant, les paris sont ouverts, sur le temps que Carmelita va mettre à se réveiller.

— Mais l'opération vient à peine de commencer !

— Oui, et du haut en bas de l'hôpital, on est sûr qu'elle va réussir. Le docteur Raburn ne peut pas se tromper.

— D'accord, fit Rebecca qui ne put s'empêcher de

songer qu'elle n'était plus digne d'une telle réputation. Puis-je voir le dossier de M. McKenzie ?

— Le voici, Docteur. Ce matin, il réclame un solide petit déjeuner.

Rebecca regarda les paramètres notés à son intention par Ed Vogel, puis elle alla voir le malade et l'examina minutieusement. Le cœur était moins gros et, sans aucun doute, le cathéter fibroptique n'avait pas menti en annonçant une amélioration.

— Combien de temps faudra-t-il encore que je garde dans le bras ce maudit tube, Docteur ? demanda le malade, quand Rebecca se fut redressée.

— Un ou deux jours, sans doute. Le docteur Kenneth Dalton en décidera.

— A quel titre ? Je suis votre malade, et non pas le sien !

— Pour votre gouverne, monsieur McKenzie, répliqua froidement Rebecca, je vais vous révéler un fait. Hier à midi, j'étais prête à exiger qu'on vous opère, mais le docteur Dalton n'a pas été d'accord avec moi sur ce point, et il a décidé de poser dans votre système circulatoire ce cathéter spécial. Hier soir encore, je persistais à pencher pour l'opération, mais maintenant je constate que le nouveau cathéter nous en apprend plus sur votre cœur que toutes les opérations que nous aurions pu pratiquer.

— J'aurais pu vous le dire, que j'allais mieux ! grommela McKenzie. Mais personne ne s'est donné la peine de me le demander.

— Je doute que vous auriez pu prévoir douze heures à l'avance comment votre cœur fonctionnerait, alors que ce nouvel instrument l'a fait.

— Combien va-t-elle me coûter, votre merveille ?

— Je n'en ai pas la moindre idée, mais ce que je peux vous assurer, c'est qu'une opération vous aurait coûté beaucoup plus cher, avec plus de risques.

— Est-ce que je vais avoir encore des ennuis, après tout ça ?

— Vous serez capable de mener une existence normale, celle d'un homme de votre âge.

— Ah, zut ! J'aurais mieux fait de mourir !

— Il est possible, répliqua Rebecca en riant, que vous teniez à peu près le coup, si vous ne passez pas votre temps à rager : ça vous fatigue le cœur, vous savez ! En attendant, reposez-vous ! Mon assistant viendra prendre un ECG en fin de matinée et je vous reverrai ce soir.

— Allez-vous au moins me donner quelque chose à manger ?

— C'est encore un autre domaine dans lequel il va falloir vous modérer. Vos artères sont très durcies. Je vous prescrirai un régime détaillé, avant que vous quittiez l'hôpital, et il faudra que vous reveniez vous faire examiner tous les trois mois.

— Quel choléra !

— Pour l'instant, je vais vous mettre à un régime léger, mais dites-vous bien que les matières grasses vous seront désormais interdites.

Quand Rebecca entra dans la chambre de Kevin McCartney, il était en train de regarder un film à la télévision. Tournant le bouton du poste, il lui sourit de toutes ses dents.

— Salut, docteur Reb ! Quand est-ce que je sors d'ici ?

— Décidément, tout le monde ne pense qu'à nous quitter ! M. McKenzie vient d'exprimer le même désir.

— Ne le laissez pas filer, avant qu'il vous ait promis de ne pas réduire le budget de l'hôpital ! Vous avez eu beau le sauver, ça ne l'améliorera pas, ce vieux bouc !

— Ce serait un peu du chantage !

— Avec des types comme lui, aucun scrupule à avoir ! Je suis tout de même content qu'il ait eu l'occasion de se rendre compte par lui-même de la manière dont on dépense l'argent du contribuable ici. Croyez-vous que ça puisse le changer ?

— J'en doute. Et puis, il faut reconnaître que je ne vous ai pas tellement bien soignés, vous et lui. En fait, c'est à Mlle Sundberg que vous devez votre salut.

— Je l'ai déjà remerciée. On est de grands copains, tous les deux ! Et puis, ce matin, j'ai dit carrément ma façon de penser au docteur Ken, parce qu'il m'a laissé tomber.

— Ce n'est pas juste. Ce sont les drogues qu'il a injectées dans votre péricarde hier, après l'avoir vidé des sérosités, qui ont stoppé la crise de rejet.

— Ça, je ne le nie pas, mais je lui ai dit que je ne pouvais pas attendre longtemps son cœur artificiel. Il faut qu'il le mette au point avant que je passe l'arme à gauche. Du moment qu'il a pris la responsabilité de me maintenir en vie, en me collant dans la poitrine ce cœur de jeune fille, c'est à lui de se débrouiller pour qu'il continue à battre, ou alors qu'il m'en mette un en plastique ! Il ne m'a rien promis, mais il a dit qu'il y réfléchirait. J'ai pourtant l'impression qu'il va reprendre ses recherches, et vous savez ce que ça signifie, docteur Reb, n'est-ce pas ?

— Oui, Kevin, répondit Rebecca, dont le regard refléta un grand espoir, je le sais très bien !

3

— Augmentez le débit du pompage ! 350 centilitres à la minute !

La voix de Mike Raburn parut très sonore dans le silence de la salle d'opération autant que dans la tribune, où les spectateurs voyaient le sang de Carmelita Sanchez s'écouler de ses veines, tandis que la solution réfrigérée était pompée dans son artère fémorale. Dejà le liquide blanc, se mélangeant au sang qui restait dans le système circulatoire, lui donnait une teinte beaucoup plus pâle.

— Les paramètres, s'il vous plaît, docteur Lemoyne !

— Température œsophagique 30 dégrés ! Température rectale 32 degrés ! Respiration 20 ! Température de la solution perfusée 10 degrés !

— Il semble que tout se passe bien, dit Mike.

— On ne peut mieux, fit Val.

— Durée du pompage 5 minutes ! annonça Peggy Tyndall.

Mike jugea bon de donner quelques commentaires :

— Vous remarquerez que, à mesure que le sang vicié est chassé et remplacé par la solution réfrigérée, les tracés des électrocardio et encéphalogrammes tendent de plus en plus à être rectilignes, confirmant la baisse du métabolisme du corps. Nous constatons donc que nous allons rapidement atteindre le moment où il sera tout proche de zéro. Cependant le corps humain est une machine remarquablement équilibrée. Quand les globules rouges ne reçoivent plus assez d'oxygène, le rythme cardiaque s'accélère, afin de pomper plus de sang dans l'organisme. C'est la raison pour laquelle vous voyez le pouls de la malade battre plus vite. Mais le voltage est si bas qu'en réalité le cœur a pratiquement cessé de fonctionner. Il en est de même des ondes qui passent dans le cerveau.

— Température œsophagique 25 degrés ! annonça Val. Température rectale 26 degrés ! La pression artérielle et le pouls ne peuvent plus être mesurés !

Ce fut d'une voix un peu plus tendue que Mike expliqua alors la phase la plus cruciale de l'opération :

— Nous approchons de l'arrêt du fonctionnement cardiaque, que nous appelons en terme médical l'asystolie. Étant donné que nous disposons au maximum de neuf minutes, avant de remplir d'un sang nouveau le système circulatoire, le compte à rebours se fera par demi-minutes. Vous remarquerez que le visage de la malade est très pâle, ce qui indique que ses vaisseaux sanguins ne contiennent pratiquement plus de sang. Nous allons continuer à pomper la solution perfusée, afin de débarrasser le plus possible le système circulatoire des antigènes de l'hépatite sérique.

– Température œsophagique 20 degrés ! Rectale 22 degrés ! dit Val. L'asystolie a commencé !

– Commencez le compte à rebours ! ordonna Mike. Débit de pompage 400 !

Le ronronnement un peu plus fort de la pompe et le tic-tac du compte à rebours furent les seuls bruits qu'on entendit dans la salle pendant quelques secondes. Puis la voix de l'infirmière responsable annonça, d'un ton un peu rauque :

– Une demi-minute depuis l'asystolie !

– Vous remarquerez, reprit Mike sans perdre son calme, que la solution perfusée ressort maintenant bien claire des deux veines jugulaire et fémorale. Nous savons donc maintenant que nous avons retiré autant de sang qu'il était possible du système circulatoire. Par acquit de conscience, nous allons cependant continuer de laver tous ces vaisseaux, pour le cas où il y resterait des toxines.

– Une minute depuis l'asystolie !

– Température œsophagique 20 degrés ! Rectale 21 degrés ! dit Val, toujours imperturbable. Il est impossible d'obtenir d'autres paramètres. La malade est cliniquement sans métabolisme. Je conseille de pratiquer la ranimation.

4

Dans la tribune dominant la salle d'opération, le lourd silence n'était troublé que par la voix basse de Marcia Weston, qui dictait au magnétoscope ses commentaires descriptifs, tandis que les caméras opéraient sans bruit dans la salle.

– La scène à laquelle j'assiste, disait la journaliste, est

certainement la plus remarquable et émouvante de toute ma carrière. Sur la table d'opération, la malade ne donne plus signe de vie, et vous venez d'entendre l'anesthésiste annoncer qu'elle est cliniquement morte. Le seul simulacre de vie est le bruit de la pompe, qui achève de débarrasser son système circulatoire des toxines qui l'empoisonnaient. En cet instant dramatique, je ne puis m'empêcher de me demander si une méthode simulant à tel point la mort n'est pas trop dangereuse, et si une personne cliniquement morte peut vraiment être ressuscitée.

Au dernier rang de la tribune, Miguel Quintera contemplait le spectacle d'un air horrifié. Soudain il fut secoué de sanglots, qui couvrirent la voix de la journaliste. Se levant, il sortit de la tribune en titubant, et les spectateurs ne cessèrent d'entendre ses sanglots qu'une fois la porte refermée.

— Pauvre bougre ! murmura Vogel. Il n'a pas pu tenir le coup.

— Ça ne m'étonne pas, répliqua Helga sur le même ton, car c'est à peine si je résiste moi-même. Imaginez ce que Mike doit éprouver en ce moment ! Il lui faut décider à quel moment le lavage doit cesser, sous peine d'endommager irrémédiablement les cellules cérébrales, car à quoi bon la guérir de son hépatite, si elle doit rester idiote ?

— J'espère que je n'aurai jamais à faire un choix pareil, grommela Ed.

5

Miguel Quintera entra, chancelant, dans la petite salle de café réservée au personnel, au rez-de-chaussée, et demanda du café. Voyant sa pâleur, la serveuse commença par lui faire boire un verre d'eau glacée, qu'il avala docilement, puis elle lui demanda :

— Qu'est-il arrivé ?

— Carmelita est morte sur la table d'opération. J'étais dans la tribune, mais je n'ai pas pu résister.

Il se remit à sangloter, et la jeune fille lui dit avec sympathie :

— Nous faisions toutes tant de vœux pour elle ! Je suis désolée... Et le docteur Raburn s'était donné tant de mal !

— Lui ! s'écria soudain le Cubain, incapable de se dominer. Il l'a assassinée ! Il l'a vidée de tout son sang ! Et il est resté debout devant elle, sans rien faire, à la regarder mourir !

Effondré sur sa chaise, il enfouit sa tête dans ses bras croisés, mais quand la serveuse s'approcha de lui et posa une main sur son épaule, il se redressa d'un bond, l'écarta et sortit de la pièce, en criant comme un fou :

— Il l'a tuée ! Ce salaud de Raburn l'a tuée !

En gagnant le jardin de l'hôpital, il croisa une employée qui venait prendre son service et qui, entrant dans le petit café, demanda :

— Qu'est-ce qu'il a, ce type ? Il est fou !

— C'est le fiancé de la petite Sanchez. Elle vient de mourir sur la table d'opération, sous ses yeux.

— Oh, là, là ! Quel coup dur !

Traversant le hall, l'employée passa devant le bureau de réception de l'hôpital, où une femme à cheveux gris était de service.

— Connaissez-vous la nouvelle, madame Peters ? demanda-t-elle. Carmelita Sanchez vient de mourir sur la table d'opération.

— Comment le savez-vous ?

— Son fiancé l'a vu de ses propres yeux. Il est comme fou. Il s'est enfui dans le jardin, en criant que le docteur Raburn a tué Carmelita !

— Les pauvres malheureux ! fit la vieille femme. Ils étaient si touchants et si jeunes...

Elle fut interrompue par la sonnerie du téléphone et décrocha l'appareil :

– Hôpital de Biscayne ! Vous désirez ?... Ah ! C'est toi, Evelyne ?... Non, je ne peux pas m'absenter pour l'instant. La petite Sanchez vient de mourir sur la table d'opération.

Quelques instants plus tard, la secrétaire du docteur Jeffry Toler frappa à la porte de son chef, travaillant à son bureau.

– Excusez-moi, Docteur, lui dit-elle, mais j'ai pensé qu'il fallait vous prévenir : Mlle Sanchez vient de mourir sur la table d'opération.

– Quoi ! s'écria le directeur, bouleversé. Quand ça ?

– Il y a un instant. Mme Peters m'a téléphoné. Le fiancé de la jeune fille est descendu en larmes de la tribune.

Toler eut envie de téléphoner, mais y renonça :

– Inutile de déranger le docteur Raburn en ce moment ! Il doit annoncer la nouvelle à la famille.

Cependant, au rez-de-chaussée, Mme Peters composa un numéro de téléphone extérieur et parla à voix basse à son fils, employé à la station de radio locale :

– John, je crois bon de t'avertir avant tout le monde. Tu es au courant de l'opération annoncée pour ce matin, et qui doit être télévisée, celle de Mlle Sanchez. On devait remplacer son sang vicié par du sang neuf, et c'était très dangereux. Eh bien, elle vient de mourir ! Alors, je me suis dit que ça te ferait bien noter, si tu l'annonçais avant tout le monde.

A peine avait-elle repris place à son bureau que la musique, diffusée en sourdine par son poste de radio, cessa tout à coup, et la voix émue d'un speaker annonça :

– Nous interrompons ce programme pour vous donner une information exclusive. La plupart d'entre vous attendent avec anxiété les résultats d'une audacieuse opération, qui devait être pratiquée ce matin sur Carmelita Sanchez, la belle jeune fille endormie de l'hôpital de Biscayne. Elle était dans le coma depuis plusieurs semaines, et les médecins ont tenté en dernier ressort de la débarrasser de son sang, vicié par une hépatite sérique, en le remplaçant par du sang neuf. Malheureusement, cet ultime sauvetage s'est révélé impossible, et nous venons d'apprendre de bonne source qu'elle est décédée il y a quelques minutes, au cours de l'opération.

Dans la salle de contrôle des Traitements exceptionnels, Maria Alvarez entendit ce communiqué et soupira :

— Pauvre Carmelita et pauvre Miguel !... Je n'ai plus qu'à attendre que le docteur Raburn descende pour prévenir la famille.

Il ne s'était guère écoulé que cinq minutes depuis que Miguel Quintera avait quitté la tribune, et déjà la nouvelle désastreuse s'était répandue dans les vingt étages de l'hôpital. Rebecca Dalton l'apprit en téléphonant au laboratoire, pour connaître des résultats d'analyses concernant Ross McKenzie. Elle en fut anéantie. Certes, Ken ne participait à cette opération que comme assistant de Mike Raburn, techniquement responsable, mais sa présence n'allait pas manquer d'avoir de lourdes conséquences. Ses adversaires et lui-même risqueraient de l'accuser d'avoir participé à cet échec. Or, celui-ci survenait juste au moment où il était sur le point de retrouver confiance en lui-même, et de se remettre au travail.

— Je monte à la salle d'opération, Ellen, dit-elle à sa secrétaire.

— Quel coup dur pour le docteur Dalton et le docteur Raburn ! fit la jeune fille.

Dès qu'elle pénétra dans la tribune, il suffit à Rebecca de jeter un coup d'œil vers la salle d'opération pour être stupéfaite. Certes, Carmelita paraissait morte, à en juger par la pâleur de son visage, mais aucune des activités des participants n'avait le caractère habituel d'extrême agitation, manifestée d'ordinaire au cours des dernières tentatives de ranimation d'un opéré ayant cessé de vivre. Descendant jusqu'au second rang, derrière Helga Sundberg et Ed Vogel, elle se glissa à côté d'un étudiant qui lui fit place et demanda à l'oreille de son adjoint :

— Que se passe-t-il ?

— Ils s'apprêtent à remplir le réservoir de la pompe avec le sang et les globules rouges concentrés, répondit Ed Vogel. Voulez-vous prendre ma place ?

— Non, je suis bien ici. Pas d'incident ?

— Tout a marché comme une horloge, dit le jeune cardiologue qui, se tournant vers elle, remarqua aussitôt son air préoccupé. Vous paraissez inquiète ?

— Quelqu'un a fait courir le bruit que la jeune fille est morte sur la table d'opération. J'ai même entendu un communiqué de radio à ce sujet, en passant devant la chambre d'un malade.

— C'est sûrement Miguel ! dit Helga.

— Qui ça ?

— Le fiancé de Carmelita, un étudiant en médecine de l'Université de Madrid. Il a assisté au début de l'opération, et j'ai vu qu'il était chaviré. Quand le docteur Raburn a vidé tout le sang et pompé la solution réfrigérée, il a dû s'affoler et il est parti.

— En tout cas, la nouvelle s'est répandue comme une traînée de poudre, puisque même la radio l'a diffusée.

— Excusez-moi, Docteur, dit alors Marcia Weston, mais je viens d'entendre votre conversation. Êtes-vous sûre que la radio a annoncé la mort de Carmelita ?

— Je l'ai entendu il y a quelques minutes, de mes propres oreilles.

La journaliste regarda sa montre, réfléchit un instant puis déclara :

— Nous sommes au point crucial de l'opération. Je donnerais n'importe quoi pour avertir la station qu'ils ont diffusé une fausse nouvelle, mais je ne peux pas m'absenter.

— Moi non plus, fit Rebecca. Racontez-moi ce qui s'est passé, Ed.

CHAPITRE XIX

1

— Cinq minutes depuis l'asystolie ! annonça l'infirmière, d'une voix un peu tremblotante.

— Température œsophagique 20 degrés ! Rectale 21 degrés ! Aucun autre paramètre ne peut être relevé, ajouta aussitôt Val Lemoyne, sans rien perdre de son calme.

— Le sang sain et les globules rouges sont-ils prêts ? demanda Mike.

— Oui, Docteur ! répondit la principale instrumentiste, une grande infirmière aux nerfs d'acier.

— Le réservoir d'oxygène ?

— Plein ! 95 pour cent d'oxygène et 5 pour cent de gaz carbonique !

— Cinq minutes et demie depuis l'asystolie !

— Ne tentez pas trop la chance, Mike, murmura Ken Dalton à son jeune confrère, qui hocha la tête.

— Docteur Dalton, dit-il aussitôt, veuillez obturer le cathéter de l'artère fémorale, je vous prie !

Ken posa une pince sur le tube à travers lequel la solution réfrigérée avait été injectée dans le système circulatoire de Carmelita.

— Purgez les conduits ! commanda Mike.

Peggy se hâta d'exécuter l'ordre, en sorte que la pompe, continuant à fonctionner, vida dans un bocal le reste de la solution réfrigérée. Cette opération terminée, Mike ordonna :

– Arrêtez le pompage, et remplissez le réservoir du mélange de sang et de globules rouges !

Peggy et son assistant s'affairèrent à verser dans le réservoir un mélange chaud, comportant deux tiers de sang frais et un tiers de globules rouges concentrés dans du plasma. Quand ils eurent terminé, Mike ordonna :

– Commencez à pomper, à 300 centilitres à la minute ! Laissez le robinet de vidange ouvert !

– Sept minutes depuis l'asystolie ! annonça l'infirmière.

La pompe se mit à ronronner, et bientôt le sang commença de couler par le robinet de vidange. Mike ne donna pas tout de suite l'ordre de le refermer, car on pouvait voir quelques bulles d'air dans le liquide rouge.

– Nous laissons un peu de sang s'écouler avant de refermer l'orifice, expliqua Mike, afin d'évacuer l'oxygène et le gaz carbonique qui risqueraient de provoquer une embolie... Maintenant que nous ne voyons plus de bulles dans le sang, nous pouvons fermer le cathéter fémoral. Augmentez la température ! ajouta-t-il.

Après avoir observé quelques secondes le déroulement de l'opération, il reprit ses commentaires :

– Le taux d'oxygénation de ce sang sera maintenu aussi élevé que possible, afin d'alimenter au maximum en oxygène les tissus de l'organisme, qui en ont été privés pendant près de neuf minutes. Nous espérons que la plupart des antigènes de l'hépatite sérique ont été éliminés. La rapidité avec laquelle la malade sortira du coma, peut-être dans une douzaine d'heures, nous permettra de juger dans quelle mesure nous avons réussi. Vous noterez que le débit de pompage est maintenant de 250 centilitres à la minute. Il correspond à peu près à celui normal du cœur humain. Les paramètres, s'il vous plaît, docteur Lemoyne !

— Température œsophagique 30 degrés ! Rectale 31 degrés ! La tension artérielle augmente !

Un silence écrasant régna dans la salle, seulement troublé par le ronronnement de la pompe envoyant du sang neuf dans le corps de Carmelita, puis Mike reprit la parole :

— Nous avons ajouté 5 pour cent de gaz carbonique aux 95 pour cent d'oxygène concentré, parce que nous espérons ainsi stimuler la respiration spontanée et, bien entendu, provoquer le plus tôt possible le redémarrage de la fonction cardiaque.

— Température œsophagique 32 degrés ! Rectale 33 degrés ! annonça Val.

— Débit de pompage 290 centilitres à la minute ! dit Peggy.

— Neuf minutes depuis l'asystolie ! ajouta l'infirmière.

Tous les participants et spectateurs avaient maintenant les yeux fixés, non plus sur la malade, mais sur la visionneuse de l'ECG. Chacun savait que le succès de l'opération serait marqué par la reprise spontanée des battements du cœur, sous l'influence du sang réchauffé et de la tension croissant dans les artères.

— L'excrétion d'urine a repris ! annonça Val.

— Voilà le premier indice favorable ! répliqua Mike, sans cacher sa satisfaction. Il signifie que les reins ont résisté à l'abaissement de la température. Si les électrocardio et encéphalogrammes sont satisfaisants en temps voulu, tout ira bien !

Jusqu'alors, l'électroencéphalographe n'avait donné aucun signe de retour des ondes cérébrales, mais tout à coup le spot lumineux, révélateur de l'action cardiaque, fit un bond vers le haut sur l'écran de la visionneuse.

— Il essaie de démarrer ! dit Val.

— Je crois que nous pourrions utiliser un pacemaker,

Docteur, proposa Mike à Ken. Voulez-vous vous en charger ?

— Volontiers.

Passant de l'autre côté de la table d'opération, Ken prit les électrodes servant en général à stimuler les cœurs défaillants. A ce moment, une lampe s'alluma sur le petit tableau contrôlant la respiration, et Val Lemoyne annonça :

— La respiration spontanée est rétablie.

— Je suis prêt, dit Ken. Quand vous voudrez !

— Attendez un instant, voulez-vous ? répliqua Mike. Il semble que la pompe suffise à assurer le fonctionnement du cœur.

Comme pour corroborer ses paroles, Val déclara :

— La pression artérielle ne cesse de croître ! Elle est de 90 millimètres !

Le spot lumineux de l'ECG se mit alors à osciller, d'une manière un peu désordonnée, mais il ne tarda pas à dessiner le tracé normal des contractions cardiaques successives, qui marquaient le début du cycle complet de la marche du cœur.

— La fonction cardiaque est rétablie !

Il y eut dans la voix de Valérie Lemoyne une note si joyeuse que tous les assistants ne purent s'empêcher de rire.

— Félicitations, Mike ! dit Ken. Vous avez réussi.

— Nous avons tous réussi ! répliqua son cadet. S'il y a jamais eu un travail d'équipe, c'est bien celui-là !

2

Dans la tribune, Marcia Weston demanda, en gagnant la porte :

— Quelqu'un peut-il m'indiquer le téléphone extérieur le plus proche ?

— Dites à l'infirmière de garde à l'étage, répondit Rebecca, que je vous ai autorisée à vous servir d'un appareil intérieur. Utilisez le chiffre 9 pour obtenir le standard.

— Merci, Docteur, fit la journaliste en se hâtant de disparaître.

— Mike a gagné la première manche, dit Vogel, se levant avec Helga et Rebecca. Reste à savoir maintenant si Carmelita va reprendre connaissance. Quand je pense qu'il n'est que 9 h 30 ! fit-il en regardant sa montre. Ces neuf minutes m'ont paru durer une heure.

— Elles ont certainement été les plus longues de ma vie, murmura Helga, et je suis sûre que pour Mike ce fut bien pire.

3

De la salle d'opération, Ken Dalton prit l'ascenseur pour se rendre à celle des Traitements exceptionnels. Il y trouva Maria Alvarez qui lui rendit compte :

— Tout va bien pour M. McKenzie et Kevin, Docteur. Voici leurs dossiers.

Quand il eut examiné les divers paramètres des deux malades, Ken déclara d'un ton enjoué :

— Ma parole, on dirait qu'ils sont presque tirés d'affaire ! Est-ce que ma femme les a vus ?

— Pas encore, répondit l'infirmière. Quel malheur pour Carmelita, Docteur !

— Que voulez-vous dire ?

— Tout l'hôpital sait qu'elle est morte sur la table d'opération, il y a dix minutes.

— Quoi ? Qui a lancé ce bobard ?

— C'est Maggie, la serveuse du café, qui a appris la nouvelle par le fiancé de la pauvre jeune fille... Ce n'est pas vrai ?

— La malade se portait très bien quand j'ai quitté la salle, il y a quelques minutes.

— Oh, mon Dieu ! Mme Peters l'a raconté dans tout l'hôpital au téléphone ! On l'a même annoncé à la radio !

— C'est inimaginable !

— Je crois que son fils travaille à la station de Miami.

— Il faut tout de suite que je prévienne Mike et qu'il rassure la famille.

Ce fut Val Lemoyne qui lui répondit au téléphone :

— Mike est descendu à la salle d'attente, pour voir les parents de Carmelita, Ken.

— Comment va-t-elle ?

— Bien. Tous les paramètres redeviennent normaux, plus ou moins vite selon les cas.

— Figurez-vous que, depuis dix minutes, non seulement l'hôpital mais la population de Miami croient que la petite est morte, car on l'a annoncé à la radio !

— Je n'ai jamais rien entendu de pareil !

4

Lorsque Mike s'enquit de la famille Sanchez, on lui dit qu'elle était dans le jardin. Il n'eut pas de mal à la trouver, car il entendit une vive discussion en espagnol derrière un bosquet. Dès que Miguel Quintera le vit approcher, il se rua sur lui avec une telle violence que Mike eut à peine le temps d'esquiver cette attaque inattendue. Brandissant des poings fermés et hoquetant, le jeune Cubain lui cria

— Assassin ! Vous avez tué Carmelita !

Mike parvint à repousser sans trop de brutalité son agresseur et, apercevant le Père Junipero, assis sur un banc à côté de Mme Sanchez qui se tenait la tête à deux mains, il l'appela :

— Mon Père ! Rappelez donc ce fou !

Le prêtre s'approcha, accompagné de M. Sanchez, et

ils se saisirent du jeune homme qui continuait à hurler des invectives.

— Voudriez-vous m'expliquer à quoi est due cette crise de démence ? demanda Mike.

— Vous devriez comprendre, répondit durement le curé, qu'une famille aussi éprouvée peut avoir des réactions brutales.

— Éprouvée ? Ma parole, vous aussi, vous perdez la tête ! s'écria Mike, très irrité. Comment ! A peine ai-je fini d'opérer que je cours vous annoncer que tout va bien pour Carmelita, et voilà comment vous me traitez ?

— Quoi ? fit le prêtre, ahuri. Dois-je comprendre qu'elle est encore en vie ?

— Je viens de vous le dire ! Elle est en aussi bon état que possible... Est-ce donc que vous l'avez crue morte ?

— Mais oui, Docteur ! On nous a informés qu'elle était décédée sur la table d'opération, et on l'a même annoncé à la radio !

— Personne d'autre que le chirurgien responsable n'a le droit d'annoncer quoi que ce soit à la famille d'un malade ! Qui a fait ça ?

Après un assez long silence, Miguel balbutia :

— C'est moi, Docteur.

Il se lança ensuite dans un flot de commentaires en espagnol, et ce fut M. Sanchez qui les traduisit pour Mike. Quand le malentendu fut dissipé, le Père Junipero dit au chirurgien :

— J'espère que vous serez charitable, et que vous nous pardonnerez, Docteur. Êtes-vous sûr que Carmelita va guérir ?

— Il faut attendre pour nous prononcer. Elle va rester en observation pendant plusieurs heures, dans le service du docteur Lemoyne et, si tout va bien, on la redescendra cet après-midi dans sa chambre.

— Je vous remercie de lui avoir sauvé la vie, Docteur, dit M. Sanchez, d'une voix brisée d'émotion, et je m'excuse de vous avoir causé tant de soucis. Grâce à Dieu, ce n'était qu'une erreur.

— Vous en avez souffert plus que moi, répliqua Mike. Maintenant, allez donc vous restaurer, mais dites toujours au bureau de réception où vous êtes.

5

Lorsque Rebecca Dalton vint au laboratoire de recherches cardiologiques, peu avant midi, elle y trouva Peggy Tyndall et Ed Vogel occupés à trier sur une longue table une quantité de pièces détachées en matière plastique.

— Ma parole, dit-elle, on dirait que vous faites le ménage !

— Juste après l'opération, expliqua Ed, le docteur Dalton m'a demandé de me remettre au travail sur le cœur artificiel. Il a décidé de poursuivre ses recherches et désire que nous achevions d'en placer un dans un veau, avant son départ pour Paris. Je dois dire que j'ignorais son intention d'aller là-bas.

— Il y a en France, répondit Rebecca, d'un ton aussi naturel que possible, un malade qui vit depuis quatre ans avec un cœur transplanté.

Elle ne voulait pas que ses collaborateurs sachent que la décision soudaine de Ken la surprenait autant qu'eux, mais elle en était ravie. Rien ne pouvait lui causer plus de joie que cette reprise des travaux de Ken, car celle-ci marquait la première et plus importante étape vers un renouveau de leur union.

— Docteur Rebecca Dalton ! appela la voix du standardiste au haut-parleur. Le docteur Ken Dalton désire vous parler !

Décrochant aussitôt le téléphone, Rebecca informa l'employé :

— Je suis au laboratoire de recherches cardiologiques.

— C'est toi, Reb ? dit Ken, dès que la communication eut été établie. Je voulais te demander de me rendre un service. Veux-tu jeter un coup d'œil sur les dernières expériences que nous avons faites, à propos du cœur artificiel, et me donner ton opinion ?

— Bien sûr ! Je me souviens d'ailleurs de presque tout. Quant au reste, Ed et Peggy me renseigneront.

— Je serai pris tout l'après-midi, et Jeffry a convoqué la Commission exécutive pour 17 heures. Si ça te va, peux-tu me retrouver au restaurant à 18 heures ?

— D'accord. On me dit que tu vas voyager ?

— Il faut aussi que je te parle de cela. A tout à l'heure !

Quand elle eut raccroché, Rebecca se tourna vers Peggy et lui dit :

— Donnez-moi le dossier concernant les dernières expériences sur le cœur artificiel. Le docteur Dalton me demande d'y jeter un coup d'œil, pour que nous en parlions ce soir.

— Avec plaisir, répliqua Peggy. Je peux vous dire que quelqu'un va se réjouir d'apprendre cela, c'est Kevin.

— C'est peut-être à lui que nous devons de voir ce projet remis sur le chantier.

— A lui et à moi, Docteur. Je lui avais fait la leçon.

— Cela, vous ne me l'aviez pas dit.

— Ah ! fit Ed en pouffant. Il ne faut jamais sous-estimer la puissance des femmes, quand elles se liguent pour obtenir quelque chose, surtout les femmes en blouse blanche !

6

Vers 13 heures, tous les paramètres concernant Carmelita Sanchez étant redevenus presque normaux, Val Lemoyne la fit transporter dans sa chambre, au service des Traitements exceptionnels. Mike assista à son arrivée, et

Maria Alvarez lui dit, en disposant sur la jeune fille les divers appareils qui la reliaient à la salle de contrôle :

— On a peine à croire que c'est la même personne. On voit même la jaunisse décroître peu à peu. Est-il vrai, docteur Raburn, que Miguel Quintera vous a attaqué ?

— Il a essayé, mais on ne peut pas lui en vouloir. Moi-même, je vous avoue que j'ai passé un mauvais moment pendant ces neuf minutes.

— Tout à l'heure, quand j'ai déjeuné avec Helga, elle m'a dit qu'elle n'avait jamais vu quelque chose d'aussi émouvant.

— De sa part, c'est une référence ! Je ne pense pas que Carmelita reprenne conscience avant une douzaine d'heures, mais notez qu'on m'avertisse au moindre signe. Je vais m'occuper de Joey Gates, puis je serai de service aux Urgences tout l'après-midi.

Il trouva Ethel Gates au chevet de son enfant, qui dormait tranquillement. Elle avait une mine épouvantable.

— Puis-je vous offrir un café ? proposa-t-il. J'ai l'impression que vous en avez besoin.

— Volontiers, s'il ne vous est pas désagréable de vous asseoir à la table d'un membre de la minorité opprimée.

— Vous êtes la femme d'un des plus superbes athlètes de ce pays, Ethel, et c'est moi qui suis honoré quand vous vous asseyez à ma table.

— Si vous aviez lu les journaux ce matin, vous changeriez peut-être d'avis. Il sont déchaînés contre Joe.

— Reconnaissez qu'il l'a cherché ! Nul n'est plus méchant qu'un homme riche qui croit qu'on veut lui enlever son bien. L'avarice provoque plus de malheurs que n'importe quoi d'autre. Il est bon que des hommes de l'envergure de Joe défendent les faibles, car sans cela les forts les écraseraient.

— C'est ce que dit Joe, et j'aurais mieux supporté cette bagarre, si le petit n'était pas tombé malade.

— Pour l'instant, il est tiré d'affaire et, d'après les

analyses, on doit pouvoir empêcher le retour d'une nouvelle crise, à condition de le soigner régulièrement.

— Il n'y a pas que ça, Mike. Joe a peur d'avoir la maladie, lui aussi.

— C'est un problème facile à résoudre. Qu'il vienne ici, et je lui ferai une prise de sang.

— Il ne veut pas en entendre parler. Il sait que la plupart des gens atteints de cette maladie sont des Noirs, il est convaincu qu'il a le virus, et il se dit qu'une analyse de son sang ruinera définitivement sa carrière.

— Ne vous énervez pas, car rien ne presse. L'important, c'est que le petit soit hors de danger. Quant à l'analyse du sang de Joe, je trouverai bien le moyen de la faire, même si je dois le mettre K.O., et prélever le sang pendant qu'il sera dans les pommes.

— Je doute que vous y arriviez jamais, quoique vous soyez costaud ! dit-elle en riant, ce que Mike avait cherché à provoquer.

7

Gus Henderson vint à la salle des Traitements exceptionnels peu après 15 heures, alors que Maria Alvarez achevait de passer les consignes à Helga Sundberg.

— Avez-vous vu Carolyn aujourd'hui ? demanda-t-il.

— Quelques minutes seulement, quand je suis passée à l'appartement vers 8 h 30, pour me changer avant d'aller assister à l'opération de Carmelita. Elle avait des courses à faire.

— Je pensais qu'elle viendrait voir son père. Je ne vous cache pas qu'elle me préoccupe, Helga. Elle ne paraissait pas dans son assiette ce matin, quand je l'ai quittée.

— La décision de la Commission de Dieu l'a fortement secouée, Gus. Laissez-lui le temps de s'en remettre.

— Ne manquez pas de m'avertir si elle vient.

– Comptez sur moi, et ne vous en faites pas !

Dès le départ de Gus Henderson, la jeune fille alla visiter tous les malades de la salle. Miguel Quintera était assis au chevet de Carmelita, qui dormait paisiblement. Se levant, il déclara d'un air confus :

– Ce matin, je me suis conduit comme un imbécile, Mademoiselle. Le docteur Raburn aurait dû me casser la figure.

– Ce n'est pas son genre, Miguel. Il est non seulement un excellent chirurgien mais un homme très bon.

– Oh ! Je le sais. Mais que voulez-vous, quand j'ai vu Carmelita couchée sur cette table, l'air d'une morte, j'ai perdu la tête. Je me suis senti aussi impuissant qu'un bébé qui gesticule pour qu'on l'aide à ne pas perdre l'équilibre.

– Vous devez l'aimer beaucoup.

– Vous ne pouvez pas savoir à quel point.

– Si, je crois que je le sais... Vous êtes tous les deux très jeunes, ajouta-t-elle après un temps. Ne laissez jamais quelqu'un ou quelque chose détruire cet amour, Miguel !

CHAPITRE XX

1

Dans tous les services de l'hôpital de Biscayne, 18 heures correspondait à une période creuse. Le dîner avait été servi aux malades, et les soins préparatoires à la nuit ne commenceraient qu'une demi-heure plus tard. La plus grande partie du personnel dînait, et seules quelques infirmières de garde demeuraient dans les salles.

Dans son bureau, Helga Sundberg aperçut du coin de l'œil Carolyn Payson qui entrait dans la salle, mais elle fit mine de ne pas la voir et continua d'écrire. La seule infirmière de garde surveillait Carmelita Sanchez, en sorte que personne ne vit Carolyn entrer dans le compartiment où gisait son père, le goutte-à-goutte de glucose coulant lentement du flacon, dans le cathéter introduit dans une veine.

Le malade était tranquille, car le docteur Gross avait forcé la dose des tranquillisants depuis la réunion de la Commission de Dieu. Il ouvrit les yeux, quand sa fille caressa son front et repoussa en arrière une mèche de cheveux. Il esquissa même un sourire, qui la bouleversa davantage.

Il y avait sur la table, à côté du lit, une grosse seringue servant à injecter, toutes les quatre heures, un aliment liquide dans le tube qui, par une narine, descendait directement dans l'estomac. Helga l'avait utilisée peu avant 18 heures, pour le repas du soir. A côté de la seringue était posée une assez grande aiguille, et pourtant Carolyn la trouva petite, pour accomplir l'acte auquel elle s'était décidée, après des heures de réflexion.

Personne ne savait exactement combien il fallait injecter d'air dans une veine pour provoquer, par une embolie, la mort immédiate. Or, cet ultime devoir, elle entendait le remplir, afin de délivrer son père de ses souffrances. Mais elle se rendit compte qu'il lui faudrait plus que quelques bulles d'air injectées dans la veine pour atteindre son but. Certes, le goutte-à-goutte offrait un moyen pratique : il suffisait d'injecter de l'air dans le tube, entre le bocal de glucose et le cathéter. Mais la quantité d'air contenue dans une seringue serait sans doute insuffisante, et il faudrait répéter plusieurs fois l'opération, ce qui demanderait du temps.

Soudain, Carolyn remarqua le tube d'oxygène accroché à une patère, à la tête du lit, et elle se rappela comment Helga avait utilisé la conduite d'oxygène pour sauver, quarante-huit heures plus tôt, une petite fille. Tout de suite, elle comprit que cette canalisation allait lui permettre de résoudre son problème. Très vite, elle prit l'aiguille et l'adapta à l'extrémité du tuyau, puis elle ouvrit le robinet d'alimentation du gaz, qui se mit à siffler par l'aiguille.

Levant alors la main droite, elle enfonça celle-ci dans le tube du goutte-à-goutte, tandis que, de sa main gauche, elle le pinçait entre le pouce et l'index, sous le bocal. Aussitôt, le gaz chassa la solution de glucose dans le cathéter, puis pénétra sous pression dans la veine qui se mit à enfler, tandis qu'à l'intérieur du cathéter, en plastique transparent, le sang mêlé de glucose avait disparu.

Un léger râle de son père attira l'attention de Carolyn. Elle avait redouté de provoquer des convulsions d'agonie. Au lieu de cela, elle vit que le malheureux avait les yeux ouverts et que son visage avait pris une expression paisible, presque souriante. Il demeura ainsi, détendu, même lorsque le pouls et la respiration eurent complètement cessé. Alors, Carolyn ferma le robinet d'oxygène et retira l'aiguille, en s'assurant qu'elle n'avait laissé aucune trace de fuite dans le tuyau du goutte-à-goutte.

Cependant, dans sa hâte de supprimer toutes preuves de son acte, elle laissa tomber sur le parquet l'aiguille, au moment où elle la détachait du tuyau d'oxygène. Elle ne perdit pas de temps à la chercher, jugeant plus important de remettre en place la conduite sur la patère.

Quelques secondes plus tard, la solution de glucose se remit à couler dans le cathéter, chassant le gaz qui avait pu y rester vers la veine, et supprimant ainsi le moindre indice extérieur de ce qui avait provoqué la mort de Richard Payson. Celui-ci n'était plus agité de contorsions et semblait reposer en paix, dans sa chambre où rien d'anormal ne s'était apparemment passé.

Seul le bistouri du pathologiste, qui procéderait à l'autopsie, montrerait que les vaisseaux sanguins de ses poumons et du cerveau étaient remplis d'oxygène. Si d'ailleurs cette autopsie n'avait pas lieu rapidement, peut-être ne révélerait-elle même pas la vérité, car l'oxygène aurait eu le temps de se dissoudre dans les tissus de l'organisme. Tout en agissant uniquement par pitié et dévouement filial, Carolyn Payson avait découvert le moyen d'exécuter un crime parfait.

2

Helga faisait toujours mine de travailler a sa table, lorsque Carolyn quitta la salle, et elle ne releva la tête qu'après avoir entendu la porte se fermer. Gagnant alors une fenêtre, elle vit son amie sortir et prendre un taxi. Quand elle revint à son bureau, elle jeta au passage un coup d'œil à Richard Payson : sa poitrine ne se soulevait plus, et le goutte-à-goutte avait cessé de couler. Dix minutes plus tard, la première infirmière de garde revint de dîner, et Helga lui dit :

— J'ai remarqué que le goutte-à-goutte de M. Payson s'est arrêté. Comme il paraît très calme, je crois qu'il vaut mieux ne pas le déranger pour l'instant. Occupez-vous des autres malades et préparez-les pour la nuit. Je remettrai le goutte-à-goutte en marche plus tard.

— Entendu, Mademoiselle ! fit docilement la jeune stagiaire.

Helga attendit le retour d'une autre infirmière, plus âgée et titulaire. Prenant alors son sac à main, elle lui dit :

— Soyez assez gentille, Helen, pour me remplacer un instant à la salle de contrôle. J'ai un coup de téléphone personnel à donner. Le goutte-à-goutte de M. Payson s'est arrêté tout à l'heure, mais j'ai dit à Mlle Garth de ne pas le déranger, puisqu'il est tranquille. Nous nous occuperons de lui plus tard.

— Tout à fait d'accord, Helga, prenez votre temps...

Dans une des cabines téléphoniques publiques de l'hôpital, Helga composa un numéro qu'elle avait pris soin de noter, et elle entendit peu après une voix aimable lui demander :

— Renseignements de l'aéroport international ! Vous désirez ?

— Pourriez-vous me dire à quelle heure part le prochain avion pour le Brésil, ce soir ?

— C'est le vol 803, à destination de Rio. Il part à 20 heures.

— Merci beaucoup.

L'horloge de l'hôpital indiquait 18 h 30. Il allait être difficile de cacher durant 90 minutes la mort d'un malade. Pourtant Helga devait retarder le plus possible cette révélation, afin que le procureur n'en fût pas informé avant 20 heures.

3

Rebecca Dalton arriva dix minutes en retard au restaurant, rouge et essoufflée, mais plus ravissante que jamais, aux yeux de Ken.

— Tu aurais dû choisir tout de suite, lui dit-elle, avant que les meilleurs plats ne soient rayés du menu. J'ai été retenue par Peggy Tyndall. Elle a hâte que nous examinions Dale à l'échocardioscope, qui n'est pas encore revenu de l'usine. Elle est convaincue que la cyanose du petit empire.

— Peut-être va-t-il falloir l'opérer plus tôt que prévu...

— Si l'échoscope n'est pas prêt rapidement, je crois que nous ferions bien de l'examiner avec un cathéter cardiaque ordinaire. J'espérais qu'on pourrait lui épargner cette épreuve...

— Et éviter le danger qu'elle comporte, fit Ken. Il y a toujours un risque d'arrêt du cœur en pareil cas.

— Dis-moi, pourquoi la Commission exécutive s'est-elle réunie si brusquement ?

— Jeffry Toler voudrait obtenir, par un référendum lors des prochaines élections, un budget spécial pour Biscayne. Mais tout le monde ne trouve pas cette solution judicieuse.

— Il redoute un veto de la Commission des Finances, sous l'influence de McKenzie.

— C'est entendu, mais si nous provoquons un référendum et si nous perdons, nous aurons donné à Ross et ses amis des verges pour mieux nous fouetter. Pour ma part, je serais intéressé de savoir quelle est aujourd'hui sa position, maintenant qu'il a pu voir de ses yeux ce que coûte la marche d'un hôpital.

— Je peux en tout cas te certifier ceci, Ken : il sait à quel point il a frisé la catastrophe. J'ai pris soin de le lui préciser. Je lui ai même dit que, si tu l'avais opéré comme je le préconisais, il serait à l'heure actuelle beaucoup plus mal en point.

— Les choses ne sont pas aussi simples que cela, Reb. Quand tu m'as demandé pour la première fois de l'examiner, j'étais aussi certain que toi de la nécessité d'une opération, et j'ai eu terriblement peur d'un échec. Mon emploi du cathéter fibroptique a été, je peux bien te l'avouer, une mesure désespérée. En outre, quand j'ai donné à Ed l'ordre de le poser sans t'en avoir parlé, j'ai redouté un conflit entre nous, alors que je n'étais pas du tout sûr de ne pas me tromper.

— Et moi, répliqua-t-elle, je me suis presque rendue ridicule, parce que tu avais agi sans me consulter.

— Vois-tu, je crois que c'est précisément une cause de nos différends. Nous sommes des rivaux inconscients.

— Pas si inconscients que ça, en ce qui me concerne !

— Ah ! Je peux sans doute en dire autant de moi. Il faut par conséquent que nous soyons désormais moins prétentieux. En cela, tu m'as d'ailleurs devancé, puisque tu as dit à Ross que tu t'étais trompée sur son cas.

— Je n'ai fait que lui dire la vérité.

— Elle est parfois difficile à admettre. Je l'ai compris par deux fois aujourd'hui. La première ce matin, lorsque Kevin m'a déclaré que je suis responsable de son existence et qu'il compte sur moi pour le maintenir en vie. La seconde et plus forte révélation, je l'ai eue quand Mike a vidé l'appareil circulatoire de cette fille, puis l'a lavé avec la solution réfrigérée. Chaque seconde était vitale, Reb ! Je t'assure qu'il lui a fallu un rude cran pour faire ça !

— Autant qu'à toi, Ken, lorsque tu as réussi quinze transplantations cardiaques, sans perdre un seul des malades sur la table d'opération.

— En fin de compte, j'ai tout de même échoué. Ensuite, j'ai pris peur, alors que tu gardais la tête haute malgré la mort de tous ces opérés, et je me suis refusé à admettre que tu étais un meilleur médecin que moi.

— C'est faux ! Tu viens encore de le montrer avec McKenzie !

— Disons que c'est un coup de chance. En fait, rien ne sera résolu, tant que je ne me serai pas prouvé à moi-même que la crise de ces six derniers mois n'a pas compromis ma technique. C'est pour cela que je t'ai demandé de revoir les résultats de nos travaux expérimentaux sur le cœur artificiel. As-tu pu y jeter un coup d'œil, cet après-midi ?

— C'est aussi une raison de mon retard. J'ai passé une heure au laboratoire avec Peggy et Ed.

— Alors, qu'en penses-tu ?

— Je ne suis pas sûre que le modèle actuel soit le fin du fin, Ken, mais si tu réussis à le faire fonctionner dans un veau, cela t'assurera que tu n'as rien perdu de ta maîtrise, je pense.

— Tu as raison. Si je remplace un cœur de veau par un cœur artificiel, je saurai que je suis guéri de mes doutes.

— On demande le docteur Rebecca Dalton aux Urgences ! annonça le standardiste au haut-parleur. Le docteur Rebecca Dalton aux Urgences !

Se levant d'un bond, elle courut décrocher le téléphone intérieur, et quand elle eut parlé un instant, ce fut d'un air soucieux qu'elle revint dire à Ken :

— Je viens d'apprendre par Mike que Dale Tyndall a été apporté, évanoui, aux Urgences.

4

En juin, les après-midi se prolongent fort tard dans le sud de la Floride, si bien que les enfants jouant au soleil ont souvent soif. Dale Tyndall aimait aller à la rencontre de sa mère, quand elle rentrait de son travail à l'hôpital. Ce soir-là, avant de l'attendre à la sortie, il eut envie de se désaltérer au bar des Dauphins. Quand il se fut hissé sur un tabouret, il se sentit tellement essoufflé qu'il appuya sa tête sur ses bras croisés, pendant un long moment. Le barman, qu'il ne connaissait pas, vint à lui après avoir servi un client et lui demanda :

– Que veux-tu, mon petit bonhomme ?

– Un... Coca-Cola... Où est Kevin ?

Tout en le servant, le barman répondit :

– Kevin est malade. On l'a hospitalisé hier.

– Il a un mauvais cœur comme moi, fit le gamin en s'essuyant la bouche après avoir bu la boisson glacée. Je suis ce qu'on appelle un enfant bleu. Mais quand je serai assez grand, le docteur Dalton m'opérera et me guérira. Alors, je pourrai courir et jouer avec mes copains.

– A la bonne heure ! Et c'est pour bientôt ?

– Quand j'aurai huit ou dix ans, Maman m'a dit. L'année prochaine, j'irai à l'école.

– Tu es un bon petit gars. Viens quand tu voudras.

– Peut-être demain... Au revoir, Monsieur le barman ! Vous êtes presque aussi gentil que Kevin.

– Merci ! C'est un beau compliment que tu me fais là.

Quand il sortit du bar dans le jardin ensoleillé, Dale fit quelques pas, puis s'accroupit. Il ignorait que la boisson glacée qu'il venait de boire avait fatigué son cœur, déjà affaibli par le manque d'oxygène. Ayant un peu repris son souffle, il se releva et voulut prendre un raccourci pour gagner la porte de l'hôpital. Traversant la pelouse, il passa derrière un gros massif de bougainvillées, qui formait une sorte d'écran. C'est pourquoi personne ne le vit trébucher et tomber dans une plate-bande, où un garde faisant sa ronde le découvrit, une heure plus tard.

5

— Mademoiselle Sundberg ! Venez, s'il vous plaît !

L'infirmière stagiaire, qui venait de donner ses soins aux malades avant la nuit, appelait Helga du compartiment de Richard Payson, où elle se trouvait. Helga regarda l'heure : 19 heures. L'avion de Rio n'allait pas tarder à être avancé sur l'aire de départ et à recevoir ses passagers. Elle alla rejoindre sa jeune collègue, qui lui dit :

— Pas étonnant que le goutte-à-goutte se soit arrêté et que M. Payson soit si tranquille ! Il est mort !

— Aidez-moi à apporter le pacemaker, qui est à la porte du compartiment de M. McCartney ! Ensuite, téléphonez au standardiste de lancer l'alerte « Code Cinq » ! En revenant, rapportez-moi un masque respiratoire !

Elles allèrent chercher le pacemaker, qui avait servi la veille, lors de l'arrêt du cœur de Kevin.

— Eh ! fit le barman. Qu'est-ce qui se passe ?

— M. Payson a une crise, répondit Helga. Ne bougez surtout pas ! L'équipe d'urgence va arriver.

Revenue dans le compartiment de Richard Payson, elle se hâta de poser les électrodes à ventouse sur la poitrine du mort, puis elle brancha la machine et la mit en marche. Aussitôt, les muscles du thorax bougèrent, par secousses. Le pouls devint visible aux tempes, indiquant que les contractions cardiaques étaient provoquées et envoyaient le sang dans le système circulatoire. Tout en travaillant, Helga entendait le haut-parleur diffuser le signal : « Code Cinq — Traitements exceptionnels ! »

Procédant très vite, elle débrancha le cathéter du goutte-à-goutte et remarqua qu'il contenait encore du sang. Elle décrocha ensuite le flacon de glucose et le laissa choir, avec le tuyau, dans un seau. Pendant ce temps, l'infirmière de garde introduisait dans la gorge de Richard Payson le tube du respirateur artificiel. Enfin, se conformant aux instructions prévues en pareil cas, Helga s'empressa d'injecter dans le cathéter une ampoule d'Isoproterenol.

Mike Raburn fut le premier médecin à accourir, alerté par le signal. Il lui suffit d'un coup d'œil pour se rendre compte que Helga avait, à son habitude, fait le nécessaire : l'utilisation du pacemaker et du respirateur, ainsi que la piqûre de stimulant.

— Y a-t-il un indice de reprise de la fonction cardiaque ? demanda-t-il en se baissant, comme pour lacer un soulier.

— Non. Mlle Garth pense qu'il a dû mourir il y a un moment, et c'est pourquoi j'ai jugé plus efficace une stimulation électrique.

— Félicitations ! Vous êtes sans doute une meilleure cardiologue que moi. Où est Carolyn ?

— Je ne lui ai pas parlé depuis ce matin.

L'équipe d'urgence arriva, mais il n'y avait rien à faire de plus, sinon observer la marche du pacemaker et du respirateur. Après avoir attendu cinq minutes sans résultat apparent, Mike ordonna de couper le courant, prit le poignet de Richard Payson, et écouta au stéthoscope ce qui se passait dans la poitrine de l'homme. Au bout de dix secondes, il se redressa et déclara :

— Vous pouvez remettre l'aspirateur en marche, mais je crois qu'il est trop tard pour obtenir un résultat.

— Dois-je continuer la stimulation au pacemaker ? demanda Helga.

— Ça ne peut en tout cas pas lui faire de mal... Inutile de rester ! ajouta-t-il, tourné vers l'équipe d'urgence, qui s'en alla.

Debout à la tête du lit, il garda un moment le silence, tandis que les deux appareils continuaient de fonctionner, puis il remarqua, comme s'il s'agissait d'une banalité :

— Le sang possède une propriété intéressante : après la mort, il reste assez de liquide pour qu'on le fasse circuler dans les vaisseaux pendant au moins une heure, pourvu qu'on puisse provoquer les contractions du cœur. Les diverses parties de l'organisme ne meurent pas toutes au même instant ; elles continuent de vivre, dans la mesure où elles reçoivent de l'oxygène par le système circulatoire.

A ces mots, Helga ne put s'empêcher de jeter un regard vers la conduite d'alimentation en oxygène. Lors de son installation, le tuyau avait été suspendu, enroulé, à une patère proche du robinet d'arrivée du gaz, et un morceau de ruban adhésif transparent maintenait ses anneaux rassemblés, ce qui permettait de les dérouler en très peu de temps. Or, le tuyau était bien accroché à la patère, mais le ruban adhésif pendait, décollé.

– Quelqu'un a oublié de remettre ça en place, dit Mike, à moins que ce ruban ne soit pas assez résistant.

En le voyant recoller la bande autour du tuyau lové, Helga comprit soudain comment Carolyn avait provoqué la mort instantanée de son père. Bien plus, elle eut la certitude que Mike venait de découvrir, lui aussi, la vérité, à ceci près qu'il lui attribuait sans doute la responsabilité de cet acte miséricordieux. Après dix minutes d'attente, il déclara :

– Je ne pense pas que nous puissions obtenir le moindre résultat maintenant, Helga.

Il alla tourner le commutateur du pacemaker et débrancha le respirateur. Passant près de Helga, il la frôla, et elle sentit qu'il laissait tomber un objet dans la poche de sa blouse.

– Pendant que je suis ici, reprit-il, je vais établir le certificat de décès. A quelle heure m'avez-vous dit qu'il est survenu ?

– J'ai jeté un coup d'œil dans le compartiment vers 18 h 45. Comme il était calme, pour une fois, je n'ai pas voulu le réveiller en remettant le goutte-à-goutte en marche, et je comptais le faire avec Mlle Garth, en le préparant pour la nuit.

— Pouvait-il être déjà mort ?

— Je le crois... J'ai fait une bourde...

— J'ai idée que, de toute manière, vous n'auriez rien pu changer à la situation, et je vais indiquer que le décès a eu lieu à 19 heures. Je suis d'ailleurs content de voir qu'il vous arrive parfois de faire des bourdes. Ça prouve que vous n'êtes pas parfaite.

— Dois-je prendre cela pour un compliment ?

— On ne peut plus sincère ! Dites-moi, il faut que vous informiez Carolyn. Téléphonez-lui donc, pendant que j'établis le certificat.

Ils gagnèrent la salle de contrôle, et Mike passa dans le bureau des médecins, qui lui était adjacent. Helga laissa le téléphone sonner longtemps, puis raccrocha.

— Elle n'est pas à la maison, dit-elle. Elle a dû aller dîner en ville.

— Vous la préviendrez plus tard. Tenez, voici le papier ! Maintenant je vais voir Joey Gates et Carmelita.

— Elle a déjà remué spontanément les bras et les jambes. Il y a un instant, j'ai mis un peu d'eau sur sa langue, et elle a dégluti plusieurs fois. Je parie qu'elle aura repris connaissance avant la fin de mon service, à 23 heures.

— Alors, nous fêterons ce succès, fit-il en la regardant ardemment. Avez-vous décidé où nous irons ?

— Oui, mais vous ne le saurez pas avant ce soir.

— Comme vous voudrez, ma chérie. Quand on a attendu quelque chose toute sa vie, quelques heures de plus importent peu.

— On demande le docteur Raburn aux Urgences ! appela le standardiste au haut-parleur. Le docteur Raburn aux Urgences !

Il alla vite décrocher le téléphone, écouta un instant, puis répondit :

— J'arrive !... On vient de trouver Dale Tyndall évanoui dans le jardin, annonça-t-il à Helga. A tout à l'heure !

Dès qu'il fut parti, la jeune fille plongea la main dans

la poche de sa blouse et y trouva une grosse aiguille de cathéter. Cette découverte lui fit comprendre sur-le-champ tout ce qu'ils étaient devenus l'un pour l'autre, en l'espace de cinquante-deux heures. Dans sa hâte de faire circuler de nouveau le sang dans les vaisseaux de Richard Payson, afin de diluer le gaz qui avait provoqué sa mort, Helga n'avait pas ramassé l'aiguille oubliée sur le paquet par Carolyn. En la découvrant, Mike s'était sûrement dit que l'acte miséricordieux venait d'être commis par elle. Soucieux avant tout de la protéger, il avait ramassé et glissé l'aiguille dans sa poche. Dès cet instant, Helga sut que leur amour, né en un espace de temps incroyablement court, était un don exceptionnel de la Providence. Cet amour, elle résolut de le conserver à tout prix, jusqu'à la fin de leurs jours.

CHAPITRE XXI

1

Le garde qui découvrit Dale Tyndall, gisant inanimé sur une plate-bande, ne perdit pas de temps. Le prenant dans ses bras, il le porta en hâte à la salle des Urgences, où Mme Connor, l'infirmière de service. le plaça sur la table de ranimation du compartiment spécial. A la vue de la teinte fortement cyanosée de l'enfant, elle s'empressa de lui faire respirer de l'oxygène par un masque, tandis qu'une jeune stagiaire alertait les médecins. Le bruit se répandit vite dans l'hôpital, en sorte que Peggy Tyndall arriva en même temps que Mike et Val Lemoyne, suivis de peu par Ken et Rebecca Dalton.

— Je crois, dit aussitôt Mike, qu'il faut le tuber et pratiquer l'oxygène sous pression. D'accord, docteur Lemoyne ?

— Tout à fait d'accord !

Ouvrant sa trousse, l'anesthésiste en tira un petit laryngoscope et un tube destiné à être introduit dans la trachée artère. Le coma, provoqué par le manque d'oxygène, supprima les réflexes pharyngiens habituels, en sorte que Val n'eut pas de mal à enfoncer le tuyau dans le larynx. Elle le relia à la machine anesthésique et commença d'envoyer de l'oxygène sous pression dans les poumons du petit malade. En même temps, Rebecca Dalton se mit à frapper sa poitrine, sur tout le pourtour du cœur. Quand elle se redressa, son visage était grave.

— Il y a un net début de dilatation, dit-elle à Ken.

Dès lors, chacun comprit que le sort du garçon était désormais entre les mains des chirurgiens, Ken ou Mike. Celui-ci intervint, s'adressant à Ken :

— Avant-hier, Gus Henderson a introduit une nouvelle électrode à pointe d'or dans l'artère ombilicale du bébé Hornsby, pour mesurer continuellement la pression d'oxygène. Le résultat a été excellent. On obtient le renseignement beaucoup plus vite que par une analyse du sang au laboratoire. Gus l'a enlevée hier et elle est disponible.

— D'accord ! Placez-la dans l'artère radiale. Nous allons avoir besoin de tous les moyens imaginables.

Rebecca, qui auscultait l'enfant au stéthoscope, déclara :

— La situation est inchangée, sauf que le cœur continue de grossir, sans doute par suite du manque d'oxygène.

Tous les participants à ces soins savaient qu'un cœur, incapable de résister à un excès de fatigue, courait le risque de syncope. A cinq ans, Dale était petit pour son âge, sa croissance ayant été ralentie par le manque d'oxygénation de son organisme, dû à la malformation cardiaque congénitale.

Cependant, Mike Raburn avait mis des gants stérilisés, tandis que Mme Connor préparait, à côté de la table, les instruments de chirurgie. Pratiquant une petite incision au poignet de Dale, du côté du pouce, il mit à nu l'artère radiale, bien visible par ses pulsations, puis il saisit la petite électrode à bout d'or, qu'on venait d'apporter. Avec autant d'adresse que de délicatesse, il l'introduisit dans l'artère.

— Grâce à cet instrument, dit-il, nous devrions savoir très vite si l'oxygène sous pression pénètre dans le sang.

Ayant achevé la délicate opération, il referma la plaie

par deux points de suture, puis relia le fil à l'appareil et fit passer le courant. Un instant plus tard, il rendit compte à Ken :

— La pression d'oxygène du sang est toujours de 40 millimètres de mercure, Docteur.

— Voilà dix minutes qu'il reçoit de l'oxygène à 100 pour cent, ajouta Val Lemoyne. Cela indique que l'hémoglobine n'en reçoit pas plus qu'auparavant.

— Valérie, dit Ken, voulez-vous surveiller l'enfant, je vous prie ? Nous allons à côté, dans le bureau du docteur Raburn, voir son dossier. Venez avec nous Peggy, fit-il en prenant par le bras la jeune femme qui, assise dans un coin, avait assisté à la scène, l'air navré.

Quand ils furent réunis dans le petit bureau contigu au dispensaire, Ken n'eut qu'à appuyer sur un bouton du classeur électronique, pour qu'apparaisse sur un écran la fiche de Dale Tyndall. Après avoir lu avec soin le passé médical du petit cyanosé, y compris les résultats du dernier examen de Rebecca, il déclara :

— Nous n'avons pas le choix, Peggy. Je n'ai pas besoin de vous expliquer combien c'est grave. Il faut l'opérer tout de suite. Nous savions tous qu'un jour il serait nécessaire d'en arriver là. En toute autre circonstance, nous aurions choisi un moment plus favorable, mais nous sommes au pied du mur.

Peggy exprima alors la question que tous se posaient :

— Vous l'opérerez vous-même, n'est-ce pas, docteur Dalton ?

— Oui, si vous le désirez.

— Je ne demande que ça, vous le savez bien !

— Bon ! Je vais m'entendre avec le docteur Lemoyne. Étant donné la faible oxygénation, il serait risqué d'attendre.

Val Lemoyne fut tout de suite d'accord pour reconnaître l'urgence d'une intervention.

— Maintenez le masque en place, je vous prie, Mike !

dit-elle. Je vais donner des ordres pour qu'on prépare la salle d'opération. Il me faut une demi-heure, Ken. Étant donné son état, je l'anesthésierai le moins possible.

— Je m'en rapporte entièrement à vous, Val, répliqua le chirurgien. Mike, pouvez-vous vous faire remplacer aux Urgences ?

— Vogel et Gaither sont de repos, Docteur, alors je crois préférable d'assurer la permanence. Mais mon adjoint, Green, est dans sa chambre et pourra très bien vous assister.

— Parfait ! Prévenez-le et faites transporter l'enfant à la chirurgie ! Je vais me préparer.

2

Rebecca Dalton ne suivit pas les autres vers la salle d'opération. Elle craignait que sa présence n'accrût la tension de Ken, à l'heure où il aurait besoin du maximum de calme pour mener sa tâche à bien. Pour s'occuper, elle décida d'aller voir les malades du service des Traitements exceptionnels. Dans la salle de contrôle, elle trouva Helga achevant de rassembler les pièces du dossier de Richard Payson, avant son transfert à la morgue.

— J'étais occupée au moment de l'alerte concernant M. Payson, expliqua-t-elle.

— Vous n'auriez rien pu faire, Docteur. Nous avons tout essayé, mais il était déjà mort depuis un bon moment. Êtes-vous sûre de ne pas avoir besoin de moi maintenant, car il faut que j'accompagne le corps à la morgue ? Mlle Garth est à votre disposition, et je répugne toujours à envoyer une stagiaire à la pathologie.

— Vous avez raison. Jamais je n'ai oublié mon stage dans ce service, quand je faisais mes études d'anatomie. Avez-vous une idée de ce qui s'est passé, pour M. Payson ?

— Il semble qu'il ait eu une syncope.

— Ce n'est guère surprenant, avec tous les désordres provoqués dans l'organisme par son cerveau délabré. Comment Carolyn a-t-elle réagi ?

— Nous n'avons pas encore pu la joindre. Elle n'était pas de service aujourd'hui.

— Elle aussi n'aurait rien pu changer, et je crois qu'elle sera soulagée d'apprendre que tout est fini.

— J'en suis convaincue, Docteur.

— Allez accompagner le corps de son père à la morgue, Helga. Je reste ici. Il faut que je voie Kevin et M. McKenzie. Si j'ai besoin d'aide, j'appellerai Mlle Garth.

Ross McKenzie ne dit rien, pendant que Rebecca l'auscultait et examinait ses chevilles, pour s'assurer qu'elles ne portaient aucun indice d'œdème annonciateur d'une faiblesse cardiaque. Quand elle eut terminé, elle lui demanda :

— Pouvons-nous causer un instant ?

— J'ai surtout envie de partir d'ici, bougonna-t-il, si vous vous décidez à m'enlever tous ces tuyaux et ces fils dont je suis couvert !

— Je pense qu'on retirera demain le cathéter de votre bras. Il a rempli son office, en avertissant vingt heures à l'avance mon mari que votre cœur se rétablissait et qu'une opération serait inutile, alors que j'étais convaincue du contraire.

— Quand a-t-il appris l'existence de cet instrument ?

— Les médecins se tiennent constamment au courant des progrès réalisés dans leur profession, en participant à des congrès et visitant d'autres hôpitaux, sans compter les revues médicales qui les informent des nouveautés. Mon mari, par exemple, va se rendre bientôt en France, pour voir un malade qui vit depuis quatre ans avec un cœur transplanté.

— Compte-t-il donc reprendre des transplantations de cœurs ?

— C'est possible. Aujourd'hui, nous en savons beaucoup plus sur le rejet qu'il y a un an.

— Sans doute le devez-vous à ceux qui sont morts...

— C'est certain, mais seulement en partie, car d'importants travaux de recherche sont poursuivis dans quantité de laboratoires, et pas seulement dans le nôtre.

Le riche politicien la scruta d'un air sévère et demanda :

— Aimez-vous donc votre mari, au point d'assumer la responsabilité de ses fautes ?

— Maintenir en vie, rétorqua-t-elle avec feu, quinze personnes pendant deux ans, alors qu'elles étaient condamnées à une mort très prochaine, ne saurait être qualifié de faute, Monsieur !

— Votre charmante petite laborantine, Mme Tyndall...

— Peggy est plus que cela, je vous le fais remarquer, elle est médecin assistant.

— Quelle différence ?

— Les assistants reçoivent cette titularisation en général après deux mille heures de service actif dans une spécialité. Ils ou elles proviennent en majorité du service de santé des Forces armées. Ainsi, Peggy a servi trois ans comme infirmière dans un des principaux centres médicaux de la Marine. Quand son mari a été tué au Vietnam, la laissant veuve avec un nouveau-né, elle a suivi les cours de médecin assistant. C'est une femme d'un grand mérite, monsieur McKenzie.

— Eh bien, elle m'a dit que le docteur Dalton a repris ses travaux relatifs au cœur artificiel.

— C'est exact, mais j'ignore jusqu'où il pourra les poursuivre, si vous réussissez à faire réduire le budget de l'hôpital.

— Ça, c'est un coup bas, Docteur !

— Pas plus bas que le vôtre, quand vous l'accusez d'accroître le taux de mortalité des malades âgés de Biscayne, Monsieur ! En ce moment même, il se prépare à opérer le petit garçon de Peggy, qui souffre d'une grave malformation cardiaque.

– Et elle le laisse faire ?

– C'est elle qui lui a demandé d'opérer son fils.

– Ma parole, je ne comprendrai jamais rien aux femmes ! Vous venez d'avouer que vous étiez prête à exiger que votre mari m'opère, alors que je n'en avais pas besoin ! C'est incroyable !

– Y auriez-vous consenti ?

– Oui, bien sûr, si vous aviez dit que c'était nécessaire ! A ce propos, votre mari a raté une superbe occasion : en exécutant sur moi une opération brillante, il aurait prouvé qu'il n'est pas fichu, et toute la presse aurait chanté ses louanges. Même s'il avait échoué, il aurait pu rejeter sur vous la responsabilité d'un diagnostic erroné. Alors, pourquoi ne m'a-t-il pas opéré, je vous le demande ?

– Parce qu'il est un chirurgien consciencieux, et non pas un opportuniste. Au point où nous en sommes, j'aimerais vous poser une question, monsieur McKenzie.

– Allez-y ! Ne vous gênez pas !

– Vous auriez consenti hier à être opéré, m'avez-vous dit, si je vous avais assuré que c'était indispensable pour sauver votre vie. Supposez que j'aie recommandé une transplantation et qu'il se soit trouvé un donneur, auriez-vous laissé mon mari remplacer votre cœur par un autre ?

– Cela ne fait aucun doute.

– Votre confiance en nous est si grande que ça ?

– Elle ne l'était pas, répliqua-t-il en souriant pour la première fois. Mais cela se passait avant que je subisse un lavage de cerveau peu ordinaire, par une doctoresse et un barman.

3

En accompagnant le corps de Richard Payson à la morgue, Helga ne put s'empêcher d'évoquer en frissonnant le souvenir de la première autopsie à laquelle, jeune et timide étudiante, elle avait assisté. Le docteur Sam Toyota, adjoint de Karen Fletcher, rédigeait un rapport dans son bureau quand elle y pénétra. Les yeux pétillant de malice derrière les gros verres de ses lunettes, il l'accueillit avec un large sourire :

— Quelle bonne surprise, Mademoiselle ! Nous n'avons pas souvent la chance de vous voir ici !

— C'est pour moi une triste circonstance, Docteur, car il s'agit du père de ma camarade de chambre, M. Payson.

— Ah ! Celui qui avait la maladie de Huntington ?

Approchant du chariot, il retira le drap recouvrant le visage du mort et dit aussitôt :

— Voici quelque chose qu'on ne constate presque jamais.

— De quoi parlez-vous, Docteur ?

— Quelqu'un qui semble avoir accueilli la mort avec plaisir. Voyez, il a presque l'air de sourire. Sans doute avait-il de bonnes raisons pour cela, le malheureux. C'est une maladie qui vous condamne à un horrible destin. Il a aussi les joues roses.

— Qu'est-ce que ça signifie, selon vous ?

— La mort a été subite, probablement due à une syncope. Est-ce que vos instruments de contrôle ne l'ont pas indiqué ?

— Nous avions besoin de tous nos dispositifs pour contrôler deux malades en pleine crise cardiaque, en sorte que le docteur Vogel avait débranché les circuits concernant M. Payson hier.

— Ma foi, dit le pathologiste en haussant les épaules, tout est bien ainsi, ne pensez-vous pas ? Le pauvre bougre n'avait vraiment plus aucune raison de vivre.

— C'est hélas vrai... Voudrez-vous avoir la gentillesse de me faire savoir si vous trouvez quelque chose ?

— Bien entendu !... Ah ! J'y pense... le docteur Fletcher m'a laissé une note à son sujet... Attendez que je la trouve... La voici : « *Autopsie à pratiquer aussitôt après le décès* »... Hum !... « *Sur ordre du procureur* »... Je me demande pourquoi... Il faut que je prévienne le docteur Fletcher.

— Un instant, je vous prie, Docteur ! fit Helga, cherchant à gagner du temps. Je n'ai pas encore réussi à joindre Carolyn, qui n'était pas de service aujourd'hui et qui doit être en ville. Il vous faudra son autorisation, je pense, pour une autopsie ?

— Non, pas quand le procureur l'exige. Au surplus, la note précise que M. Payson a légué son corps à la Faculté de Médecine.

Vaincue, Helga se dirigea vers la sortie, tandis que Toyota disait au téléphone :

— M. Payson vient de mourir, docteur Fletcher. Désirez-vous que je commence tout de suite ?... Des drogues ?... Entendu, j'y veillerai. A tout à l'heure, Docteur !

Dans le couloir du laboratoire de pathologie, Helga s'arrêta à un distributeur d'eau fraîche et en but un verre d'un trait. Elle pensait que le corps de Richard Payson serait traité comme ceux des malades qui décédaient durant la nuit, et qu'on le mettrait dans un réfrigérateur en attendant l'examen habituel, le lendemain matin. Mais Anthony Broadhurst, fidèle à sa réputation de fermeté, avait prévu le cas où Carolyn, face à un refus de la Commission de Dieu, déciderait de mettre elle-même fin aux souffrances de son père. Pourtant, il restait un rayon d'espoir : si le médecin légiste recherchait une drogue ayant provoqué la mort, il ne trouverait que de la Chlorpromazine, le puissant tranquillisant administré à Richard Payson depuis son arrivée à l'hôpital.

La montre de Helga marquait 20 heures, c'est-à-dire

l'instant où l'avion de Carolyn devait être en train de décoller, lui assurant donc la liberté. Toutefois, voyant une cabine téléphonique publique dans le corridor, la jeune fille y entra, glissa une pièce de monnaie dans l'appareil et composa un numéro.

— Renseignements de l'aéroport international ! dit une voix lasse. Vous désirez ?

— Le vol 803 est-il parti ?

— Un instant, s'il vous plaît !... Oui, l'appareil à destination de Rio a décollé de Miami comme prévu à 20 heures.

— Merci ! fit-elle en raccrochant.

Comme elle allait se retourner, une voix irritée lui dit à l'oreille :

— Voudriez-vous, je vous prie, m'expliquer ce que tout cela signifie, Helga ?

C'était Gus Henderson.

4

Ned Green achevait de se stériliser, en baignant ses mains et ses bras dans une cuvette d'antiseptique, lorsque Ken Dalton entra dans le cabinet de toilette attenant à la salle d'opération, où l'on se hâtait de tout préparer.

— J'espère que nous n'avons pas trop perturbé vos projets pour la soirée, Ned, dit-il. Je comptais ne pas avoir à opérer ce gosse avant quelques années, quand on pourrait faire une réparation complète de son cœur, mais il semble que nous ayons été un peu trop optimistes.

— J'étais en train de réviser mes cours d'anatomie, en vue de mon prochain examen de doctorat, répondit le jeune chef de clinique, et je suis très honoré de vous assister, Docteur. J'ai remarqué que l'hématocrite de l'enfant est très élevé.

— Oui, mon ami, et ça me tracasse. Ces petits malades

de Fallot compensent le manque d'oxygène de leurs globules rouges en en fabriquant davantage. Ce n'est pas une mauvaise chose, tant que l'hématocrite n'augmente pas, car alors le sang devient trop visqueux. Il y a six mois, l'hématocrite de Dale était de 50 pour cent, mais le voici rendu à 80, ce qui explique sa grave crise d'anoxie.

— Voulez-vous que j'aille préparer le champ opératoire, puisque j'ai fini de me stériliser ?

— Volontiers. Lors des premières menaces d'anoxie, nous avons procédé à un examen minutieux au cathéter. Il a révélé que l'arc aortique se trouve incurvé vers la gauche, au lieu d'être inversé comme c'est en général le cas chez ce genre de petits malades. Nous inciserons donc dans le troisième intervalle droit.

— Entendu, Docteur, dit le jeune assistant, qui passa dans la salle d'opération.

Lorsque Ken l'y rejoignit, quelques minutes plus tard, le corps de Dale Tyndall était déjà recouvert d'un drap stérilisé, ne comportant qu'un trou rectangulaire par lequel on pouvait voir la poitrine de l'enfant, peinte d'antiseptique rouge.

— Comment va-t-il, Val ? demanda le chirurgien, tandis qu'une infirmière nouait derrière son dos les cordons du tablier.

— La tension s'est améliorée, depuis que l'injection intraveineuse a sensiblement dilué le sang.

— J'avais pensé à pratiquer une saignée, pour réduire le nombre de globules rouges et diminuer l'hématocrite. J'ai peut-être eu tort de ne pas le faire.

— Pas d'accord ! fit sans hésiter l'anesthésiste. Nous n'en sommes plus aux méthodes du siècle dernier, Ken ! Allons-y comme ça ! Je vous l'ai dit, je l'insensibilise au miminum et lui donne surtout de l'oxygène.

— Parfait ! J'espère d'ailleurs que ce ne sera pas long.

Assis dans la tribune, Mike ne décela pas la moindre hésitation, quand son ami et supérieur fit une longue incision entre la troisième et la quatrième côte de Dale, dans la partie droite du thorax. De même, les gestes du chirurgien furent aussi assurés et adroits que par le passé, lorsqu'il élargit la cavité à travers la couche de tissus musculaires. Un quart d'heure après le premier coup de bistouri, il introduisit dans la plaie un écarteur qui la maintint ouverte, exposant le petit cœur qui battait vite mais régulièrement dans son sac protecteur, ce péricarde qui pouvait parfois devenir une menace pour la vie du malade, comme ç'avait été le cas, la veille, avec Kevin McCartney.

Le tableau qui s'offrait aux yeux de Ken, Mike et lui l'avaient vu maintes fois déjà. Le ventricule droit avait grossi, pour tenter d'augmenter la pression dans le cœur droit et d'alimenter suffisamment les poumons en sang. Il y avait une vibration caractéristique — la fibrillation — et facile à sentir, quand le sang se précipitait par l'ouverture entre les ventricules, celle qui ne s'était pas fermée, comme elle l'aurait dû normalement lors de la naissance. Enfin, l'artère pulmonaire était très étranglée, si bien qu'elle jouait le rôle d'un garrot, interdisant le passage du sang vers les poumons. Tous ces éléments concouraient à former l'exemple typique de la maladie congénitale, si souvent fatale aux enfants. Levant les yeux vers la tribune, où une douzaine d'étudiants entouraient Mike Raburn, Ken expliqua, au moyen du micro suspendu à son cou :

— Ce cas est classique, à l'exception du fait que l'aorte n'est pas inversée. Nous sentons la fibrillation, à mesure que le sang passe du ventricule droit dans le gauche, et vous pouvez même remarquer la faible grosseur de l'artère pulmonaire, très inférieure à la normale. Si l'hématocrite du malade n'était pas si élevé, et s'il ne s'agissait pas d'une intervention effectuée en pleine crise, j'aurais utilisé la pompe cœur-poumons. Cela m'aurait permis d'ouvrir le ventricule gauche, de réparer l'ouverture défectueuse, et de remplacer la portion d'artère étranglée par un conduit artificiel de grosseur normale. Mais étant donné les circonstances, je vais simplement établir une dérivation entre les artères sous-clavière et pulmonaire.

Au premier rang de la tribune, Mike fit un signe d'assentiment à Ken, car il avait compris que ces explications lui étaient destinées plus qu'à tout autre spectateur. Le chirurgien le chargeait ainsi de transmettre une nouvelle rassurante à Peggy et à Rebecca : l'opération, relativement simple, allait consister à dériver le sang d'une grosse artère — la sous-clavière qui alimentait aussi le bras — jusque dans les poumons, où il recevrait tout l'oxygène nécessaire. Le succès ne faisait aucun doute. C'est pourquoi Mike renonça à y assister et, se levant, quitta la tribune. Décrochant le téléphone le plus proche, il demanda au standardiste :

— Savez-vous où est le docteur Rebecca Dalton ?

— Aux Traitements exceptionnels, Docteur. Voulez-vous que je l'appelle ?

— Merci, non. J'y descends tout de suite.

5

Ed Vogel passait une merveilleuse soirée, et celle-ci ne faisait que commencer. Les deux fauteuils se trouvaient dans la meilleure loge du Colisée, où se disputait la finale du championnat de basket-ball. Placé face au milieu de terrain, Ed ne perdait aucun détail de la partie, encore qu'il fût souvent distrait par l'éclatante beauté de sa compagne, une superbe rousse, professeur à l'Université de Miami.

— C'est la première fois que j'assiste à un grand match de professionnels, lui dit-elle, et grâce à vous j'ai la plus belle place de l'amphithéâtre. Il y a de quoi vous aimer jusqu'à la mort, mon chou !

— Voilà une promesse que je compte bien vous faire

tenir, beauté ! répliqua-t-il, ravi. Faites une prière, pour qu'aucun joueur ne soit blessé et que je n'aie pas à donner des soins.

— Si cela arrivait, pourrais-je vous accompagner ? Tout ce qui touche à la médecine me passionne.

— Certainement ! Je ne vous lâcherai pas pour tout l'or du monde, ma jolie !

Ce disant, il laissa glisser sa main, du dossier voisin, sur l'épaule nue de la jeune femme. Frissonnant, elle se serra davantage contre lui et murmura :

— C'est sensationnel... Je suis si émue que ça me donne la chair de poule... Oh ! Oh !

Elle venait de se lever d'un bond, de même que la plupart des spectateurs, à la vive surprise d'Ed qui, occupé à la contempler, n'avait rien vu de ce qui se passait sur le terrain.

— Qu'y a-t-il donc ? balbutia-t-il.

— Joe Gates vient de faire une mauvaise chute !

— Ah, zut ! grommela-t-il, dégoûté. C'est bien ma veine !

— Docteur Vogel ! appela le capitaine de l'équipe qui accourait. Venez vite ! Nous avons besoin de vous !

6

Après avoir donné à Rebecca et Peggy les bonnes nouvelles relatives à l'opération de Dale, Mike alla voir Joey Gates, qu'il trouva en train de regarder à la télévision le grand match de basket-ball, en compagnie de sa mère.

— Comment va la partie, Joey ? demanda-t-il.

— Très bien, Docteur ! Épatant ! Papa réussit plus de paniers que tous les autres réunis ! Et puis, figurez-vous qu'on vient de voir le docteur Vogel dans la loge d'honneur !

— Oui, ton père m'avait donné des places, mais je n'ai

pas pu quitter l'hôpital, et c'est le docteur Vogel qui me remplace comme médecin de l'équipe.

— Il est avec une bien jolie personne, remarqua Ethel.

— Notre ami Ed sait les choisir...

— Ah ! Papa vient encore de marquer un panier ! s'écria le garçon, enthousiasmé.

— Joe fait de l'épate, ce soir, Mike, murmura Ethel. Toute la journée, il m'a répété qu'il allait montrer aux commanditaires ce dont il est capable, pour les mettre au défi de le liquider. Alors, vous pensez s'il se démène !

— Personne ne peut faire ça mieux que lui.

— Venez ! dit-elle en l'entraînant hors du compartiment. Il faut que je vous parle. Je suis préoccupée.

— Ne vous frappez pas, Ethel ! La démonstration de ce match fera du bien à Joe, en le débarrassant de son idée fixe.

— Ce n'était pas une raison pour se droguer, Mike !

— Se droguer, Joe ? Il est trop raisonnable pour ça.

— D'habitude, oui. Mais quand on se croit atteint d'une maladie incurable, et quand on a peur d'être flanqué à la porte, on est capable de n'importe quoi.

— En tout cas, il a l'air de bien tenir le coup. A se dépenser comme il le fait, son organisme va consommer la majeure partie des amphétamines avant la fin de la partie.

— Maman ! Maman ! cria Joey, de son lit, d'un ton effrayé.

— Qu'y a-t-il, mon petit ? demanda sa mère, rentrant dans la pièce.

Il suffit à Mike de jeter un regard vers l'écran pour comprendre ce qui venait d'arriver.

— Papa est tombé ! dit le garçon, en larmes. Il a dû se faire très mal, parce qu'il ne bouge plus !

— Oh, mon Dieu ! gémit Ethel. Ce grand imbécile s'est tué !

CHAPITRE XXII

1

— En voilà des manières, Gus ! fit Helga. Vous m'avez fait peur. D'où sortez-vous ?

— Mlle Garth m'a dit que vous étiez descendue ici, pour accompagner le corps de M. Payson. Je viens d'arriver, mais vous ne m'avez pas entendu, parce que vous téléphoniez à l'aéroport !

— Ne croyez-vous pas que vous pourriez crier plus fort, pour que tout le monde vous entende encore mieux ? répliqua-t-elle sèchement. Venez avec moi !

Lui montrant le chemin, elle alla au bout du couloir et ouvrit une porte. Elle donnait accès à une petite pièce avec cabinet de toilette.

— Je ne connaissais pas cet endroit, dit le jeune pédiatre, tandis qu'elle le faisait entrer, puis le suivait et fermait la porte à clef.

— C'est une chambre supplémentaire, en cas de besoin.

— Que s'est-il passé ce soir, Helga ?

— M. Payson est mort vers 19 h 30.

— Où était Carolyn ?

— Je l'ignore. J'ai vainement essayé de la joindre.

— C'est sans doute parce qu'elle prenait l'avion 803 ?

— Peut-être.

— Où va-t-il ?

— Droit à Rio, et il n'y a pas de traité d'extradition entre le Brésil et les États-Unis.

— C'est donc vrai ? Elle l'a tué ?

Il se laissa choir sur une chaise, l'air bouleversé.

— Je n'ai pas parlé à Carolyn depuis ce matin, dit Helga.

— Comment a-t-elle pu faire une chose aussi stupide ?

— Ce fut un acte d'amour, Gus.

Il se leva d'un bond et s'écria, rouge de colère :

— Un acte d'amour ? Allons donc ! Elle a détruit notre avenir et ma carrière, puisqu'on va la poursuivre pour meurtre !

— S'il est légitime de tuer un chien qu'on aime et qui souffre d'un mal incurable, pourquoi ne le serait-ce pas, pour une fille aimante et dévouée, de mettre fin au tourment de son père ?

— Ce n'est pas pareil, et vous le savez fort bien, Helga ! C'est vous qui l'y avez incitée, car elle n'aurait jamais eu le courage d'agir seule ! Qui me dit, d'ailleurs, que ce n'est pas vous qui avez opéré ?

— Dans ce cas, ce serait moi qui aurais pris l'avion.

— Oh ! Bon Dieu, quel gâchis ! gémit-il, d'un ton plus exaspéré que malheureux. On va sûrement l'inculper de meurtre !

— C'est probable. Je ne m'en doutais pas, mais en arrivant ici tout à l'heure, j'ai appris que, sur ordre du procureur, le corps de M. Payson doit être autopsié sur-le-champ. M. Broadhurst soupçonnait Carolyn de vouloir donner à son père une dose massive de narcotique. Je crois, d'ailleurs, que le docteur Toyota n'en trouvera pas. Le docteur Raburn a attribué le décès à « une syncope, pour cause indéterminée ».

— Comment a-t-elle... ? Non, ne me le dites pas ! Si je dois déposer sous la foi du serment, je devrai dire la vérité.

Helga l'observa longuement, songeuse, puis demanda :

— Qu'allez-vous faire..., au sujet de Carolyn, Gus ?

— Est-ce que je sais ?... Elle a fichu le camp !

— Pour ne pas être arrêtée, mais pas pour vous fuir.

— Elle n'a guère dû penser à moi, en faisant un coup pareil !

— Oh ! Elle ne se préoccupait pas beaucoup de son propre sort, je vous assure. Elle se savait condamnée, dès sa naissance, à un sombre destin. En revanche, elle avait une crainte : si elle restait ici et était inculpée de meurtre, peut-être lui resteriez-vous fidèle, ce qui risquerait de compromettre votre carrière.

Elle ne le quitta pas des yeux en prononçant les mots : « Peut-être lui resteriez-vous fidèle. » Provoqueraient-ils une véhémente protestation ? Il n'en fut rien, et devant ce silence, elle poussa un soupir, sans savoir s'il était de soulagement ou de déception. Après un temps, elle reprit :

— Maintenant, il vous faut choisir. Ou bien vous acceptez son sacrifice et renoncez à elle. Ou bien vous estimez que quinze ans au moins de bonheur, et la nécessité de veiller sur un être aimé, si durement éprouvé, valent la peine de renoncer à vos projets d'avenir professionnel immédiats.

— Comment cela ? fit-il, méfiant.

— Le Brésil est un grand pays. Je ne vous dirai cependant pas où elle sera, tant que je n'aurai pas la certitude que vous l'y rejoindrez.

— Vous voulez que j'aille la chercher ?

— Non, que vous restiez avec elle.

— Vous êtes complètement folle !

— Oui, sans doute. Pourtant, mon affection pour Carolyn me faisait un devoir de vous montrer ce que vous pourriez réaliser avec elle là-bas, si vous y allez au lieu de rester ici.

— Je le sais d'avance : ce serait un suicide profession nel !

– Quelle erreur, Gus ! Vous travailleriez dans un hôpital moderne, au milieu d'une population d'un million d'âmes, où il n'y a qu'un médecin pour 18 000 habitants. La mortalité infantile est de quinze pour cent, alors qu'aux États-Unis elle est de deux pour cent. Un décès sur deux est celui d'un enfant de moins de cinq ans, c'est vous dire qu'un bon pédiatre n'y manquera jamais de travail. Quant à l'inculpation éventuelle de Carolyn, en admettant même qu'elle soit prononcée, elle sera oubliée dans trois ou cinq ans, étant donné l'évolution des esprits sur ce sujet. Vous pourriez alors rentrer dans ce pays, ou demeurer au Brésil, où vous mèneriez, j'en suis sûre, une existence très enrichissante à tous points de vue.

– Mais enfin, Helga, s'écria Henderson, hors de lui, je ne peux tout de même pas prendre une telle décision en un instant !

– Non, Gus, je crois que vous en êtes incapable, en effet. Mais je crois aussi que vous n'avez pas hésité une seconde à coucher avec Carolyn, à la première occasion.

– Où diable avez-vous appris à jouer ainsi les moralistes ?

– Touchée ! Je vois que l'heure avance, et j'ai encore du travail avant la fin de mon service. Si vous décidez d'aller rejoindre Carolyn, prévenez-moi et je vous dirai où elle est. Dans le cas contraire, il est bien entendu que cet entretien n'a jamais eu lieu, et vous n'en garderez pas le moindre souvenir. Excusez-moi, mais un malade m'attend.

2

Joe Gates avait chaud, plus chaud qu'à aucun des nombreux matchs disputés au cours de sa carrière, mais sa forme était superbe. Il bondissait comme un cabri et se jouait de ses adversaires. De sa place favorite, dans un coin du terrain, il lança le ballon, qui décrivit une courbe aussi harmonieuse que la plus belle hanche féminine, pour redescendre vers le filet, qu'il traverserait sans même effleurer le cerceau métallique. Mais avant même qu'il en fût ressorti, Joe ne put le suivre des yeux, car il bascula en avant, flageolant sur ses jambes, et le cœur battant au point qu'il semblait vouloir éclater dans sa poitrine.

Convaincu que ce match allait être crucial, le grand champion noir avait tenu à s'assurer qu'il serait au mieux de sa forme, et si possible qu'il se surpasserait. Effectivement, dès le début de la partie, il mena le jeu à un train d'enfer, difficile à conserver pour un athlète de son âge. Lorsque son corps commença de chanceler, il sentit venir l'étourdissement et fit un grand effort pour ne pas s'évanouir. Cependant, la course sur le terrain avait exigé un tel afflux de sang dans ses jambes qu'il n'en restait plus assez pour alimenter son cerveau, et ce fut celui-ci qui cessa soudain de fonctionner. L'interruption ne dura qu'un instant, et bientôt Joe Gates reprit connaissance. Secouant la tête pour mieux y voir clair, il voulut se relever, mais un jeune médecin, dont le visage lui était vaguement familier, l'en empêcha d'une main ferme, en disant :

— Ne bougez pas ! Restez tranquille !

Il lui prit le poignet et, quand il eut tâté le pouls, son visage révéla une surprise inquiète.

— Qu'est-ce qu'il a, Docteur ? demanda le capitaine de l'équipe, pressé de poursuivre une partie si bien commencée. J'ai eu l'impression qu'on lui faisait un croc-en-jambe.

— C'est son cœur qui lui en a fait un, répondit Ed Vogel. Je n'arrive pas à prendre son pouls, tellement les battements sont désordonnés. Il faut le porter au vestiaire. Allez chercher de l'aide ! Il n'est pas question de le laisser marcher.

Quatre joueurs se saisirent du grand Noir et l'emportèrent hors du terrain. Il n'entendit pas les applaudissements de la foule, le saluant au passage, car de nouveau il s'était évanoui. Lorsqu'il rouvrit les yeux, il gisait sur la table de massage, et l'entraîneur de l'équipe lui faisait respirer des sels d'ammoniaque. Le jeune médecin lui avait enlevé son maillot et s'appliquait à poser un instrument sur sa poitrine.

— Qu'est-ce que c'est, Docteur ? demanda l'entraîneur.

— Un détecteur de pulsations ventriculaires. Il permet de transmettre par téléphone un électrocardiogramme au poste de contrôle central de l'hôpital. En outre, il contient un ordinateur miniaturisé et un signal d'alerte.

Effectivement, il fut interrompu par son son, léger mais bien distinct, émanant de l'appareil, qui se prolongea environ huit secondes.

— C'est lui que vous entendez, reprit Ed. Il signifie que le pouls est soit inférieur à 50, soit supérieur à 150 battements à la minute, ou encore qu'il y a plus de sept contractions ventriculaires anormales par minute.

Les yeux fixés sur sa montre, il saisit le poignet de Joe, écouta une demi-minute, puis déclara :

— Il est à 140, ce qui ne suffit pas à déclencher l'alerte. Elle est donc due à des contractions ventriculaires anormales.

— Qu'est-ce que ça veut dire, Docteur ? demanda Joe, tandis qu'Ed ajustait un stéthoscope à ses oreilles.

— Ça veut dire que vous avez une sacrée veine de ne pas être tombé raide mort sur le terrain !

— J'avais très chaud...

— Je n'en doute pas.

— Je vais pouvoir reprendre la partie, n'est-ce pas ?

— Pas question ! Je vous envoie à l'hôpital. Tenez, voici le signal d'alerte qui recommence ! Téléphonez à Biscayne, ordonna Ed à l'entraîneur, et dites qu'on envoie d'urgence l'ambulance pour cardiaques !

Quand ils furent seuls, il demanda à Joe .

— Allons, avouez maintenant ! Qu'est-ce que vous avez avalé ?

– Je ne sais pas de quoi vous parlez...

— N'essayez pas de me rouler, Joe ! J'ai vu trop de drogués, pour ne pas savoir ce que produit un excès de doping.

— 75 milligrammes de Dexèdrine.

— Grand Dieu ! Vous teniez donc à vous suicider ?

— C'était un match important. Toute ma carrrière en dépend...

— Drôle de moyen de la sauver ! Votre cœur a dû en prendre un rude coup !

— Un tas de gars avalent des pilules avant les matchs. Ils disent que ça les rend plus légers.

— Un peu plus, et celles-ci vous auraient rendu si léger que vous vous seriez envolé pour le paradis des athlètes !

— L'ambulance sera ici dans cinq minutes, Docteur ! annonça l'entraîneur en rentrant dans la pièce.

— Parfait ! En attendant, je vais lui faire une piqûre.

Ouvrant sa trousse, il y prit une seringue, la remplit de deux ampoules, puis frotta la peau de la cuisse droite de Joe avec de l'alcool, et injecta profondément le liquide dans le muscle. Cela fait, il passa dans le bureau voisin et téléphona à Biscayne, où on le mit aussitôt en communication avec Mike, à qui il dit :

— Je vous envoie Joe Gates, dont le cœur bat la chamade !

— J'étais en train de parler avec Ethel, hors du compartiment du petit, quand celui-ci a vu son père tomber. Il a pensé que cette chute était due à un croc-en-jambe.

— Le croc-en-jambe a été provoqué par 75 milligrammes de Dexédrine, Mike, alors que son pouls dépassait 150 ! Je lui ai mis un détecteur, qui a sonné comme une sirène de pompiers. Il sera à Biscayne dans quelques minutes, et je me permets de vous conseiller de le montrer à Rebecca. Il est fichu de faire de la dilatation aiguë, d'un moment à l'autre.

— Entendu, mon vieux ! Ici, nous avons aussi une

soirée mouvementée. Dale, le fils de Peggy, s'est surmené et a eu une crise de cyanose, si forte que Ken Dalton a dû l'opérer tout de suite. Il est en train de lui mettre une dérivation d'artère, avec Ned Green comme assistant.

– Oh ! Pourvu que ça réussisse !

– Nous avons été inquiets, au début, mais il semble que le gosse va bien s'en tirer.

– A la bonne heure ! J'entends la sirène de l'ambulance. Si vous n'avez pas besoin de moi, je ne rentre pas.

– Bien sûr ! Nous avons vu à la télé que vous avez mieux à faire, mon vieux ! Bonne soirée, et félicitations pour cette superbe rousse !

3

Le cadavre nu de Richard Payson était étendu sur la table de marbre de la salle de dissection du service de pathologie, éclairée par de puissants projecteurs. Ayant revêtu, par-dessus sa blouse, un grand tablier de caoutchouc, le docteur Sam Toyota se tenait debout devant le mort, un long bistouri à la main, quand Karen Fletcher vint de rejoindre. Elle avait simplement passé une blouse sur son élégant ensemble beige, et ses cheveux platinés étaient retenus par un bandeau assorti.

– Prêt, Sam ? fit-elle... Alors, allons-y ! J'ai avisé le procureur, et il sera ici quand vous retirerez les organes internes.

Se rapprochant, elle regarda son collaborateur pratiquer la longue incision initiale, décrivant une courbe de l'aiselle droite à la gauche, en passant à dix centimètres au-dessus du nombril.

– Ce sang me paraît vraiment très oxygéné, Sam, dit-elle.

– Oui, Docteur, mais il n'y a qu'une heure qu'il est mort. Le décès a été très subit, par une syncope. On a ensuite pratiqué pendant un quart d'heure le pacemaker et le respirateur.

— C'est sans doute une raison, quoique je n'aie jamais vu de sang aussi fortement oxygéné. Faites un gros prélèvement, pour toutes les analyses que M. Broadhurst va exiger.

— Aucune difficulté, car le sang est encore très liquide.

Le docteur Toyota acheva de détacher du thorax un large lambeau de chair, qu'il rabattit sur le visage du mort, exposant ainsi la cage thoracique et la partie supérieure de l'abdomen.

— Ce qui est remarquable, reprit Karen, c'est la variété des fluidités du sang, selon les corps, après la mort. Un embaumeur m'a dit un jour qu'il trouve parfois du sang liquide, quatre ou cinq heures après le décès.

— Pourquoi faut-il que j'arrive toujours au moment où vous faites ça ? dit Anthony Broadhurst, qui venait d'apparaître sur le seuil de la salle. J'ai beau avoir entendu cinquante fois ces cisailles faire craquer des côtes, ça me donne toujours le frisson.

— Attendez dans mon bureau, si vous le préférez, proposa Karen, et nous vous appellerons s'il y a du nouveau.

— Merci, non ! Avez-vous découvert quelque chose ?

— Non, répondit le docteur Toyota. Que soupçonnez-vous ?

— Hier, à la séance de la Commission de Dieu, j'ai eu nettement l'impression que, si nous ne décidions pas de mettre fin à la vie de Payson, sa fille s'en chargerait elle-même.

— Vous n'agissez donc que par intuition, en quelque sorte ? demanda Karen.

— Étant infirmière, dans le service où l'on soignait son père, cette jeune fille pouvait sans peine lui injecter une dose massive de morphine.

— C'est bien mince, comme preuve, sans compter que

les infirmières doivent justifier strictement leur emploi de drogues.

— Allons, allons, Docteur ! Nous savons tous que les morphinomanes ont été souvent employées dans les hôpitaux, soit à dessein, soit en y trouvant, plus ou moins par hasard, l'occasion de s'approvisionner en stupéfiants pendant des mois.

— C'est impossible ici, parce qu'un ordinateur contrôle scrupuleusement leur utilisation.

— Hier, à la séance de la Commission, on a évoqué une méthode d'euthanasie rapide, consistant à injecter une forte quantité d'air dans une veine.

— Il est certain, admit Karen, qu'une embolie provoquée de cette manière peut facilement être fatale. Est-ce que ce fut le cas ici, Sam, à votre avis ?

— Je ne le pense pas, pour l'instant du moins, mais il est facile de nous en assurer.

Prenant un poumon, qu'il venait de disséquer, il l'ouvrit d'un coup de bistouri, l'examina avec soin, le pressa comme une éponge pour en faire sortir le sang, et déclara :

— Il n'y a pas de bulles d'air dans les gros vaisseaux. Le sang est, en outre, fortement oxygéné, ce qui ne se produirait pas si une forte injection d'air l'avait chassé des vaisseaux pulmonaires.

— Êtes-vous absolument sûr, demanda le magistrat, qu'on ne lui a pas injecté une dose importante de morphine ?

Ce fut Karen qui lui répondit, après un long examen du poumon béant :

— Si Carolyn Payson avait administré un puissant stupéfiant, il aurait fait baisser peu à peu la respiration, et la cause de la mort serait un manque progressif d'oxygène dans les cellules cérébrales. On aurait alors du sang foncé à cause de la cyanose, et non pas du sang écarlate.

— N'a-t-elle pas pu se servir d'une drogue bloquant le cœur ?

— Par exemple ?

— J'ai lu l'an dernier un roman racontant un meurtre commis par un pharmacien avec un poison qui, versé dans de la bière, paralyse le cœur.

— Je l'ai lu aussi. C'est de l'aconit. On le décèle très facilement dans les fluides du corps et même dans les tissus. De plus, il est rare, et il n'y en a pas en pharmacie.

— Alors, il faut chercher une autre drogue.

— Je comprends maintenant pourquoi vous gagnez si souvent vos procès, monsieur Broadhurst, fit Karen en souriant. Ne manquez pas de procéder à toutes les analyses nécessaires, Sam, pour que Monsieur le Procureur ne nous prenne pas en faute !

— Autre chose ! dit le magistrat. Avant de venir, j'ai voulu joindre Carolyn Payson au téléphone. Elle n'est pas ici, et le standardiste m'a donné son numéro privé, mais elle n'a pas répondu. Je voulais la prier de ne pas bouger de chez elle avant la fin de l'autopsie. De plus, en arrivant, j'ai interrogé le garde de service. Il se rappelle avoir vu la jeune fille entrer à l'hôpital à l'heure du dîner, et Payson est mort peu après.

— Allez-vous lancer un mandat d'arrêt contre elle ?

— Je ne le ferai que si vous attribuez la mort de son père à une cause suspecte. Il serait stupide d'agir autrement.

— Sam n'aura pas fini son travail avant quelque temps. En attendant, proposa Karen, venez donc dans mon bureau, et il nous préviendra s'il trouve quelque chose d'intéressant.

Broadhurst acquiesça et ne tarda pas à se détendre, dans un bon fauteuil faisant face à la jeune femme, installée derrière sa table de travail. Tout en allumant une cigarette, il lui demanda :

— Comment va le docteur Cooper ?

— Le docteur Desmond est décidé à proposer sa mise à la retraite. Il n'y a eu aucune amélioration de sa paralysie, depuis sa dernière attaque, et jamais il ne pourra reprendre une activité.

— Si je ne suis pas indiscret, où en êtes-vous ?

— Mardi après-midi, le Conseil supérieur du Centre médical a donné son accord pour la mise à la retraite du docteur Barrows, contraint de quitter son poste à cause d'une grave angine de poitrine, et il a promu le docteur Rebecca Dalton au rang de professeur de faculté, chef titulaire du service de cardiologie.

— Par conséquent, pourquoi ne dirigeriez-vous pas de même celui de pathologie ?

— Avec le rang de professeur de faculté. Je suis convaincue qu'il en sera ainsi après la mise à la retraite du docteur Cooper. N'êtes-vous pas d'accord ?

— Je n'ai rien contre les juristes féminines, et plusieurs sont les plus remarquables que je connaisse, par conséquent pourquoi verrais-je une objection à la promotion d'une doctoresse ?

— Merci pour ce vote de confiance, dit Karen qui, le regardant bien en face, ajouta : Et que diriez-vous d'une femme médecin légiste ?

— Ah ? fit-il, surpris. Voilà donc où vous vouliez en arriver ?

— Pourquoi pas ?

— Ma foi, l'idée ne m'en était pas venue !... C'est parfois un très sale travail, vous savez !

— Pas plus sale que celui que je fais ici. En dehors du docteur Cooper, je suis le seul médecin du Comté spécialisé en pathologie légale, et voilà un an que je le remplace.

— Vous avez très envie de ce poste, n'est-ce pas ?

— Je suis décidée à l'obtenir, et quand je suis résolue à avoir quelque chose, monsieur Broadhurst, en général j'y parviens.

Les yeux du procureur se mirent à briller, d'une lueur que Karen connaissait bien, tandis qu'il répliquait :

— Le fait que vous seriez la seule doctoresse du Comté à exercer la fonction de médecin légiste influe-t-il sur l'ambition que vous nourrissez ?

— Oui, bien sûr ! Tout comme vous comptez vous-même devenir un jour gouverneur de la Floride, vous n'en disconviendrez pas ?

Déconcerté par cette audace, le procureur secoua la tête, et Karen jugea le moment venu de jouer sa carte maîtresse.

— S'il subsiste un doute dans votre esprit sur mon aptitude à occuper un tel poste, déclara-t-elle froidement, je vous dirai comment la mort de Richard Payson a, selon toutes probabilités, été provoquée, mais ce sera un marché.

— Vous me demandez en échange mon appui, quand la question de la succession du docteur Cooper se posera officiellement ?

— Oui.

— Qui vous dit que je ne vous l'aurais pas accordé, de toute façon ?

Karen exulta, à la pensée que la victoire était à la portée de sa main, et n'hésita pas à abattre son atout.

— Je le crois en effet, Monsieur le Procureur, répondit-elle plus aimablement, mais il vaut mieux être certain avant d'agir, et je me fie rarement au hasard pour cela.

— Nous sommes donc d'accord. Maintenant expliquez-moi...

— Vous n'avez certainement pas manqué de remarquer combien le sang de Richard Payson était rouge. Eh bien, cette couleur écarlate est anormale et prouve qu'il est mort d'une embolie.

— Comment cela, puisque le docteur Toyota l'a nié ?

— Il a dit qu'il n'y avait pas de bulle d'air dans les vaisseaux. Il n'a pas parlé d'embolie par oxgène.

— Quelle différence y a-t-il entre les deux ?

— Voici. Chaque chambre ou compartiment de cet hôpital comporte une canalisation d'alimentation en oxygène sous pression. Or, Payson recevait du glucose en goutte-à-goutte, par un cathéter introduit dans une veine. Rien donc de plus simple que de relier le tube du cathéter à celui d'oxygène, ou plus simplement encore, de faire arriver l'oxygène dans le tube par une aiguille fixée au tuyau d'arrivée du gaz. On procède ainsi pour quantité d'injections intraveineuses, vous savez !

— Mais pourquoi l'oxygène ne se voit-il pas dans les veines, puisque le docteur Toyota a dit que l'air serait facile à déceler ?

— Pour une raison simple. L'oxygène est constamment absorbé par l'hémoglobine dans les globules rouges, tandis que l'air contient 4/5 d'azote, qui est inerte, quoiqu'une partie soit tout de même dissoute dans le sang. En outre, on a pratiqué un quart d'heure le pacemaker et le respirateur, après arrêt des pulsations et de la respiration.

— Ce n'est pourtant pas la fille de Payson qui...

— C'était une mesure normale. Voyez-vous, Monsieur, dans un hôpital ultra-moderne comme celui-ci, nul ne peut mourir en paix. On pompe et on électrise les moribonds, jusqu'à ce que l'équipe de ranimation se déclare impuissante. Sous l'action du respirateur, l'oxygène a continué de circuler dans les poumons de Payson, et le pacemaker a envoyé le sang dans tout le système circulatoire, si bien que cet oxygène a été absorbé par l'hémoglobine de ses globules rouges.

— Pourtant, il était mort !

— L'était-il réellement ? Nous ignorons pendant combien de temps les différents tissus de l'organisme continuent de vivre, après ce que nous appelons la mort, à défaut d'un meilleur mot. En fait, il se peut que ses tissus cérébraux, ainsi que d'autres, aient survécu pendant ce quart d'heure. En tout cas, le sang a continué de circuler dans ses artères, ses veines et ses capillaires, et certains changements chimiques se sont poursuivis.

— Votre théorie est intéressante et intelligente, Docteur, car si tout se passe comme vous le dites, vous me révélez le moyen d'exécuter un crime parfait, impossible à déceler. Mais dites-moi, ajouta-t-il d'un ton plus âpre, pouvez-vous prouver que tout s'est passé ainsi ?

— Pas la moindre chance ! Supposez que vous me fassiez comparaître à la barre. Je m'efforcerai d'expliquer comment une personne a pu être tuée, par un élément qui traverse librement le corps humain, en y pénétrant sous une forme, et qui en ressort aussitôt sous forme de gaz carbonique. Le jury sera complètement éberlué, et la défense n'aura pas besoin d'être experte pour me démolir, en me posant une seule question.

— Je l'imagine sans peine, admit le magistrat. Pourtant, Docteur, dois-je comprendre qu'un gaz aussi vital que l'oxygène peut aussi nous tuer ?

— Ça ne fait aucun doute.

— Par conséquent, le docteur Toyota ne trouvera rien qui me permette d'inculper de meurtre Carolyn Payson ?

— Absolument rien.

La sonnerie du téléphone retentit. Karen décrocha l'appareil, écouta, puis le tendit au procureur :

— C'est pour vous ! Le commissariat de police !

Après un bref entretien, Broadhurst raccrocha et soupira.

— Vous aviez raison, dit-il. La jeune Payson est partie pour le Brésil cette nuit, par l'avion de 20 heures, et il n'y a pas de traité d'extradition entre ce pays et le nôtre.

— Peu importe, puisque de toute manière vous n'aviez pas l'intention de l'inculper.

— Oui, mais j'ai bien envie de le faire, maintenant qu'elle a filé... Bah ! dit-il en haussant les épaules. A quoi cela servirait-il, si elle ne revient pas ici ?

— Je ne suis pas juriste, répliqua Karen, mais même si

elle revenait, je ne vois pas comment vous pourriez l'inculper.

— Pour le moment, je suis sûr que vous avez raison, mais je voudrais savoir comment vous êtes parvenue à cette conclusion.

— Vous avez une tournure d'esprit très positive, Tony, fit Karen, d'une voix soudain plus rauque, qui émoustilla le magistrat. C'est d'ailleurs ce que j'aime en vous. S'il faut en croire les bruits qui courent — et dans cette maison ils sont généralement fondés —, vous avez menacé Carolyn d'ouvrir une enquête, si son père venait à décéder peu après la réunion de la Commission. Par conséquent, elle connaissait vos intentions.

— Pardon ! Je ne l'ai pas menacée. Hors de sa présence, je me suis borné à avertir la Commission.

— Alors que Rebecca Dalton y représentait Carolyn. Or, elle est extrêmement consciencieuse, Rebecca, et elle a sûrement estimé qu'elle avait le devoir de mettre Carolyn au courant. Celle-ci était certaine que sa méthode, pour mettre fin aux souffrances de son père, ne serait pas découverte. J'en suis convaincue. Mais elle n'a voulu prendre aucun risque, et elle a quitté le pays.

— Prouvant ainsi qu'elle est coupable.

— Pas nécessairement. Voyez-vous, en admettant même que vous puissiez la faire rentrer aux États-Unis, ce qui n'est pas le cas, elle pourrait toujours justifier sa fuite de la manière suivante : à la mort de son père, elle a eu tellement peur de ce que vous entreprendriez contre elle qu'elle a fichu le camp ! En fin de compte, c'est vous qui serez le dindon de la farce !

— Ma parole, s'écria Broadhurst sans masquer son admiration, je suis heureux que vous ayez préféré la médecine au barreau ! Les meilleurs juristes que je connais ne tiendraient pas longtemps, face à vous !

— Il est agréable de se voir appréciée à sa juste valeur, répliqua la jeune pathologiste. Une question, cependant :

allez vous rompre notre marché, parce que je n'ai pas pu vous fournir la preuve de ce qui s'est passé, et parce que Carolyn Payson a pu s'enfuir ?

— Pas du tout ! Je commence à me dire que ce soir marque le début de relations fructueuses, et j'ose espérer agréables, entre le procureur de ce Comté et celle qui sera bientôt le nouveau médecin légiste régional. Si vous êtes libre, nous pourrions sceller cet événement en prenant un verre ensemble.

— Il vaudrait mieux ne pas nous montrer en public, tant que je ne suis pas nommée, dit Karen en se levant. Mais j'ai chez moi de l'excellent whisky, si vous voulez me faire le plaisir de venir le goûter.

— Avec joie ! fit Anthony Broadhurst, ravi. Vous êtes non seulement belle et intelligente, Karen, mais vous savez mener votre barque !

4

Entouré du nombreux personnel et des instruments habituels qu'on utilisait dans un compartiment du service des Traitements exceptionnels, Joe Gates commençait à s'inquiéter. Les effets de la dose massive de drogue qu'il avait absorbée avant le match s'atténuaient peu à peu, faisant place à la réaction inévitable en pareil cas : une forte dépression.

— Comment est-ce que je vais, Docteur ? demanda-t-il à Rebecca, qui achevait de l'examiner.

— Il semble que vous vous en tiriez sans trop de mal.

— J'ai dit au docteur Vogel que j'allais très bien, mais il...

— Le docteur Vogel est un des plus brillants spécialistes du cœur que nous ayons formés à Biscayne, monsieur Gates ! répliqua aussitôt la doctoresse, d'un ton très sec. C'est grâce à lui que votre cœur n'a pas été plus gravement endommagé, parce qu'il a su tout de suite juger votre état et prendre les mesures immédiates, pour contrecarrer les effets néfastes de la drogue que vous aviez absorbée.

– Mais, Docteur...

– Si vous tenez à détruire votre cœur, c'est votre affaire, mais n'attendez pas de moi des félicitations, quand vous vous conduisez comme un imbécile !

Joe la regarda longuement et vit qu'elle ne plaisantait pas.

– C'est bon, Docteur ! dit-il, confus. Je vous fais mes excuses, et je m'excuserai devant le docteur Vogel. Quelles sont vos instructions, maintenant ?

– Nous allons vous garder un jour ou deux, pour étudier à fond la marche de votre cœur. Pour l'instant, je désire savoir la vérité : depuis quand et dans quelles proportions absorbez-vous des amphétamines ?

– Les athlètes professionnels en prennent peu, Docteur. Les médecins traitants des équipes sont très sévères au point de vue du doping. Mais les capitaines et les entraîneurs se débrouillent pour en avoir, si les gars en veulent. Ce sont surtout les amateurs qui prennent des stimulants. J'ai même vu des médecins en donner à leurs fils, pour qu'ils aient du succès dans les matchs disputés entre collèges.

– Et moi, répliqua Mike, j'ai eu à en soigner plus d'une fois. Quand il y a des championnats universitaires, nous sommes sûrs de passer des nuits blanches aux Urgences, à cause de ces athlètes en herbe qui se dopent. En général, nous leur administrons des calmants, pour qu'ils rentrent chez eux et dorment. Les drames surviennent quand, ayant gagné un match, ils vont fêter la victoire avec une petit amie, qu'ils emmènent à 150 à l'heure sur le front de mer. Avec de la chance, ils s'en tirent avec des côtes cassées, après être rentrés dans un arbre ou une autre voiture. Mais souvent ça se termine en bas, à la morgue !

— Nous autres professionnels, nous ne nous droguons que si c'est indispensable. Ainsi moi, ce soir, si j'avais tenu le coup, je serais un héros maintenant. Qu'est-ce que je vais faire, Docteur ?

— Dormir, dès que Mlle Sundberg vous aura piqué. Allons, tournez-vous !

A peine l'aiguille était-elle retirée que le grand athlète noir se détendit et s'endormit. Une demi-heure plus tard, il tressaillit en sentant une piqûre à son bras. Entrouvrant les yeux, il crut apercevoir une silhouette blanche près du lit.

— Eh ! balbutia-t-il. Qu'est-ce que vous faites ?

— Ce n'est rien, monsieur Gates, dit une voix douce. Une simple formalité. Dormez tranquille !

CHAPITRE XXIII

1

Une heure après l'incision initiale, Ken Dalton s'écarta de la table d'opération et lava ses mains gantées dans la cuvette d'eau stérilisée. Au cours de cette heure, l'artère sous-clavière, par laquelle le sang est envoyé dans le bras droit, avait d'abord été sectionnée, puis ligaturée. Ken avait ensuite relié, par une dérivation, la portion de cette artère la plus proche du cœur à l'artère pulmonaire, dans laquelle il avait pratiqué une ouverture, au-dessus de l'étranglement congénital dont souffrait l'enfant et qui l'empêchait de recevoir assez de sang dans ses poumons. Revenant à la table, le chirurgien examina avec attention les délicates sutures de la dérivation, et il éprouva une satisfaction réconfortante, en constatant qu'il n'avait rien perdu de son adresse.

— Je vais enlever les pinces, dit-il à Val Lemoyne, et voir si les sutures tiennent bon.

— Entendu ! fit l'anesthésiste. Je continue à lui donner de l'oxygène.

Tandis que son chef se préparait à ôter les pinces qui bloquaient les artères pendant l'opération, Ned Green tint à la main un gros tampon de gaze au-dessus du champ opératoire, pour arrêter une éventuelle fuite de sang, si un point de suture venait à craquer. Il avait dans son autre main la spatule lumineuse en plastique, dont il s'était servi pour soulever les vaisseaux sanguins sur lesquels Ken travaillait.

Dès que celui-ci eut libéré l'artère sous-clavière, celle-ci glissa dans son logement et reprit sa place, sans qu'une goutte de sang apparût à la jonction de la dérivation. Aussi Ken poussa-t-il un soupir de soulagement. Lorsqu'il enleva de même la pince de l'artère pulmonaire, le sang se mit à y affluer pour la première fois, si bien que les parois du vaisseau sanguin se gonflèrent au-dessus de l'anastomose. Aussitôt, les poumons bien alimentés se mirent à fonctionner normalement, tandis que les pulsations devenaient bien visibles et régulières.

– Il n'y a aucune fuite ! annonça le chirurgien, sans masquer sa vive satisfaction.

– Sa tension a déjà commencé d'augmenter, dit Val Lemoyne, et son teint est bien meilleur.

Se levant, elle passa la tête au-dessus du paravent qui la séparait de la table d'opération, et ajouta :

– Puis-je me permettre de dire qu'il est vraiment agréable de voir le maître reprendre le collier ? Bravo, Docteur !

2

Vers 21 h 30, ce soir-là, Mike Raburn se rendit au laboratoire des Traitements exceptionnels, où une jeune fille procédait à l'analyse du sang prélevé sur Joe Gates pendant son sommeil.

– Alors, demanda-t-il, quel est votre verdict ?

– Il n'y a aucun doute, Docteur : M. Gates n'a aucun signe d'anémie falciforme.

Passant alors dans son bureau, Mike chercha dans un

agenda le numéro de téléphone de Marcia Weston et l'appela. Ce fut d'une voix lasse qu'elle répondit :

– D'habitude, je lis ou regarde la télé jusqu'à minuit, Docteur, mais la séance de ce matin m'a épuisée. Si vous n'aviez pas téléphoné, j'aurais manqué tout à l'heure votre film. Il va passer au journal télévisé de 23 heures.

– Je m'excuse de vous déranger, mais nous avons reçu ce soir Joe Gates à l'hôpital...

– J'ai vu son accident à la télé, juste avant de m'endormir. A-t-il été gravement blessé ?

– Il ne s'agit pas d'une blessure. Ces jours derniers, il a été hypertendu, d'une part à cause des attaques dont il était l'objet de la part des commanditaires, d'autre part du fait de la crise d'anémie falciforme de son fils. Il a trop voulu prendre sur lui, il s'est surmené, et il en est résulté un peu d'arythmie cardiaque.

– Oh ! Quel coup dur pour lui !

– Au contraire, c'est peut-être ce qui pouvait leur arriver de mieux, à lui et à sa famille. Depuis que la presse a commencé d'insinuer qu'il est atteint de la même maladie que son fils, il s'est fourré dans la tête que c'est vrai et que sa carrière est fichue. Je n'ai même pas pu obtenir qu'il me laisse lui faire un prélèvement, pour savoir s'il a ou n'a pas des globules rouges falciformes. Mais ce soir, j'ai profité de son sommeil pendant son hospitalisation pour examiner son sang.

– Ah ! Voilà qui est intéressant ! Et qu'avez-vous trouvé ?

– Qu'il n'a pas le moindre signe d'anémie falciforme.

– Alors, comment son fils l'a-t-il, puisque cette maladie est héréditaire ?

– C'est Ethel, la femme de Joe, qui la lui a transmise. J'ai déjà commencé à la soigner, et je crois qu'elle s'en tirera sans complications.

– Vraiment, docteur Raburn, vous ne cesserez jamais de me stupéfier ! Je crois que je vais demander à la station d'intituler la séquence que nous avons enregistrée ce matin « SUPERDOCTEUR » ! Ça vous va ?

— Pour l'instant — et c'est dans ce dessein que je me permets de vous déranger si tard — j'ai un tout autre souci. Je désire que le public soit informé au plus tôt de la vérité, en ce qui concerne Joe Gates. Je veux qu'on sache le plus rapidement possible qu'il n'a pas le moindre signe d'anémie falciforme et qu'il va très vite se rétablir. Y a-t-il à votre station un speaker en qui je puisse avoir confiance pour diffuser cette information, au cours du journal de 23 heures ?

— Oui, bien sûr ! Le chef de la rubrique sportive est Jim Long. Il a assuré le reportage du match, ce soir, et le commentera certainement à 23 heures. Je sais qu'il a désapprouvé la campagne menée contre Joe Gates, et notre station a refusé de diffuser les communiqués rédigés par les commanditaires dans cet esprit. Téléphonez-lui de ma part !

Comme il raccrochait, Helga, qui se trouvait dans la salle de contrôle voisine, lui dit :

— Vous m'avez l'air du dernier bien avec cette futée de Marcia ! Est-ce que je dois être jalouse ?

— Elle a envie de m'appeler « SUPERDOCTEUR », dans l'émission spéciale qu'elle va me consacrer. Alors, comment voulez-vous que je ne l'aime pas, mon chou ?

Quand il appela le numéro indiqué par la journaliste, une voix souvent entendue à la télévision lui répondit :

— Comment ? Vous êtes le SUPERDOCTEUR ?

— Doucement, je vous prie ! C'est une idée de Marcia Weston. Je n'y suis pour rien ! En outre, si vous la mettiez en application, vous m'attireriez les pires ennuis, car le conseil de l'ordre des médecins m'attaquerait, pour publicité illicite !

— Pourtant, si j'en juge par le document enregistré ce matin à l'hôpital, Docteur, vous méritez ce titre. Que puis-je, pour vous être agréable ?

— Nous avons hospitalisé Joe Gates ce soir...

— Je suis au courant. Un de mes reporters a interviewé le docteur Vogel sur le terrain. Votre collègue a dit que Joe serait sur pied dans un ou deux jours, et nous passerons ça au journal de 23 heures. Comment va-t-il, Joe ?

— Bien. Comme l'a dit le docteur Vogel, il s'est surmené et énervé, à cause de la maladie de son fils...

— Ne vous fatiguez pas à me donner des explications, Docteur ! J'ai trop vu de joueurs dopés s'effondrer sur le terrain pour ne pas savoir ce qui a coupé les jambes de Joe, mais je suis convaincu que c'était la première fois, par conséquent nous ne lui jetterons pas la pierre. L'essentiel est qu'il soit en bonne santé, comme vous me l'affirmez.

— Rien de plus exact, cher Monsieur, et à ce propos il me paraît indispensable de couper court à ces bruits qu'on a répandus sur sa prétendue maladie. Pour cela, j'ai besoin de votre concours. Joe ne voulait pas me laisser prélever un peu de son sang aux fins d'analyse, car il avait la conviction que son fils tenait de lui son anémie falciforme. Ce soir, pendant qu'il dormait, j'ai pu faire le prélèvement et l'analyse. Eh bien, le résultat est formel : Joe Gates n'a pas le moindre indice d'anémie falciforme !

— Par conséquent, il n'a pas pu transmettre le mal au petit ?

— C'est rigoureusement impossible, puisqu'il ne l'a pas !

— Verriez-vous une objection, Docteur, à ce que je passe votre déclaration dans un journal télévisé ?

— Aucune, si vous croyez que cela vaut mieux.

— Non seulement ça vaudra mieux, mais c'est l'occasion ou jamais de démolir ces ragots qu'on a fait courir sur un des plus beaux athlètes de ce pays ! Gardez l'appareil, je vous prie, pendant qu'on branche un magnétophone sur la ligne ! Vous voudrez bien répéter ce que vous venez de me dire, et nous passerons la bande, juste après la séquence relative à l'opération miraculeuse que vous avez réussie ce matin, sur cette jeune Cubaine. Si le public ne vous croit pas après ça, il ne croira jamais rien !

– N'est-ce pas me mettre trop en vedette ?

– Mon cher Docteur, permettez-moi de vous dire qu'il est inutile de vous payer de mots : depuis ce matin, que vous le veuillez ou non, vous êtes ici la vedette dans le domaine médical. Par conséquent, l'affirmation selon laquelle Joe Gates n'a pas cette fichue maladie aura cent fois plus de portée, si elle a pour auteur un praticien aussi prestigieux que vous !

3

Peu après 22 heures, Ken Dalton téléphona à Rebecca. Elle était rentrée chez elle, après que Dale Tyndall, réveillé et conscient, eut été transporté dans sa chambre.

– Excuse-moi de t'appeler si tard, dit-il.

– Il paraît que tu as fait du beau travail avec Dale.

– Le mérite de cette dérivation revient aux docteurs Alfred Blalock et Helen Taussig, qui ont mis au point cette technique il y a déjà longtemps, à l'hôpital John Hopkins. Dis-moi, Reb, peux-tu me rejoindre au Salon des Dauphins dans un quart d'heure ? J'aurais deux ou trois questions à te poser.

– Tout à fait d'accord. Je ne me suis pas couchée, puisque tu m'avais dit que tu m'appellerais. D'ailleurs, je suis rentrée depuis peu, car j'ai été occupée par Joe Gates.

– Très bien. A tout de suite !

Quand elle eut raccroché, Rebecca resta un moment assise au bord de son lit. Son cœur battait plus vite, à la pensée de ce que pourraient être les questions de Ken, et elle hésitait encore à s'avouer qu'elle en connaissait les réponses. Soudain, elle se rendit compte qu'elle portait encore le chandail et la jupe par-dessus lesquels elle revêtait chaque jour sa longue blouse de médecin. Se levant vivement, elle les enleva. Il ne lui restait pas le temps de prendre une douche, en sorte qu'elle se contenta d'une brève toilette et d'une vaporisation de parfum. En revanche, elle choisit une robe plissée jaune canari, que Ken affectionnait particulièrement, se maquilla un peu plus que d'habitude et brossa ses cheveux, avant de prendre l'ascenseur qui descendait droit du belvédère au bar.

Assis dans un coin de la salle, Ken se leva en la voyant paraître, vint à sa rencontre et lui prit les mains.

— Je suis content, dit-il, que tu te rappelles combien j'aime cette robe. Elle te va à ravir.

— Ne me fais pas rougir ! N'oublie pas que nous sommes un couple de médecins laborieux et insensibles...

— Peut-être nos difficultés proviennent-elles précisément de cela, Reb..., tout au moins en partie, répliqua-t-il en la faisant asseoir et prenant place en face d'elle, à la petite table. Nous avons travaillé trop dur et laissé trop peu de temps au domaine de notre sensibilité personnelle..., sans parler du reste.

— Il y a eu aussi d'autres choses, Ken. Sous ce rapport, je suis aussi coupable que toi, sinon plus. Quand deux époux suivent des carrières aussi voisines que les nôtres, il est inévitable qu'une certaine rivalité naisse entre eux, et je reconnais volontiers que, par moments, j'ai été trop loin sur ce plan.

Une serveuse apporta une bouteille de champagne dans un seau de glace et deux coupes.

— Dois-je la déboucher, Docteur ? demanda-t-elle.

— Laissez-la rafraîchir. Je l'ouvrirai tout à l'heure.

Quand ils furent de nouveau seuls, il reprit :

— J'ai finalement décidé, ce soir, d'aller à San Francisco et en France, Reb. Je désire que tu m'accompagnes.

La soudaineté de la demande, tant espérée, la bouleversa au point qu'elle ne put articuler un mot, et il poursuivit :

— Je ne saurais certes te reprocher d'hésiter à reprendre avec moi des relations qui t'ont valu beaucoup d'épreuves et de chagrins. Ce n'est sans doute pas ainsi que j'aurais dû procéder, pour te dire que j'aspire à renouer notre vie conjugale. Je sais que je me suis rendu coupable envers toi de beaucoup d'erreurs et d'omissions. Pourtant, Reb, je tiens à t'assurer d'une chose : depuis le jour où je suis tombé amoureux de toi, il n'y a jamais eu quelqu'un d'autre dans ma vie.

— S'il y a une chose dont je suis certaine, mon chéri, répondit-elle, la gorge encore serrée, c'est celle-là. Quant à tes torts, ils ne sont pas plus grands que les miens.

— Alors, tu viendras ?

— Oui, si Jeffry me libère. Et toi, comment feras-tu ?

— Oh, moi ! fit-il en haussant les épaules. Je ne suis plus ici qu'un figurant depuis longtemps, si bien qu'on ne remarquera pas mon absence. La semaine prochaine, je pense que nous aurons achevé de mettre au point le cœur en plastique, et je pourrai le placer dans un veau. Ed et Peggy en surveilleront la marche pendant mon absence. Je crois me rappeler que nos passeports sont en règle, par conséquent nous devrions pouvoir partir dans une dizaine de jours.

— Je n'ai plus rien à me mettre.

— Allons donc ! Et puis, tu n'auras qu'à t'habiller à Paris, si le cœur t'en dit. Pour ma part, je préférerais passer quelques jours à bord d'une péniche, sur la Seine.

— D'accord, mais nous ne pourrons certainement pas y vivre aussi nus que pendant notre voyage de noces, mon amour !

— On s'arrangera. Pour l'instant, il faut fêter ça. Est-ce que je débouche la bouteille ?

Rebecca regarda autour d'elle · pendant leur entretien, le bar s'était rempli.

— Emportons-la, chéri ! dit-elle. Notre beau belvédère conviendra beaucoup mieux à une telle fête.

4

Vingt minutes avant de passer les consignes à la brigade de nuit, Helga Sundberg était en train de les récapituler, quand le signal d'alerte du circuit reliant la salle de contrôle aux instruments répartis sur le corps de Carmelita Sanchez s'alluma. Or, il suffit à l'infirmière de jeter un coup d'œil à l'écran du cardiographe et aux divers appareils du tableau pour s'assurer que les paramètres relatifs à la jeune Cubaine demeuraient normaux. Appuyant sur un bouton, elle établit la communication avec le compartiment de l'opérée et demanda à Mlle Garth, qui la surveillait :

— Qu'est-ce qui ne va pas ?

— Je crois qu'elle va reprendre connaissance.

— Bon ! Je viens tout de suite.

Aussitôt arrivée, elle eut la satisfaction de constater que le teint de la malade s'était déjà éclairci, prouvant que les neuf minutes fatidiques du lavage de son appareil circulatoire avaient été utiles, en la débarrassant des toxines qui empoisonnaient son sang. Se penchant sur elle, après avoir allumé le plafonnier, elle releva une des paupières. Aussitôt, la pupille du ravissant œil noir se contracta, et Carmelita essaya de bouger la tête, pour réagir contre l'action de la lumière sur sa rétine. Son bras droit était immobilisé, car elle recevait par un cathéter du glucose en goutte-à-goutte, mais elle tenta d'écarter la main de Helga en levant le bras gauche. Peu après, l'infirmière appuya son pouce sur la tempe de la jeune fille, provoquant une très légère douleur et en même temps le réveil. Ses lèvres remuèrent, sans qu'il fût possible d'abord de comprendre ce qu'elle disait, puis un nom devint perceptible, murmuré dans un souffle : « Miguel ».

— Savez-vous où est son fiancé ? demanda Helga.

— Il m'a dit il y a dix minutes qu'il allait prendre une tasse de café.

— Bien. Je vais l'avertir, ainsi que le docteur Raburn.

Rentrée dans son bureau, elle pria le standardiste de rechercher Mike, et celui-ci ne tarda pas à lui téléphoner.

— Quoi de neuf ? demanda-t-il.

— Carmelita sort du coma, semble-t-il.

— Il faudrait prévenir la famille.

— Miguel Quintera est au café, en bas. Les parents sont partis.

— Je vais passer le prendre, et je viens tout de suite.

A peine avait-elle raccroché l'appareil que Helga aperçut le jeune étudiant cubain, se dirigeant vers la salle d'attente. De sa porte, elle l'appela, puis lui annonça :

— Carmelita a l'air de reprendre connaissance. Vous allez pouvoir assister à son réveil.

Il la regarda comme un pèlerin qui vient d'assister à un miracle, les yeux écarquillés et incapable de prononcer un mot.

— Restez à son chevet, ajouta Helga en le poussant vers le compartiment. J'attends le docteur Raburn, et nous vous rejoindrons.

Elle achevait de ranger ses papiers lorsque Mike arriva.

— Vous aviez parié, dit-il, qu'elle reviendrait à elle avant la fin de votre tour de garde. Qu'avez-vous fait pour ça ? Lui avez-vous insufflé un peu de votre dynamisme psychique ?

— Je mène une vie droite, et je gagne en général mes paris.

Quand ils entrèrent dans l'étroite chambre, Mlle Garth les informa que la malade n'avait pas donné d'autres signes de réveil, en sorte que Mike proposa :

— Un peu d'oxygène devrait l'aider à récupérer. Passez-moi le masque et le ballon, je vous prie !

Les deux infirmières s'empressèrent d'installer le dispositif, puis Mike ouvrit le robinet et laissa le gaz emplir les poumons de Carmelita. Une douzaine d'aspirations se succédèrent sans résultat, puis elle tenta d'enlever le masque avec son bras gauche. Aussitôt, Mike l'en débarrassa et Helga revissa le robinet d'oxygène. La jeune Cubaine regarda autour d'elle, d'un air ébloui, mais ne referma pas les yeux.

— Passez donc de l'autre côté du lit, pour qu'elle puisse vous voir ! dit Mike à Miguel, qui s'exécuta.

Dès que Carmelita reconnut son fiancé, son visage s'éclaira d'un sourire, et ses paroles furent bien nettes :

— Miguel !... Querido mio !

— Monsieur est... le docteur Raburn, balbutia le jeune homme. Il t'a... sauvé la vie !

Elle ne parut pas l'entendre. Un seul fait l'absorbait tout entière : la présence de l'homme qu'elle aimait, par conséquent la certitude du bonheur retrouvé. Tendant vers lui une main qu'il saisit passionnément, elle l'attira pour qu'il l'embrassât. Quand il se redressa, il avait les yeux pleins de larmes.

— Dieu vous bénira sûrement, Docteur, dit-il d'une voix étranglée, pour me l'avoir rendue !

Mike ne répliqua rien, se borna à lui donner une tape amicale sur l'épaule, puis quitta la pièce, suivi de Helga.

— Allez donc m'attendre dans le salon du personnel, pendant que je passe les consignes, lui proposa-t-elle. Vous pourrez y regarder le journal télévisé de 23 heures, dont vous devez être la vedette. J'espère avoir fini à temps pour le voir avec vous.

— Ma foi, je l'avais oublié ! grommela-t-il. Au fond, je crois que je suis ridiculement sentimental. J'avoue que l'amour de ces deux êtres m'a chaviré.

— Moi aussi, fit-elle d'une voix un peu rauque, et je ne peux que souhaiter connaître un pareil bonheur.

Un peu plus tard, elle vint le rejoindre et s'assit à côté de lui sur le divan, face au poste de télévision où l'on commençait de diffuser le reportage intitulé « SUPER-DOCTEUR ». Il lui prit la main, et ce fut avec un frisson de plaisir qu'elle laissa ses doigts, longs et minces, se glisser entre ceux, beaucoup plus gros, du jeune chirurgien. Ils revécurent ainsi, côte à côte, les scènes successives du drame de la matinée. Elles permettaient au spectateur de participer aux moments les plus critiques de l'opération, au cours de laquelle Carmelita avait été vidée de son sang, débarrassée par un lavage de son poison, et enfin rendue à la vie par un sang neuf et sain.

— Demain matin, dit Mike, je téléphonerai à Marcia Weston qu'elle peut venir filmer le dénouement, maintenant que Carmelita a repris connaissance.

— Avec son fiancé près d'elle, ce sera un tableau qui aura une grande portée dans les milieux cubains de Floride, et qui sera précieux quand on votera le budget de l'hôpital.

— Ils forment un beau couple.

— Miguel m'a dit hier qu'ils vivront en Espagne.

— Elle ne sera pas en état d'y aller avant longtemps.

— Il n'est pas pressé, fit Helga. En attendant, il voudrait travailler avec nous, ici.

Le journal télévisé s'acheva par les commentaires de Jim Long, relatifs à Joe Gates, et par la déclaration de Mike, réduisant à néant les calomnies répandues sur le champion noir, qu'on prétendait atteint d'anémie falciforme. Au moment où Helga tournait le bouton du poste, sa remplaçante, Mary Pearson, parut sur le seuil et annonça, avec un large sourire :

— On vient de m'apprendre que le docteur Ken et le docteur Rebecca ont quitté le Salon des Dauphins, emportant une bouteille de champagne, et sont montés ensemble dans leur belvédère.

— Voilà une bonne nouvelle ! fit Mike.

Quand sa collègue les eut quittés, Helga regarda sa montre.

— Il est 23 h 30, dit-elle. Il me paraît certain maintenant que Gus Henderson ne bougera pas. Je peux donc m'en aller.

— Parfait ! Je me permets de vous rappeler que vous ne m'avez pas encore dit comment nous devons fêter la guérison de Carmelita.

Elle ne répliqua rien, tandis qu'ils sortaient ensemble de l'hôpital pour gagner Bayside Terrace. Mike lui prit alors le bras et l'entraîna par un chemin détourné vers la digue longeant le front de mer, d'où l'on pouvait contempler les lumières étincelantes des hôtels de la célèbre station.

— Pensiez-vous vraiment que Gus bougerait ? demanda-t-il.

— Non, étant donné qu'il n'a pas sauté sur l'occasion, quand je lui ai affirmé que je savais où il pouvait la rejoindre.

Rêveuse, elle suivit des yeux un avion qui descendait gracieusement au-dessus des flots vers l'aéroport, dans le ciel étoilé où ses feux verts et rouges clignotaient avec régularité.

— Pauvre Carolyn ! soupira-t-elle. Elle va se sentir bien seule au Brésil...

— Ainsi, c'était elle, et non pas vous, ma chérie ?

— Oui. J'ai cru mourir, pendant ces cinq dernières minutes qu'elle a passées auprès de son père, alors qu'une infirmière revenant de dîner risquait de la trouver là.

— Quand vous m'avez fait appeler, tout à l'heure, j'étais en conversation avec Sam Toyota. Il m'a assuré qu'on n'avait rien trouvé pouvant justifier la moindre accusation contre Carolyn.

— Il n'y aura donc pas de poursuites ?

— Pour inculper quelqu'un de meurtre, il faut avoir ce qu'on appelle un « corpus delicti », c'est-à-dire posséder la preuve médicale de ce qui a provoqué la mort. Or, Broadhurst dispose du corps mais n'a aucune preuve, en sorte qu'il ne peut rien faire.

— Je me demande comment elle sera jugée ici, à l'hôpital.

— A mon avis, la plupart des gens penseront qu'elle a

hâté la fin de son père, mais je doute que ceux qui la connaissaient bien le lui reprochent. Croyez-vous qu'elle reviendra ?

— J'espère que non, pas avant longtemps en tout cas. Puisque Gus lui en veut et a pris parti contre elle, il faut que leur liaison se termine, et elle surmontera d'autant mieux sa déception si des milliers de kilomètres les séparent. Et puis, Mike, Carolyn est une femme qui a besoin de se sentir utile, nécessaire aux autres, et là-bas elle le sera. Promettez-moi, chéri, qu'un jour nous irons la voir. C'est un endroit ravissant, d'ailleurs.

— C'est d'accord, nous le ferons le plus tôt possible. Maintenant, dites-moi comment elle a opéré.

— Je ne le peux pas, Mike, parce que ça vous rendrait en quelque sorte complice...

Elle s'interrompit soudain, car glissant une main dans la poche de la blouse qu'elle avait gardée, il venait d'en retirer la longue aiguille ramassée dans la chambre de Richard Payson. La lumière d'un projecteur fut réfléchie un instant par le métal, tandis que le petit objet décrivait une courbe, avant de disparaître dans la mer avec un bruit à peine perceptible.

— Voilà ! dit alors Mike. Maintenant je suis complice, par conséquent ne vous gênez pas.

Elle lui donna donc les explications demandées, et quand ce fut fini il déclara :

— C'est bien ainsi que je m'étais imaginé la chose.

— M. Broadhurst aurait disposé d'une terrible preuve, n'est-ce pas, si je ne m'étais pas dépêchée d'utiliser le pacemaker ? En continuant à provoquer les contractions cardiaques, j'ai pu disperser tout l'oxygène dans le corps, où les tissus l'ont absorbé.

— Oui, et je m'en suis rendu compte dès mon arrivée dans la pièce. Et puis, il y avait un autre indice, qui pouvait éveiller des soupçons : le tuyau d'oxygène mal replacé sur la patère.

— Vous vous êtes empressé de le rattacher correctement, pour que personne ne se doute qu'il avait servi...

— Dame ! Je n'allais pas laisser le procureur vous accuser de complicité et vous arrêter, alors que vous m'aviez donné votre parole de fêter avec moi la guérison de Carmelita pendant ce week-end ! A propos, ne croyez-vous pas que j'ai assez attendu pour connaître vos intentions ?

— C'est vrai, mon chéri. Alors, voici ce que j'aimerais, si ça vous va. Il y a, tous les vendredis soir, un avion pour les Bahamas, où l'on arrive pour dîner.

— Excellente idée !

— Ne m'en veuillez pas de ce que je vais dire, Mike, ajouta-t-elle en lui faisant face et s'appuyant des deux mains à ses bras, comme pour les supplier. Comprenez-moi, chéri. Je ne peux pas vous offrir un corps de vierge, et d'ailleurs elles sont rares de nos jours. Mais je ne voudrais pas que nous commencions notre... vie commune à la manière d'une banale aventure.

— Je vous ai très bien comprise, mon amour, répliqua-t-il aussitôt d'un ton plus grave. Le problème est facile à résoudre, car je partage entièrement vos idées sur ce point. Au lieu de prendre l'avion, nous irons par mer aux Bahamas. Il y a un bateau tous les soirs, et la traversée ne dure que quelques heures, dans des eaux internationales. Le commandant de bord aurait qualité pour nous marier D'accord ?

Pour toute réponse, elle se jeta à son cou.

Achevé d'imprimer en décembre 1987
sur presse CAMERON
dans les ateliers de la S.E.P.C.
à Saint-Amand-Montrond (Cher)
pour le compte de France Loisirs

N° d'Édition : 13429. N° d'Impression : 2246.
Dépôt légal : décembre 1987.

Imprimé en France